விகடன் பிரசுரம்

மருத்துவம் ஆரோக்கியம்

நம்பிக்கை தரும் நவீன சிகிச்சை முறைகள்

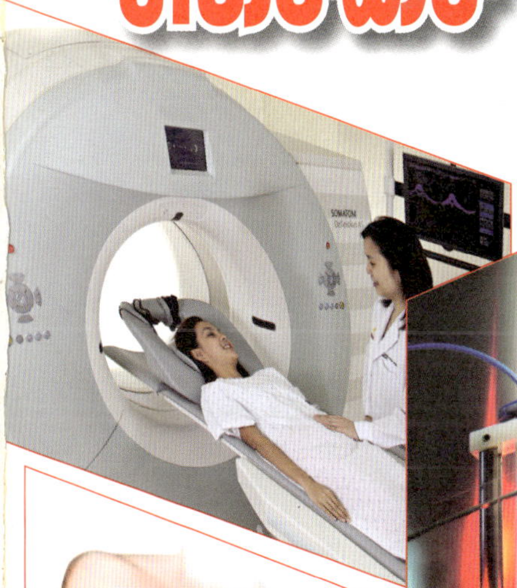

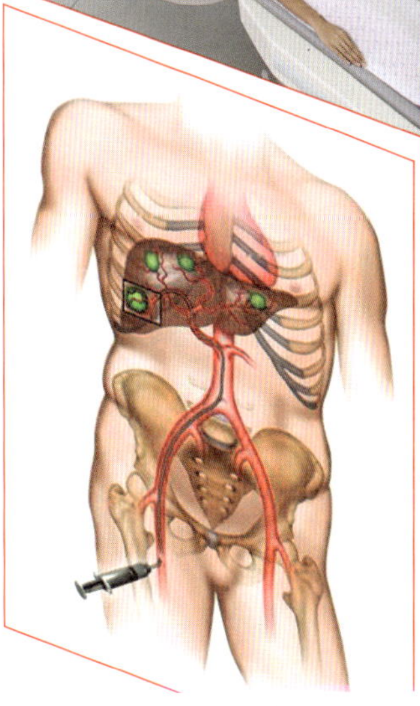

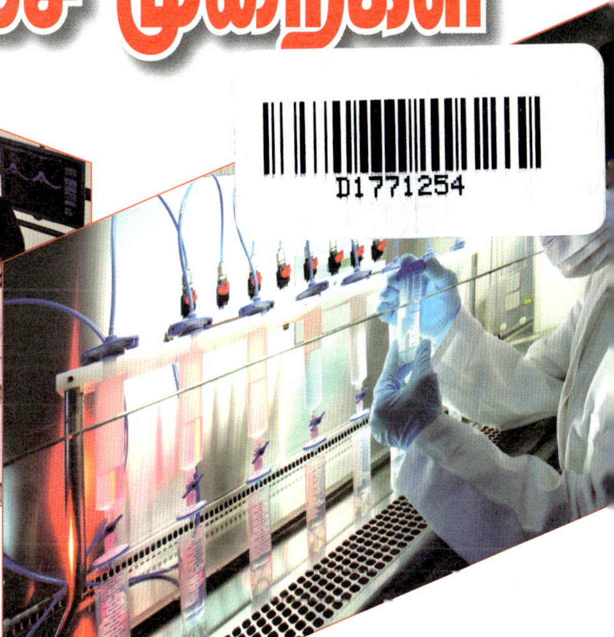

பா.பிரவீன்குமார்

மருத்துவம் ஆரோக்கியம்

நம்பிக்கை தரும் நவீன சிகிச்சை முறைகள்

பா.பிரவீன்குமார்

விகடன்
பிரசுரம்

Title :
NAMBIKKAI THARUM
NAVEENA SIGICHAI MURAIGAL

© VIKATAN PIRASURAM

ISBN : 978-81-8476-386-7

விகடன் பிரசுரம்: **620**

நூல் தலைப்பு:
நம்பிக்கை தரும்
நவீன சிகிச்சை முறைகள்

நூல் உரிமை:
© விகடன் பிரசுரம்

எழுத்தாக்கம்:
பா.பிரவீன்குமார்

முதற்பதிப்பு : **நவம்பர், 2011**

விலை : ₹ **95**

பதிப்பாளர்:
பா.சீனிவாசன்

ஆசிரியர்:
கே.அசோகன்

முதன்மை பொறுப்பாசிரியர்:
பொன்ஸீ

தலைமை உதவி ஆசிரியர்கள்:
எஸ்.கோபால், எம்.நாகமணி, கே.பாசுமணி

உதவி ஆசிரியர்:
சிவராஜ்

முதன்மை வடிவமைப்பு:
மு.ராம்குமார்

தலைமை வடிவமைப்பு:
அ.அன்பழகன்

இந்தப் புத்தகத்தின் எந்த ஒரு பகுதியையும் பதிப்பாளரின் எழுத்துபூர்வமான முன் அனுமதி பெறாமல் மறுபிரசுரம் செய்வதோ, அச்சு மற்றும் மின்னணு ஊடகங்களில் மறுபதிப்பு செய்வதோ காப்புரிமைச் சட்டப்படி தடை செய்யப்பட்டதாகும். புத்தக விமரிசனத்துக்கு மட்டும் இந்தப் புத்தகத்திலிருந்து மேற்கோள் காட்ட அனுமதிக்கப்படுகிறது.

விகடன் பிரசுரம்
757, அண்ணா சாலை, சென்னை-600 002.
எடிட்டோரியல் பிரிவு போன்: 044-28524074 / 84
விற்பனை பிரிவு போன்: 044-42634283 / 84
e-mail: publications@vikatan.com

மருத்துவம் ஆரோக்கியம்

இன்றைய வாழ்க்கை முறையில் நமது உணவுப் பழக்கவழக்கம், சுற்றுப்புறச் சூழல் அவசரகதியான செயல்பாடுகளால் பலவிதமான உடல்நல பாதிப்புகளைச் சந்திக்க வேண்டியுள்ளது. பரம்பரையாக மட்டுமே சில நோய்கள் வரக்கூடும் என்ற நிலைகளைக் கடந்து, இப்போது யாருக்கு வேண்டுமானாலும், எப்போது வேண்டுமானாலும், எந்த நோயும் பாதிக்கக் கூடும் என்பது கண்கூடான ஒன்று.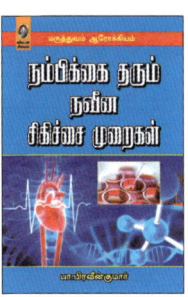

மருத்துவத் தொழில்நுட்பம் நாளுக்கு நாள் வளர்ந்து கொண்டே இருக்கிறது. என்ன நோய் என்று கண்டறிய, சிகிச்சை அளிக்க என ஒவ்வொன்றுக்கும் புதிய தொழில் நுட்பங்கள், நவீன கருவிகள், மருந்து வகைகள் வந்து கொண்டே இருக்கின்றன. மிகக் கடுமையான வலியை ஏற்படுத்தும் சிகிச்சை முறைகள் மறைந்து, 'சிறுதுளை அறுவைசிகிச்சை' போன்ற முறைகளும் வந்துவிட்டன.

என்னதான் மருத்துவத் தொழில்நுட்பம் நாளுக்கு நாள் வளர்ந்தாலும், அதுபற்றிய விழிப்பு உணர்வு என்பது மக்கள் மத்தியில் மிகமிகக் குறைவாகவே உள்ளது. தங்களுக்கு இன்ன நோய் வந்திருக்கிறது என்பதுகூடத் தெரியாமல் உயிரை விட்டவர்கள் பலர். 'ஆரம்ப நிலையிலேயே வந்திருந்தால் மிகப்பெரிய செலவுகளைத் தவிர்த்து வெறும் மருந்து, மாத்திரைகள் மூலமே குணப்படுத்தி இருப்போம்' என்று மருத்துவர்கள் கூறுவதையும் கேட்டிருக்கிறோம்.

என்ன நோயாக இருந்தாலும் சரி, அதற்குத் தீர்வு உள்ளது என்று மக்கள் மனதில் நம்பிக்கையை ஏற்படுத்தும் வகையில், ஜூனியர் விகடன் இதழ்களில் 'டாக்டர் விகடன்' பகுதியில் வெளிவந்த மருத்துவக் கட்டுரைகளைத் தொகுத்து 'நம்பிக்கை தரும் நவீன சிகிச்சை முறைகள்' என்ற தலைப்பில் ஒரே நூலாக வழங்கியிருக்கிறோம்.

– ஆசிரியர்

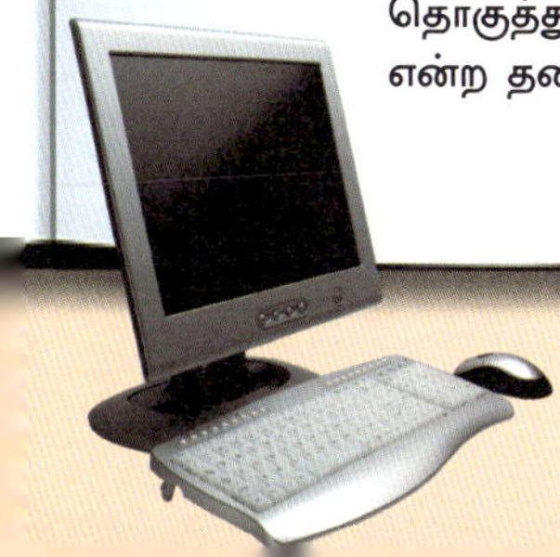

உள்ளே...

1. 'கரு'விலே உயிர் கொடுத்த தம்பி! 09
2. மூட்டு வலிக்கு டாடா 14
3. இதயம் காக்கும் 'எந்திரன்'! 18
4. 101 நோய்களுக்குத் தடா! 22
5. தையல் வேண்டாம் மையல் போதும்... 26
6. டாக்டரின் 'பெட்'! 30
7. வயிற்றுக்குள் காணாமல் போகும் வலை! 34
8. காது கேளாமைக்கு முற்றுப்புள்ளி! 37
9. 2 வயது... 3 துளைகள்... 25 நிமிடங்கள்! 41
10. பேரிக்காயைவிட ஆப்பிள் ஆபத்து! 45
11. நோயே, என்னை நெருங்காதே! 49
12. வலி இல்லாத பல் சிகிச்சை! 53
13. இதயத்துக்குள் மின்சாரத் தடங்கல்! 56
14. இதயத்துக்கு இதம்! 60
15. துடிக்கட்டும் இதயம்... நடக்கட்டும் சிகிச்சை! 64
16. கல்லீரலே... இனி கலங்காதே! 67
17. ஆய்வுக் கூடத்தில் வளர்கிறது சிறுநீரகம்! 71
18. வலி விரட்டும் ஊசி! 75
19. ஒரு துளை போதும்! 79
20. இதயத்துக்கு கவலை இல்லை... 83
21. பக்கவிளைவுகள் பறந்தேபோயின! 87
22. 16 நாட்களில் ஒல்லி ஆகலாம்! 91
23. அட்மிஷன் இங்கே... ஆராய்ச்சி அமெரிக்காவில்! 95
24. தலைக்கு வந்தாச்சு நவீன ஓடு! 98

25. இதயம்... புதிய சிகிச்சை உதயம்!	102
26. இனி பக்கம் வராது, பக்கவாதம்!	106
27. மூளை ரகசியம் அம்பலம்!	110
28. பதிவு செய்... திட்டமிடு... தாக்கு!	114
29. ஆஸ்துமா போயே போச்சு!	118
30. 'கணிப்பொறியே துணை!'	122
31. தழும்பே போ... அழகே வா!	126
32. இதயத்துக்குள் ஒரு டாக்டர்!	130
33. மயக்கத்துக்கு இல்லை, கலக்கம்!	133
34. ஆறு மாதக் குழந்தைக்கு அதிரடி சிகிச்சை!	137
35. கணையத்தின் நிறம் கறுப்பா?	141
36. மஞ்சள் காமாலைக்கு பச்சை சிக்னல்!	145
37. சிறுவனுக்கு உடல் பருமன் அறுவை சிகிச்சையா?	149
38. 15 நிமிடங்கள் போதுமே!	153
39. வலியை விரட்டும் நவீன அறுவை சிகிச்சை!	157
40. ஒரு மணி நேரத்தில் செயற்கைப் பல்!	161
41. வெரிகோஸிஸ் வியாதிக்கு குட்பை!	164
42. உடலுக்கு உள்ளே... கமாண்டோ தாக்குதல்!	168
43. இதயத்தை நிறுத்தாமல்... எலும்பை உடைக்காமல்!	172
44. ஒரு பலூன்... இரு வலை!	176
45. கல்லை அகற்றுவது கஷ்டம் இல்லை!	179
46. 20 நாள் குழந்தைக்கு இதயத்தில் கட்டி!	182
47. அரை விநாடியில் இதயத்தின் படம்!	186
48. அதிகம் என்பது ஆபத்தா!	189

‘கரு’விலே உயிர் கொடுத்த தம்பி!

வந்தாச்சு ‘ஸ்டெம்செல்’ தீர்வு!

1

தாலசீமியா என்பது கொடுமையான ஒரு பரம்பரை நோய்! இது ரத்தத்தில் ஆக்சிஜன் கொண்டு செல்லும் ஹீமோகுளோபினை செயலிழக்கச் செய்யும். அதனால் ரத்தத்தில் உள்ள சிவப்பணுக்கள் பாதிக்கப்பட்டு, தீவிரமான ரத்த சோகையை ஏற்படுத்தும்! இந்த நோய் தாக்கியவர்களுக்கு, மாதாமாதம் ரத்த மாற்று சிகிசசை மேற்கொண்டே ஆகவேண்டும். இதை கவனிக்காமல் விட்டால், ரத்த சோகை முற்றி, உயிரிழப்பு ஏற்படும் அபாயம் உண்டு. உலகம் முழுவதும் ஆண்டுக்கு 10 ஆயிரம் குழந்தைகள் இந்த நோயால் பாதிக்கப்படுவதாகப் புள்ளிவிவரங்கள் தெரிவிக்கின்றன. இதில் 10 சதவிகிதம் குழந்தைகள் இந்தியாவைச் சேர்ந்தவை!

நம்பிக்கை தரும் நவீன சிகிச்சை முறைகள்

இந்த விநோத நோயால் கோவையைச் சேர்ந்த தாமிரபரணி என்ற குழந்தை பாதிக்கப்பட்டாள். அவளுக்கு எட்டு வயதில் இந்தச் சோகம் சூழ்ந்தது. பெற்றோரின் தீவிர மருத்துவப் போராட்டத்துக்குப் பிறகு, தற்போது அந்தக் குழந்தை நன்கு உடல்நலம் பெற்றுத் தேறவே... மருத்துவ உலகமே வியப்பில் ஆழ்ந்துள்ளது!

இந்தத் தகவல் நமக்கும் கிடைக்கவே, தாமிரபரணியின் தந்தை செந்தில்குமாரிடம் பேசினோம்.

"என் மகளுக்கு ஒன்றரை வயதில் இருந்தே உடல்நிலை பாதிக்கப்பட்டது. தலை முடி கொட்டியது. நடக்க முடியாது, விளையாட முடியாது என்ற அவளது நிலையைப் பார்த்துப் பார்த்துக் கலங்கிவிட்டோம். எப்படியும் அவளை குணமாக்கியே தீரவேண்டும் என்ற வைராக்கியம் மட்டும் தொடர்ந்து இருந்தது. சிகிச்சையை மட்டும் விடவே இல்லை. ஒரு வருஷமோ இரண்டு வருஷமோ அல்ல... மொத்தம் ஆறரை ஆண்டுகளாக மாதம்தோறும் ரத்தம் மாற்றும் சிகிச்சை செய்து வந்தோம். இந்தக் கட்டத்தில் நாங்கள் டாக்டர் ரேவதி ராஜிடம் சிகிச்சைக்காகக் குழந்தையை அழைத்துச் சென்றோம். அப்போது அவர் கூறிய ஒரு நவீன மருத்துவத் தொழில்நுட்பம்தான், இன்று என் குழந்தையின் நோயை முழுமையாகப் போக்கி, அவளுக்கு மறு ஜென்மம் கொடுத்து உள்ளது!" என்று முன்னோட்டம் கொடுத்தவர், ஆவலைத் தூண்டும் அந்த மருத்துவ முறை பற்றி சொன்னார்.

"டாக்டர் ரேவதி ராஜி எங்களுக்கு 'ஸ்டெம்செல்' மருத்துவம் பற்றி எடுத்துக் கூறினார். 'நீங்கள் இன்னொரு குழந்தையைப் பெற்றுக்கொள்ளுங்கள். அந்தக் குழந்தையின் தொப்புள்கொடி ரத்தத்தில் இருந்து எடுக்கப்படும் 'ஸ்டெம்செல்'லைக் கொண்டு நாம் தாமிரபரணியைக் காப்பாற்ற முயற்சி எடுக்கலாம். ஆனால், இதில் 25 சதவிகிதம் மட்டுமே வெற்றிவாய்ப்பு உள்ளது' என்று சொன்னார்.

தாமிரபரணி படும் அவஸ்தைகளைக் காண சகிக்காமல், இதற்கு நாங்கள் ஒப்புக்கொண்டோம். எங்களுக்கு அவள் குணமானால் போதும், எதையும் செய்யத் தயாராகவே இருந்தோம். என் மனைவி கர்ப்பம் ஆனார். ஆனால், அந்த சிசுவுக்கும் இந்தக் கொடிய நோயின் பாதிப்பு இருந்து விதி எங்கள் வாழ்க்கையில் விளையாடியது. எங்கள் துன்பத்தை ரெண்டு மடங்கு ஆக்கியது இந்த சம்பவம். இதனால் மிகுந்த துயரத்துக்கு ஆளானபோது, அந்தக் கருவைக் கலைத்துவிடும்படி டாக்டர் கூறினார். மிகுந்த மனவேதனையுடன் கருவைக் கலைத்தோம்.

விகடன் பிரசுரம்

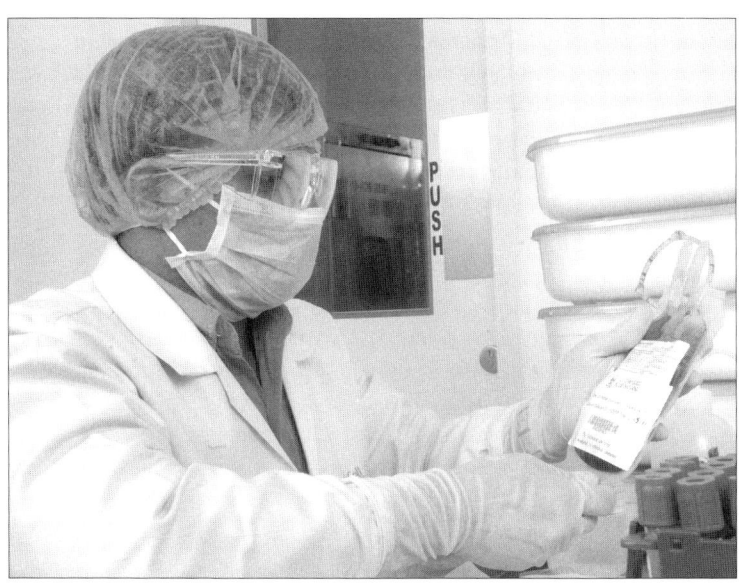

அடுத்து மீண்டும் ஒரு முறை என் மனைவி கர்ப்பமானார். இந்த முறை கருவில் உதித்த குழந்தைக்கு நல்லவேளையாக எந்த நோய் பாதிப்புமே இல்லை. கடவுளின் கருணை தொடங்கிவிட்டதாகவே நினைத்தோம். நல்லபடியாகப் பிறந்த அந்தக் குழந்தைக்கு புகழேந்தி என்று பெயர் வைத்தோம். அவனுடைய தொப்புள்கொடி மற்றும் எலும்பு மஜ்ஜையில் இருந்து 'ஸ்டெம்செல்' எடுத்து தாமிரபரணிக்கு அளிக்கப்பட்டது. அதைத் தொடர்ந்து அவளின் ரத்தத்தில் ஹீமோகுளோபின் அளவு படிப்படியாக அதிகரித்து, தற்போது பூரண குணமடைந்துவிட்டாள்! இதனால் புகழேந்திக்கு எந்த பாதிப்பும் கிடையாது. அக்காவுக்கு தம்பி புகழேந்தியால் மறுவாழ்வு கிடைத்துள்ளது!" என்றார் சந்தோஷம் கண்களில் மின்ன.

"ஸ்டெம்செல் என்றால் என்ன? அதனால் என்ன பயன்?" என்று அடுத்தடுத்த கேள்விகள் நம மண்டையைக் குடைய... சென்னையில் ஸ்டெம்செல் சேமிப்பு சேவை வழங்கும் 'லைஃப்செல்' நிறுவன தலைமை அறிவியல் அதிகாரி அஜீத்குமாரிடம் இதுபற்றி விசாரித்தோம்.

"ஸ்டெம்செல் கண்டுபிடிப்பு 1960-களில் இருந்தே தொடங்கிவிட்டது. இது மருத்துவத் துறையில், மனிதன் எதிர்நோக்கும் எல்லா நோய்களுக்கும் தீர்வளிக்கும் வகையில் இருக்கும் என்று எதிர்பார்க்கப்படுகிறது. ஸ்டெம்செல்கள் என்பது

உடலின் மாஸ்டர் செல்கள்! என்ன மாதிரியான செல்லாக அது பிற்பாடு மாறப்போகிறது என்று தெரியாத, 'பிளாங்'கான செல்கள் அவை. இந்த செல்கள் மனித உடலின் எல்லா வகையான திசுக்களையும் மறுபடியும் உருவாக்கக்கூடிய திறன் கொண்டவை. மேலும் இவை மிக விரைவாகத் தங்களைத் தாங்களே புதுப்பித்துக்கொள்ளும் தன்மையும் கொண்டவை.

இந்த ஸ்டெம்செல்கள் நமது உடலின் எலும்பு மஜ்ஜை, கருத் திசுக்கள், தொப்புள்கொடி ரத்தம் போன்றவற்றில் இருந்து எடுக்கப்படும். மருத்துவக் கழிவு என்று ஒதுக்கப்பட்ட தொப்புள்கொடி ரத்தத்தில் இருந்தும்கூட அதிக அளவில் ஸ்டெம்செல்கள் கிடைக்கின்றன. தற்போது புதிதாக 'மேசன்ஸிமெல் ஸ்டெம்செல்' என்ற புதிய வகையும் கண்டுபிடிக்கப்பட்டுள்ளது. இது தற்போது ஆராய்ச்சி அளவில் உள்ளது. இதன் மூலம் நரம்புமண்டலம், இதயம், எலும்பு, உடல் பருமன் உள்ளிட்ட பல நோய்களை குணப்படுத்தலாம்.

ஆனால், யார் வேண்டுமானாலும் யாருக்கும் ஸ்டெம்செல் அளிக்க முடியாது. மிகவும் நெருங்கிய உறவுகளில் வாய்ப்பு அதிகம். ஸ்டெம்செல் மருத்துவம் முழு அளவில் கைகொடுக்க ஒரு சிறந்த வழி உள்ளது. அதாவது, அவரவர் ஸ்டெம்செல்களை சேமித்துவைத்துக் கொண்டால், நிச்சயம் எதிர்காலத்தில் அது முழு அளவில் பயன்படும்!" என்று சொல்லி நிறுத்தியவர், தொடர்ந்தார்.

"தற்போது இந்த ஸ்டெம்செல் ஆராய்ச்சியில், மாதவிடாய் ரத்தத்தில்கூட அதிக அளவு வளம்மிக்க ஸ்டெம்செல் இருப்பது கண்டறியப்பட்டுள்ளது. இது தொப்புள்கொடி ரத்தத்தைப் போல் அல்லாமல், ரத்தம் சாராத மைய நரம்பு மண்டலத்தை சிதைக்கும் நோயான பார்கின்சன்ஸ், முதுகுத் தண்டுவட காயங்கள், லுக்கேமியா போன்ற நோய்களை குணப்படுத்தும் தன்மை கொண்டது. மேலும், இது முதுமை அடைவதைத் தடுக்கும் சிகிச்சை போன்ற அழகுக் கலை சிகிச்சைக்கும் பயன்படும் என்று கண்டறிந்துள்ளனர். ஆனால், சமீபத்திய ஆய்வுகள், ஸ்டெம்செல்களை யார் சேமித்து வைக்கிறார்களோ அவர்களுக்கு மட்டும் பயன்படுவதோடு இல்லாமல், பரம்பரை ரீதியான தொடர்பு உள்ளவர்களுக்கும் அதைப் பயன்படுத்தலாம் என்பதை புரியவைத்துள்ளது. பல்லில் இருந்துகூட ஸ்டெம்செல் எடுப்பதும் ஆராய்ச்சியில் உள்ளது. எதிர்காலத்தில் எல்லா நோய்க்குமே ஒரே தீர்வாக இந்த ஸ்டெம்செல் துறை வளரும்!" என்றார், உறுதியாக!

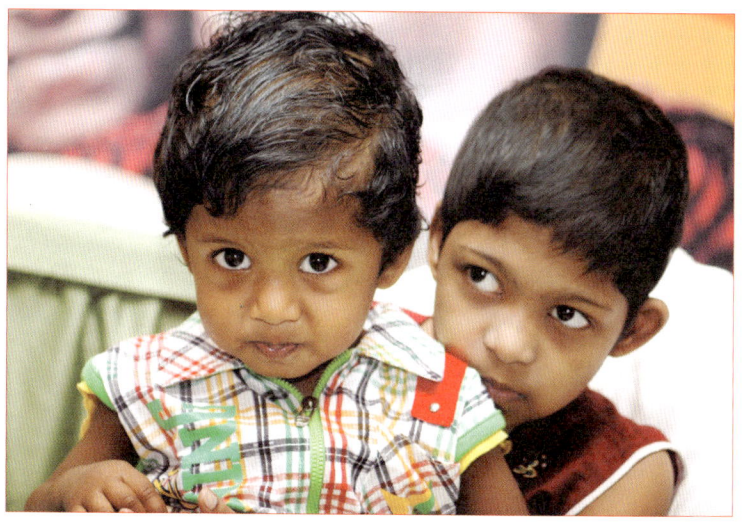

புகழேந்தி – தாமிரபரணி

தற்போது இந்தத் தொழில்நுட்பத்தில் மற்றொரு விஷயமும் கண்டுபிடிக்கப்பட்டுள்ளது. பெங்களூரு மகாவீர் ஜெயின் மருத்துவமனையும், டெல்லி மேகதாந்த மெடிசிட்டி மருத்துவமனை டாக்டர்களும் ‘சர்க்கரை நோய் மற்றும் குடிப்பழக்கத்தால் பாழாகும் கல்லீரலை ஸ்டெம்செல் மூலம் குணப்படுத்த முடியும்’ என்று கண்டுபிடித்துள்ளனர். வரும் ஏப்ரல் மாதம், முதல்கட்டமாக 200 நோயாளிகளுக்கு இதைப் பரிசோதித்துப் பார்க்கத் திட்டமிட்டு இருக்கிறார்களாம்! “இது வெற்றி பெற்றால், 2014-15-ம் ஆண்டு முதல் ஸ்டெம்செல் சிகிச்சைகள் பரவலாக நடக்கும்!” என்று டெல்லி நேஷனல் இன்ஸ்டிடியூட் ஆராய்ச்சியாளர் சதிஷ்டோட்டி நம்பிக்கை தெரிவித்துள்ளார்.

புதுப்புது தொழில்நுட்பம் வளரட்டும்... நலம் பெருகட்டும்!

மூட்டு வலிக்கு டாடா

வந்துவிட்டது புதிய தொழில்நுட்பம்!

2

வயதானவர்களுக்கு மட்டும் அல்ல... இன்றைய இளைய தலைமுறையினரையும் மூட்டு வலி துரத்தத் தொடங்கிவிட்டது. ஆரம்பத்தில் தைலம் தடவுவது, வெந்நீர் ஒத்தடம் ஆகியவையே மூட்டு வலிக்கான சிகிச்சையாக இருந்தது. மருத்துவ வளர்ச்சியில் மூட்டு மாற்று அறுவை சிகிச்சைக்கு வரவேற்பு குறைவாகவே இருந்தது. காரணம், அறுவை சிகிச்சை செய்தாலும், அதன் பயன் 10 முதல் 15 ஆண்டுகள்தான். அதன் பிறகு மீண்டும் ஒரு முறை அறுவை சிகிச்சை செய்ய வேண்டிய கட்டாயம் ஏற்படும்.

ஆனால் இன்று, காலாகாலத்துக்கும் சிக்கல் இல்லாத தீர்வாக புதிய தொழில்நுட்பம் வந்துவிட்டது.

முழங்காலில் உள்ள மூட்டு, இரண்டு பக்க எலும்புகளுக்கு இடையே பந்துபோல உருண்டு கொண்டு இருக்கிறது. பல்வேறு காரணங்களால் இரு எலும்புகளுக்கும் இடையே உள்ள சவ்வு சேதம் அடைவதால், மூட்டு இயங்குவதில் பாதிப்பு ஏற்படுகிறது. இது வலி, வீக்கத்தில் தொடங்கிக் கடைசியில் நடக்க முடியாத நிலையை உருவாக்கிவிடுகிறது.

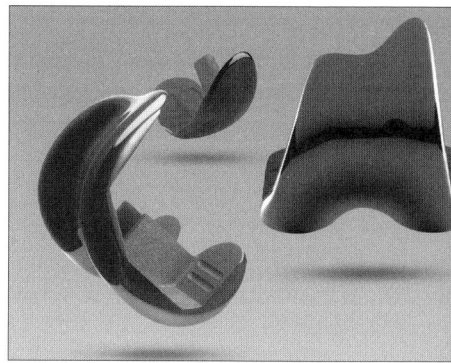

மூட்டு வலிக்கு முதுமை மட்டுமே காரணம் அல்ல. பாரம்பரியத் தன்மையாலும், 80 சதவிகிதம் பேருக்கு மூட்டுவலி ஏற்படுவதாக ஆராய்ச்சிகள் சொல்கின்றன. முன்பெல்லாம் இந்தப் பிரச்னை 40 - 50 வயதினரையே அதிகம் பாதிக்கும். ஆனால், இப்போது இளம் வயதினரும் மூட்டு வலியில் மாட்டிக்கொண்டு தவிக்கிறார்கள்.

அமெரிக்காவில் அறிமுகமான புதிய தொழில்நுட்பம் மூலமாக, சென்னையில் அறுவை சிகிச்சை செய்துவரும் போர்டிஸ் மலர் மருத்துவமனையின் மூட்டு மாற்று அறுவை சிகிச்சை நிபுணர் நந்தகுமாரிடம் பேசினோம். "மூட்டு வலிக்கு முக்கியக் காரணம் எலும்பில் ஏற்படும் தேய்மானம்தான். மூட்டு எலும்பு இணைப்பைச் சுற்றி உள்ள ஜவ்வு முற்றிலும் தேய்ந்த பிறகு, அந்தக் கிண்ணம் போன்ற அமைப்பில் இருந்து எலும்பு வெளியே வர ஆரம்பிக்கும். இதனால், மாடிப்படிகளில் ஏறினாலோ, உட்கார்ந்து எழுந்தாலோ, வலி அதிகமாக இருக்கும்.

பொதுவாக கை, கால்களில் எலும்பு முறிவு ஏற்பட்டால், கட்டுப் போடுகிறோம், அதனால் அசைவு இருக்காது. ஆனால், முட்டியில் அசைவு இருந்துகொண்டே இருப்பதால், கட்டுப் போட முடியாது. அதனால், தேய்ந்த எலும்பின் அடி பாகத்தை மட்டும் எடுத்துவிட்டு புதிய இணைப்பு போடுகிறோம். இரு எலும்புகளும் சேரும் இடத்தில் மெட்டல் வைத்து, சவ்வுக்கு பதிலாக ஒரு வகையான பிளாஸ்டிக் வைப்பது பழைய தொழில்நுட்பம். குறைந்த காலமே இது பயன்பாட்டில் இருக்கும் என்பதால், இத்தகைய அறுவை சிகிச்சைகளை 55 வயதுக்கு மேற்பட்டவர்களுக்கு மட்டுமே பரிந்துரைப்போம்.

இப்போதைய நவீன தொழில்நுட்பத்தின்படி, மெட்டலில் மாற்றத்தை ஏற்படுத்தி இருக்கிறோம். இதற்காக ஆக்ஸீனியம் என்ற

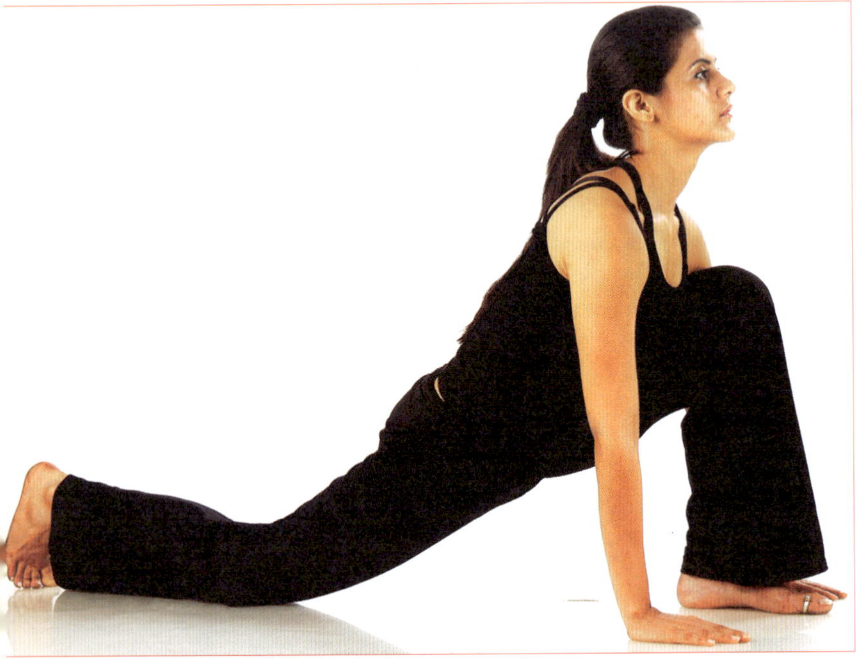

நம்பிக்கை தரும் நவீன சிகிச்சை முறைகள்

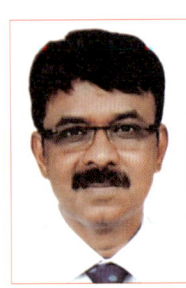

நந்தகுமார்

மெட்டலைப் பயன்படுத்துகிறோம். ஜவ்வுக்கு பதிலாக ஹைடென்சிட்டி பாலி எத்தலின் பயன்படுத்துகிறோம். சிலருக்கு மெட்டல் அலர்ஜி இருக்கும். ஆனால், புதிய தொழில்நுட்பம் அந்தக் குறைபாட்டையும் நீக்கிவிட்டது. இது, முன்பு பயன்படுத்தப்பட்ட மெட்டல்களைவிட, 4,900 மடங்கு அரிப்புத்தன்மை குறைவானது. முந்தைய தொழில்நுட்பங்களின் தோல்விக்குக் காரணமே, மெட்டலில் ஏற்பட்ட உராய்வும் கீறல்களும்தான்.

இந்த மெட்டலைப் பயன்படுத்தும்போது, அதன் மேல் ஒரு கோட்டிங் ஏற்படுகிறது. அது மூட்டு அசையும்போது, ஹைடென்சிட்டி பாலி எத்தலின் மீது உராய்வுகளை ஏற்படுத்துவது இல்லை. உராய்வு ஏற்படவில்லை, உடையவில்லை என்றால், அந்த மூட்டின் ஆயுள் அதிகரிக்கிறது. அதாவது 40 ஆண்டுகள் முதல் 60 ஆண்டுகள் வரையிலும்கூட தாக்குப்பிடிக்கும் வண்ணம் இது உருவாக்கப்பட்டுள்ளது. இந்த அறுவை சிகிச்சை முறை அமெரிக்காவில் கண்டுபிடிக்கப்பட்ட, சில மாதங்களுக்குள்ளாகவே

மூட்டுவலியைத் தவிர்க்க...

மூட்டுவலி பிரச்னை வராமல் இருக்க உடல் எடை வரையறுக்கப்பட்டதைத் தாண்டி அதிகரிக்கக்கூடாது. தினமும் சிறிய அளவிலாவது உடற்பயிற்சி அவசியம். கால்ஷியம் சத்துள்ள உணவுகளைத் தொடர்ந்து உட்கொள்ள வேண்டும். குறிப்பாக பெண்கள் கால்ஷியம் சத்துக் குறைவால் அதிகளவு மூட்டு வலிக்கு ஆளாகிறார்கள். எடையைக் கட்டுப்பாட்டில் வைத்திருத்தல், ஊட்டச்சத்து உணவு, உடற்பயிற்சி மூன்றையும் முறையாக மேற்கொண்டால் மூட்டுவலி வராமலே தவிர்க்க முடியும்.

தமிழகத்தில் அறிமுகப்படுத்திவிட்டோம். இப்போது மூட்டுவலிக்கு அறுவை சிகிச்சை செய்பவர்களுக்கு குறைந்தது 40 ஆண்டுகளுக்குப் பிரச்னை இருக்காது.

பழைய சிகிச்சை முறையில், மூட்டு மாற்று அறுவை சிகிச்சை செய்பவர்கள் மூன்று வாரம் பெட் ரெஸ்ட் எடுக்க வேண்டும். அதன் பிறகு பிசியோதெரப்பி சிகிச்சை பெற வேண்டும். ஆனால், புதிய சிகிச்சை முறையில், அறுவை சிகிச்சை முடிந்த அடுத்த நாளே நடக்க முடியும், ஐந்தாவது நாளில் வீட்டுக்குச் செல்லலாம். புதிய தொழில்நுட்பத்தில், எலும்பையும் மெட்டலையும் இணைக்க எலும்பு சிமென்ட் தேவை இல்லை. இந்தப் புதிய முறையால், எலும்புக்கும் மெட்டலுக்கும் இடையிலான இணைப்பு இளக வாய்ப்பு இல்லை. பழைய சிகிச்சைக்கும், புதிய சிகிச்சைக்கும் கட்டணமும் பெரிய அளவில் வித்தியாசம் இல்லை!" என்கிறார் நந்தகுமார், நம்பிக்கை வார்க்கும் விதமாக!

இதயம் காக்கும் ‘எந்திரன்’!

ரோபோட்டிக் அறுவை சிகிச்சை

3

பிரசவத்துக்குத் தவித்தாள் அந்தப் பெண். தாயையும் அவர் வயிறு தாங்கி இருக்கும் சிசுவையும் காப்பாற்றப் போராடி வந்தார்கள் டாக்டர்கள். குழந்தையின் கழுத்துப் பகுதியில் தொப்புள்கொடி சுற்றி இருப்பதால் பிரசவமே சிரமம் என்கிற நிலையில், டாக்டர்கள் கையைப் பிசைந்தபடி நிற்பார்கள். அப்போது, அங்கே இருக்கும் ரோபோட் ஒன்று சர்வ சாதாரணமாகச் சில அசைப்புகளின் மூலமாகவே எவ்வித சிரமமும் இல்லாமல் பிரசவம் பார்த்து, தாயையும் சேயையும் காப்பாற்றும். ரஜினி நடித்த ‘எந்திரன்’ படத்தில் இப்படி ஒரு காட்சி நம்மை ஆச்சர்யப்படுத்தும். ஆனால், அதைவிடப் பன்மடங்கு நம்மை ஆச்சர்யப்படுத்துகிறது இதய அறுவை சிகிச்சைகளை எளிதாகச் செய்யும் ரோபோட்!

விகடன் பிரசுரம்

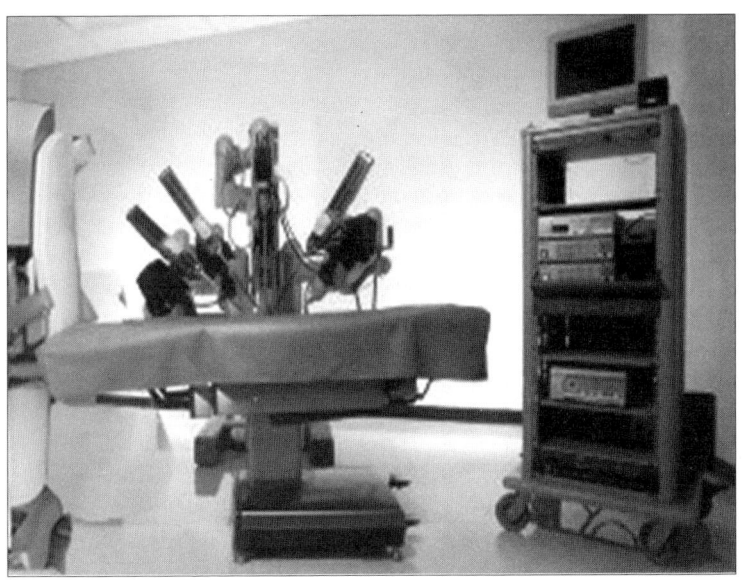

உடனே, சினிமாவில் பார்ப்பதுபோல மனித உருவிலான முழு ரோபோட்டை உங்களின் மனக் கண்ணில் ஓட்டிப் பார்க்காதீர்கள். அசாத்திய அறுவை சிகிச்சைகளைச் செய்ய கைகள் மட்டுமே போதும் என்பதால், அவற்றை மட்டுமே ரோபோட் வடிவில் உருவாக்கி இருக்கிறார்கள். மருத்துவத்தின் மற்ற துறைகளில் ரோபோட்டுகள் பயன்படுத்தப்பட்டு வந்தாலும், மிகச் சிக்கலான சிகிச்சையான இதய அறுவை சிகிச்சையில் ரோபோட்டுகளின் பயன்பாடு 1998-க்குப் பிறகே தொடங்கியது. இதயம் உள்ளிட்ட சிக்கலான பாகங்களில் அறுவை சிகிச்சை செய்வதற்காக, டாவின்சி சர்ஜிக்கல் முறை கண்டறியப்பட்டது. இதன்படி 2001-ம் ஆண்டில் அமெரிக்காவின் நியூயார்க்கில் இருந்தபடியே பிரான்ஸ் நாட்டில் இருந்த ஒரு பெண்மணிக்கு இதயத்தில் அறுவை சிகிச்சை செய்யப்பட்டது. இது மருத்துவத் துறையின் மகத்தான புரட்சி!

இப்போது இந்த டாவின்சி அறுவை சிகிச்சை முறை நம் இந்தியாவுக்கும் வந்துவிட்டது. டெல்லியில் எய்ம்ஸ் மருத்துவமனை உள்ளிட்ட இரண்டு இடங்களிலும், புனேயிலும் டாவின்சி ரோபோட் இருக்கிறது. ஆனால், அங்குகூட டாவின்சி ரோபோட்டைப் பயன்படுத்தி செய்யாத, ஏழு வகையான இதய அறுவை சிகிச்சைகளை சென்னையில் உள்ள செட்டிநாடு ஹெல்த் சிட்டியில் நடத்திக் காட்டுகிறார்கள்.

நம்பிக்கை தரும் நவீன சிகிச்சை முறைகள்

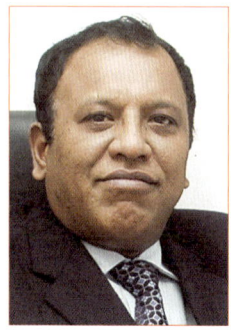

ஆர்.ரவிக்குமார்

செட்டிநாடு ஹெல்த் சிட்டி இன்ஸ்டிட்யூட் ஆஃப் கார்டியோவாஸ்குலர் நோய்கள் பிரிவு இயக்குநர் டாக்டர் ஆர்.ரவிக்குமாரிடம் பேசினோம். "ரோபோட்டிக் அறுவை சிகிச்சை என்பது ஒரு மைக்ரோ அறுவை சிகிச்சை. இதில், ரோபோட்டின் கைகளின் உதவியால் அறுவை சிகிச்சை செய்யப்படுகிறது. இதன் மூலம் மிகத் துல்லியமாக அறுவை சிகிச்சை செய்ய முடியும். கொரோனரி ஆர்டரி பைபாஸ் கிராஃப்ட், இதயத்தில் ஓட்டை, ஆட்ரியல் செப்டல் குறைபாடு சரிபார்ப்பு உள்பட ஏழு வகையான இதய நோய்களுக்கு இந்த ரோபோட் கைகளைப் பயன்படுத்தி சிகிச்சை அளிக்கிறோம். இந்த ரோபோட் கைகள் மூலம் அறுவை சிகிச்சை செய்ய, டாக்டர் பக்கத்தில் இருக்க வேண்டும் என்பது அவசியம் இல்லை. பக்கத்து அறையில் அல்லது வெகு தொலைவில் இருந்துகூட அறுவை சிகிச்சை செய்ய முடியும். இந்தக் கருவியில் இரண்டு கைகளும், ஒரு கேமராவும் இருக்கும். இந்த இயந்திரக் கைகள் மூலம் இதயத்தில் வெட்டி, ஒட்டி, தைப்பது போன்ற பல்வேறு வேலைகளை மிகத் துல்லியமாகச் செய்ய முடியும்.

இதயப் பிரச்னைகளை நாம் ஆரம்பத்திலேயே கவனிக்காமல் விடுவதால் இதயத்தில் இருந்து நுரையீரல் மற்றும் உடலின் பல பகுதிகளுக்குச் செல்ல வேண்டிய ரத்தம் இதயத்திலேயே தங்கிவிடுகிறது. இதனால், இதயம் வீக்கமடைந்து பெரிதாகிறது. இதே போன்று நுரையீரலில் இருந்து இதயத்துக்கு வர வேண்டிய ரத்தம் நுரையீரலிலேயே தங்கிவிடுவதால், அதிகம் மூச்சுவாங்கும்; ரத்த அழுத்தமும் அதிகரிக்கும். இதனால், இதய அறுவை சிகிச்சை ரொம்பவே சிக்கலாகிவிடும். இவர்களுக்கு, இந்த ரோபோட்டிக் அறுவை சிகிச்சை ஒரு வரம்!

இதயம் மிகவும் சிக்கலான பகுதி என்பதால், அதிகமாக ஓப்பன் சர்ஜரி செய்து அனுபவம் வாய்ந்தவர்களால் மட்டுமே இந்த ரோபோட்டிக் அறுவை சிகிச்சையைச் செய்ய முடியும். பாரம்பரிய அறுவை சிகிச்சையின்படி, ஒருவருக்கு 22 செ.மீ. அளவுக்கு நெஞ்சுக்கூடு பகுதியில் தழும்புகள் ஏற்படும். மேலும் நெஞ்சுக்கூடு எலும்பில் சேதம் ஏற்படும். ஆனால், ரோபோட்டிக் அறுவை சிகிச்சையில் இந்தப் பிரச்னைகள் இல்லை. வெறும் 4 முதல் 6 செ.மீ. அளவுக்குத்தான் துளையிடப்படும். இதனால், பிற்காலத்தில் அறுவை சிகிச்சை நடந்த தழும்பு பெரிய அளவில் தெரியாது.

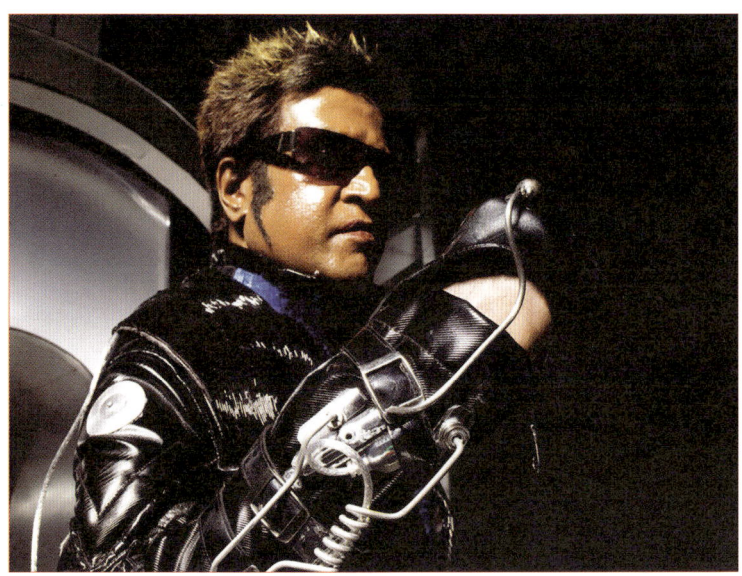

மேலும், உடல் திசுக்கள் சேதம் அடைவதும், ரத்த இழப்பும் குறைகிறது. இதனால் நோய்த் தொற்றுகளும் குறைகிறது. இந்த அறுவை சிகிச்சையில் வலியும் மிகக் குறைவு.

பாரம்பரிய அறுவைசிகிச்சையின்போது அதிக நாட்கள் மருத்துவமனையில் தங்கவேண்டி இருக்கும். மூன்று மாதங்கள் வரை ஓய்வெடுக்க வேண்டும். ஆனால், இதில் ஒரு வாரத்திலேயே வீட்டுக்குச் சென்றுவிடலாம். ஒரு மாதத்திலேயே வழக்கமான பணியில் ஈடுபட முடியும். தழும்புகளே தெரியாத அளவுக்கு மிகத் துல்லியமாகச் செய்யப்படும் இந்த சிகிச்சைக்கு, வழக்கமான சிகிச்சைக்குத் தேவையானதைக் காட்டிலும் சில ஆயிரங்கள்தான் கூடுதலாகத் தேவைப்படும்!" என்கிறார் ரவிக்குமார்.

ஒரு இளைஞனுக்கு நடந்த இதய அறுவை சிகிச்சையைக் கவனித்தோம். டாக்டர் தனிக் கருவி ஒன்றில் அமர்ந்திருக்க, இளைஞனின் இதயத்தை ரோபோட்டின் கைகள் படுநேர்த்தியாக ஆராய்கின்றன. டாக்டரின் இயக்குதல்படி ரோபோட்டின் கைகள் செயல்பட்டாலும், இதயப் பகுதியை மிகத் துல்லியமாக அவை கையாளும் விதம் சிலிர்க்கவைக்கிறது. தகவல் தொழில்நுட்பம் இன்னும் நவீனம் எடுக்கும் நேரத்தில், இங்கு இருந்தபடியே உலகத்தின் எந்த மூலையில் இருப்பவர்களுக்கும் இதய அறுவை சிகிச்சை செய்ய முடியும் என்கிற தகவல் நம்மை நம்பிக்கையோடு நிமிரவைக்கிறது!

4

101 நோய்களுக்குத் தடா!

‘அடடே’ மரபியல் ஆராய்ச்சி!

இந்திப் படம் ‘பா’-ல் அபிஷேக் பச்சனின் மகனாக நடித்த அமிதாப் பச்சன், ப்ரோஜிரியா (Progeria) என்ற மரபு ரீதியான நோயால் பாதிக்கப்பட்டு இருப்பார். பெரிய தலையுடன் இளம் வயதிலேயே முதுமையான தோற்றத்தைக் கொடுத்துவிடும் நோய் அது. ‘பா’ படத்தின் மூலம் மரபியல் ரீதியான நோய்களைப் பற்றிய விழிப்பு உணர்வு பரவியது.

ப்ரோஜிரியா மட்டும் அல்ல... இன்னும் பரம்பரை ரீதியாக வரும் எத்தனையோ நோய்கள் குணப்படுத்த முடியாத நிலையில் இருக்கின்றன. ஆனால், சில பாரம்பரிய நோய்களைப் பிறக்கும்போதே கண்டறிவதின் மூலம் குணப்படுத்த முடியும். இந்தியாவுக்கு இந்த சோதனை புதிது. ஆனால், உலகில் கிட்டத்தட்ட 52 நாடுகளில் குழந்தை பிறந்த

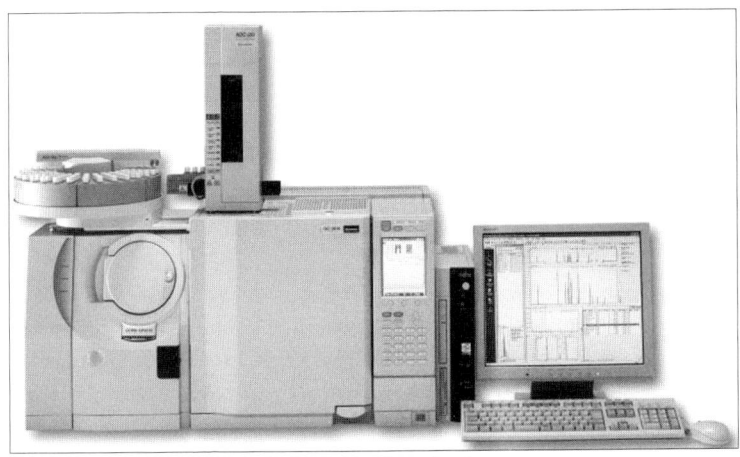

காஸ்கிராமட்டோகிராபி

உடன் ஏதேனும் குறைபாடுகள் உள்ளனவா என்பதைக் கண்டறியும் பரிசோதனைகள் நடைமுறையில் உள்ளன. சில மேற்கத்திய நாடுகள் இதைத் தங்கள் குடிமக்களுக்கு கட்டாயமாகவும் இலவசமாகவும் செய்கின்றன. இதனால், பிற்காலத்தில் அந்தக் குழந்தைகளுக்குப் பெரிய அளவில் பாதிப்புகள் வருவது தவிர்க்கப்படுகிறது.

இந்தியாவில் இந்தப் பரிசோதனை இப்போது பிரபலமாகி வருகிறது. உலக சுகாதார நிறுவன அறிக்கையின்படி, உலகில் 25-க்கு ஒரு குழந்தை மரபியல் குறைபாட்டுடன் பிறக்கிறது. ஐந்தில் ஒரு குடும்பம் மரபியல் குறைபாடுகொண்டதாக உள்ளது. இந்தியாவில் 40 நொடிகளுக்கு ஒரு குழந்தை மரபியல் குறைபாட்டுடன் பிறக்கிறது. ஆனால், இதுபற்றிய விழிப்பு உணர்வு மக்கள் மத்தியில் இல்லை.

பிறந்த குழந்தைகளுக்கு மரபியல் குறைபாடு உள்ளதா என்பதைக் கண்டறியப் பரிசோதனை நடத்தும் ப்ரிவென்ஸை ன் லைஃப் கேர் நிறுவனத்தின் ஜெனிடிக் ஸ்கிரீமிங் தலைவர் டாக்டர் ரிஷி தீக்ஷித்திடம் பேசினோம்.

"மரபியல் பிரச்னை என்பது மூதாதையரிடம் இருந்து வருவது. மனித உடலில் உள்ள ஒவ்வொரு செல்லிலும் இருக்கும் மரபணுக்கள்தான் மரபுரீதியான குணங்களைச் சந்ததிகளுக்கு எடுத்துச் செல்கின்றன. பழக்கவழக்கங்கள், தோலின் நிறம், கருவிழியின் நிறம், முடியின் நிறம் வரை எல்லாமே பெற்றோர் மூலமாக குழந்தைகளுக்குக் கடத்தப்படுகின்றன. அதேபோன்று அவர்களுக்கு உள்ள குறைபாடுகளும் கடத்தப்படலாம்.

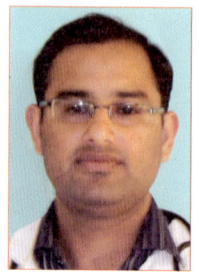

ரிஷி தீக்ஷித்

மரபியல், உட்சுரப்பியல், வளர்சிதை மாற்ற நோய்கள் குழந்தைக்கு இருக்கிறதா என்பதைக் கண்டறிவதன் மூலமாக, கிட்டத்தட்ட 101 வகையான பரம்பரை ரீதியான நோய்களைக் கண்டறிந்து ஆரம்பத்திலேயே குணப்படுத்த முடியும்.

இப்போதைய தொழில்நுட்பத்தின் வளர்ச்சி காரணமாக, குழந்தையின் சிறுநீரில் இருந்தே, அந்தக் குழந்தைக்கு பரம்பரை ரீதியான பாதிப்புகள் ஏதேனும் உள்ளனவா என்பதைக் கண்டறிந்துவிட முடியும். நாங்கள் இப்போது மரபியல் சோதனை மட்டுமே செய்கிறோம். இந்தச் சோதனை குழந்தை பிறந்த 48 மணி நேரத்துக்குப் பின் அந்தக் குழந்தையின் சிறுநீரைச் சேகரித்து செய்யப்படும். பிறந்த குழந்தைக்கு மட்டும் அல்ல... யார் வேண்டுமானாலும் இந்தச் சோதனையைச் செய்து கொள்ளலாம்.

சில குறைபாடுகளைப் பார்த்தாலே கண்டுபிடித்துவிட முடியும். ஆனால், பேச்சுத் திறன், காது கேட்கும் திறன் ஆகியவற்றில் குறைபாடுகள் இருந்தால், அது ஆரம்பத்திலேயே கண்டறிய முடியாது. ஆனால், இந்தப் பரிசோதனை மூலம் அப்படி ஏதேனும் குறைபாடு இருக்கிறதா என்பதை எளிதில் கண்டறிந்துவிட முடியும். இதனால், நோய் முற்றிய பிறகு சிகிச்சை அளிப்பதைக் காட்டிலும், ஆரம்பத்திலேயே குணப்படுத்துவது சாத்தியமாகிறது. இதற்கு அந்தக் குழந்தையிடம் இருந்து ஒரு சொட்டு ரத்தம்கூட நாங்கள் எடுப்பது இல்லை.

எங்களின் சோதனை மூலம் வளர்ச்சிக் குறைவு, வளர்ச்சி தாமதமாதல், உடல் ஊனம், மூளை பாதிப்பு, கல்லீரல் பிரச்னைகள், இதயம், கண்களில் பிரச்னை, வலிப்பு நோய், கற்றல் திறன் குறைவு, நரம்பு மண்டலம் சம்பந்தமான பிரச்னைகள், மூர்க்கத்தனம், கோபம் உள்ளிட்ட 101 வகையான மரபியல் ரீதியான நோய்களைக் கண்டறிந்து குணப்படுத்த முடியும்!" எனச் சொன்னவர், அந்த ஆய்வு மேற்கொள்ளப்படும் விதத்தையும் விவரித்தார்.

"இந்தச் சோதனையின்போது ஒரு காகிதத்தை சிறுநீரில் வைத்து பின்னர் அதை காஸ்கிராமட்டோகிராபி இயந்திரத்தில் வைப்போம். அது, சிறுநீரை ஆவியாக்கி அதில் இருந்து விவரங்களைக் கிரகித்து குறைபாடு உள்ளதா என்பதைக் கண்டறியும். குழந்தையின் சிறுநீரில் உள்ள கார்போஹைட்ரேட் மெட்டபாலிஸம் அமினோ

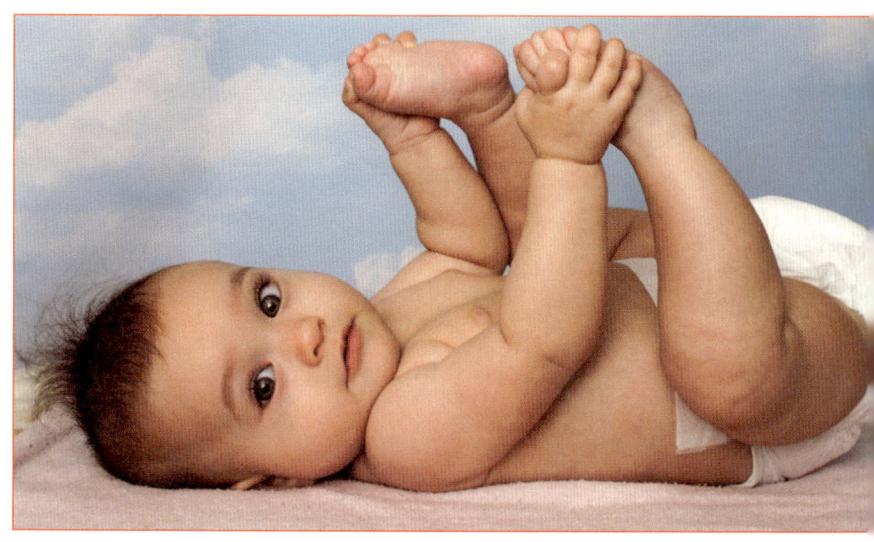

ஆசிட், ஃபேட்டி ஆசிட், ஆர்கானிக் ஆசிட், ஸ்டீராய்ட் போன்ற 250 மெட்டபாலிஸத்தின் (வளர்சிதைமாற்றம்) அளவு எப்படி இருக்கிறது என்பதை வைத்து ஒரு வரைபடம் வரையும். அதாவது ஈ.சி.ஜி. இயந்திரம் எப்படி ஒரு கிராஃப் வரைகிறதோ... அதுபோல இதுவும் ஒரு கிராஃப் வரையும். அதில் பிரச்னைகள் ஏதேனும் இருந்தால், அதில் நட்சத்திர அடையாளம் இடும். அதை எங்கள் ஆய்வகத்தில் உள்ள பயோகெமிஸ்ட் மற்றும் ஜெனிட்டிஸ்ட்கள் ஆராய்ந்து உறுதிப்படுத்துவார்கள். பரிசோதனை முடிவுகளை 48 மணி நேரத்துக்குள் வழங்கிவிடுவோம்.

பிறந்த குழந்தைகளுக்கு மட்டும் அல்ல... கர்ப்பிணிப் பெண்களின் வயிற்றில் இருக்கும் குழந்தையின் ஆரோக்கியம் குறித்தும் சுலபமான பரிசோதனைகள் மூலம் கண்டறிய முடியும்!” என நம்பிக்கை வார்க்கிறார் டாக்டர் ரிஷி தீக்ஷித்.

5

தையல் வேண்டாம் மையல் போதும்...

கண் சிகிச்சையில் புதிய டெக்னிக்!

விழுப்புரம் மாவட்டம் திருக்கோவிலூர் அருகே உள்ள திருமதுரையைச் சேர்ந்தவர் சின்னத்தம்பி. அவர் மகள் ஆனந்தி நான்கு வயதாக இருந்த நேரத்தில், பட்டாசு வெடிப்பதை வேடிக்கை பார்த்துக் கொண்டிருந்தாள். ஒரு சிறுவன் வைத்த வெடி சிதறிவந்து ஆனந்தியின் கண்ணில் படவே, உடனடியாக அருகில் உள்ள மருத்துவமனைக்கு கொண்டு சென்றனர். கண்ணில் படுகாயம் ஏற்பட்ட காரணத்தால், ஆனந்தியின் வலது கண் பார்வை பறிபோய்விட்டதாக டாக்டர்கள் கூறினர்.

'ஆனந்தியின் கதி அவ்வளவுதானா' என்று நினைத்து மனவருத்தம் அடைந்து முடங்கிப் போகாத அவளது பெற்றோர், சென்னையில் உள்ள டாக்டர் அகர்வால் கண்

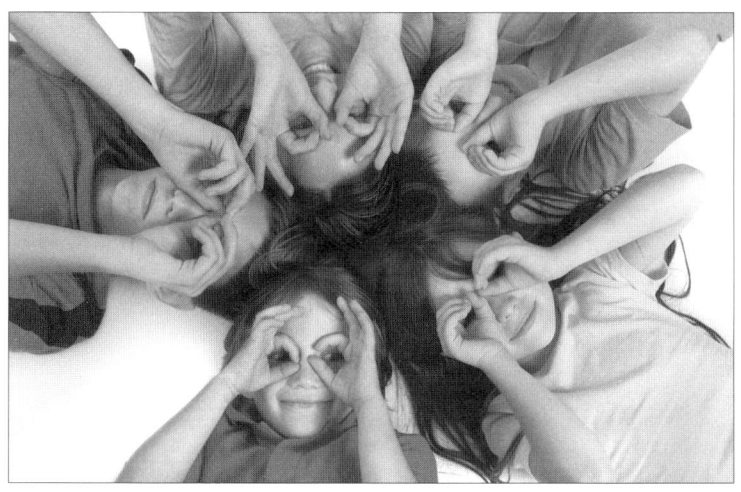

மருத்துவமனைக்குக் கொண்டுவந்தனர். சிறுமியைப் பரிசோதித்த டாக்டர் அமர் அகர்வால் தலைமையிலான மருத்துவக் குழுவினர், கருவிழியில் உள்ள லென்ஸில் பாதிப்பு இருப்பதைக் கண்டறிந்து, க்ளூட் ஐ.ஓ.எல். அறுவை சிகிச்சை செய்தனர். ஆனந்திக்கு மீண்டும் பார்வை கிடைத்துவிட்டது.

இந்தப் புதிய அறுவை சிகிச்சை பற்றி டாக்டர் அமர் அகர்வால் நம்மிடம் விளக்கினார்.

"விபத்து காரணமாக கண்ணில் படுகாயம் ஏற்படும்போது கண்ணுக்குள் இருக்கும் லென்ஸை தாங்கிப்பிடிக்கும் கேப்ஸ்யூல் (பை போன்ற அமைப்பு) சிதைந்துவிடுகிறது. மார்ஃபன் சின்ட்ரோம், வெய்ல் மர்ச்சஷானி சின்ட்ரோம் போன்ற குறைபாடுகள் உள்பட ஒருசில நோய்கள் காரணமாகவும், இந்த லென்ஸ் கேப்ஸ்யூல் வலுவிழந்துவிடுகிறது. இந்த பாதிப்புக்கு உள்ளானவர்களுக்கு கண்ணுக்குள் லென்ஸ் வைக்க முடியாது. அப்படியே வைத்தாலும், அது கண்ணுக்குள் விழுந்துவிடும். அதனால், இவர்கள் கண்ணுக்கு வெளியேதான் லென்ஸ் பயன்படுத்த வேண்டும் என்ற நிலை இருந்தது. அதாவது, மிகத் தடிமனான கண்ணாடியை (சோடா பாட்டில் அளவு தடிமன்) அணிவார்கள். இதைத் தவிர்க்க க்ளூட் ஐ.ஓ.எல். என்ற புதிய யுக்தியை நாங்கள் கண்டுபிடித்தோம்.

தற்போது அந்த சிகிச்சை மேலும் நவீனமாகிவிட்டது. அதனால் 20-25 ஆண்டுகளுக்கு முன்பு கண்புரைக்காக அறுவை சிகிச்சை செய்து கொண்டவர்களும், தடிமனான கண்ணாடி அணிந்து

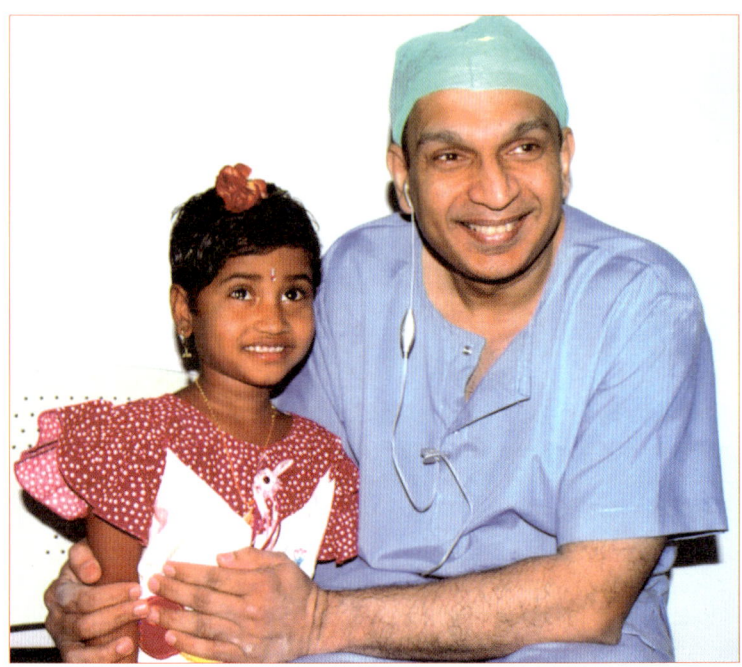

ஆனந்தியுடன் டாக்டர் அமர் அகர்வால்...

இருப்பவர்களும் இந்த அறுவை சிகிச்சை செய்து குணமடைய முடியும்.

இந்த அறுவை சிகிச்சை வழக்கமான கண்புரை அறுவை சிகிச்சை போன்றதுதான். ஆனால், இதில் நாங்கள் கடைப்பிடிக்கும் டெக்னிக்தான் புதியது. உலகம் முழுவதும் இந்த சிகிச்சை முறையை ஏற்றுக்கொண்டுள்ளனர். பல விருதுகளை இந்த டெக்னிக் பெற்றுள்ளது. வழக்கமாக கண்புரை அறுவை சிகிச்சை செய்பவர்களுக்கு லென்ஸை தாங்கிப்பிடிக்கும் கேப்ஸ்யூல் இருக்கும். அதனால் லென்ஸ் வைப்பதில் பிரச்னை இல்லை. ஆனால், கேப்ஸ்யூலில் பிரச்னை உள்ளவர்களுக்கு கண்ணில் உள்ள, வெள்ளைப் பகுதியில் (ஸ்க்லிரா) 2 இடங்களில் 2 மி.மீ. அளவுக்கு 'ப' வடிவில் கத்தரித்துக்கொள்வோம். இரு பக்கமும் கொக்கி (ஹாப்டிக்) போன்ற அமைப்பு கொண்ட லென்ஸை அவர்களுக்குப் பொருத்துவோம். இந்த கொக்கிகள் பி.எம்.எம்.ஏ. என்ற பொருளால் தயாரிக்கப்படுகின்றன.

கண்ணில், இரு துளைகள் இடப்பட்டு லென்ஸ் உள்ளே நுழைக்கப்படும். அப்படி உள்ளே நுழைக்கும்போதே ஒரு பக்க

கொக்கியை எடுத்து ஏற்கெனவே கத்தரித்து வைக்கப்பட்ட இடத்துக்குள் செருகுகிறோம். லென்ஸ் உள்ளே வைக்கப்பட்டு, இரு பக்கமும் கொக்கிகள் செருகப்பட்டதும், லென்ஸ் சரியாக பொருத்தப்பட்டுள்ளதா என்பதை சரிபார்க்கிறோம். பின்னர் கத்தரிக்கப்பட்ட இடத்தில் பிரத்தியேகமாகத் தயாரிக்கப்பட்ட க்ளூட் (மை போன்ற உயிரியல் பசை) கொண்டு ஒட்டிவிடுவோம். இந்த க்ளூட் ரத்த திசுக்களில் இருந்து தயாரிக்கப்படுவதால் உடல் நலத்துக்குக் கேடு விளைவிக்காது, மிகவும் பாதுகாப்பானது. வெட்டப்பட்ட பகுதியை விரைவாக ஒட்டி ஆறவைக்கிறது.

முன்பெல்லாம், கேப்ஸ்யூல் இல்லாதவர்களுக்கு கண்ணுக்குள் லென்ஸ் பொருத்தியபோது சரியாகப் பொருந்தாமல் பார்வையில் பிரச்னை ஏற்படுத்தியது. தையல் போடுவதால் லென்ஸ் நகருவதற்கான வாய்ப்பு இருந்தது. ஆனால், இந்தப் புதிய நுட்பத்தால் இந்தப் பிரச்னை இல்லை. பார்வைத் திறனும் நன்றாக இருக்கும்.

இந்த சிகிச்சையை மேலும் மேம்படுத்திக்கொண்டே இருக்கிறோம். மடிக்கக்கூடிய தன்மை கொண்ட லென்ஸ் பயன்படுத்தும்போது, கண்ணில் எங்குமே தையல் போடாமல் முழுவதும் பசையைக் கொண்டே ஒட்டிவிடுகிறோம். இந்த அறுவை சிகிச்சையை அதிகபட்சம் 15 நிமிடத்தில் முடித்துவிடுவோம். மருத்துவமனையில் தங்க வேண்டிய அவசியமும் இல்லை. அன்றைக்கே வீட்டுக்குச் சென்றுவிடலாம், அடுத்த நாளில் இருந்து தங்கள் பணியைத் தொடரலாம்!" என்றார் அமர் அகர்வால்.

டாக்டரின் 'பெட்'!

நோய்களை அறிய நூதன ஸ்கேன்

6

டாக்டர்களின் 'நண்பேண்டா' என்று சொல்லப்படும் பெட் கருவியைப் பற்றித் தெரியுமா? கதிர்வீச்சைப் பயன்படுத்தி உடலில் உள்ள செல்களின் அமைப்பு மற்றும் செல்களின் செயல்பாடுகளைத் துல்லியமாகப் படம் பிடிக்கும் 'பாசிட்ரான் எமிஷன் டோமோகிராபி' (Positron emission tomography) என்கிற ஸ்கேன் கருவிதான் டாக்டர்களின் ஃபேவரைட் பெட்!

கதிர்வீச்சு மருத்துவத்தில், சிறிய அளவில் கதிர்வீச்சு உடலின் உள்ளே செலுத்தப்பட்டு, பல வகையான புற்றுநோய்கள், இதயம், நரம்பு மண்டலம் உள்ளிட்ட உடல் உறுப்புகளில் ஏற்படும் நோய் அறிகுறிகள் மற்றும் வித்தியாசமான குறைபாடுகள் பற்றிக் கண்டறியப்படுகிறது.

விகடன் பிரசுரம்

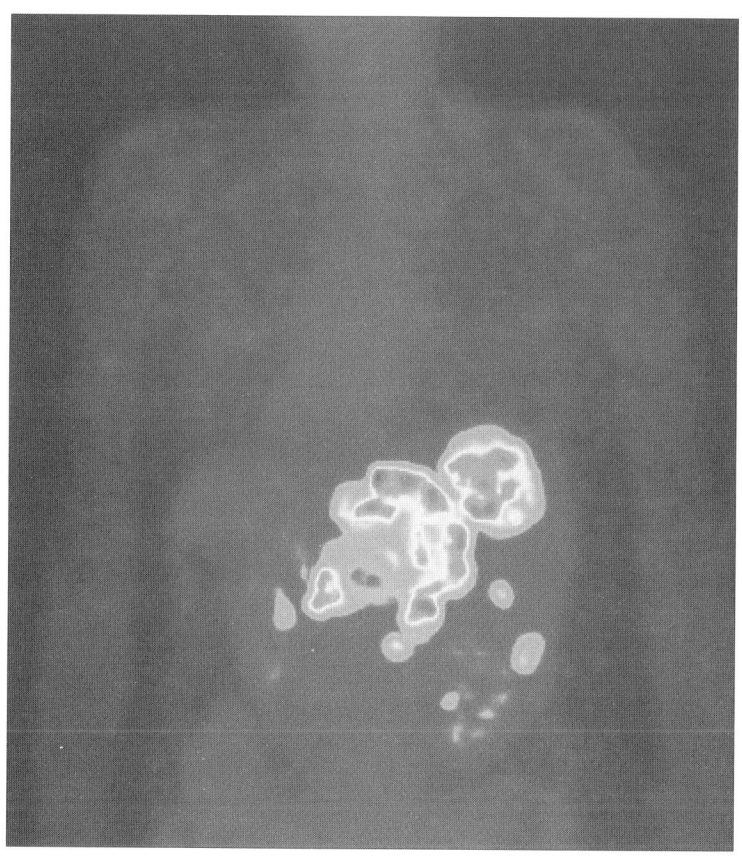

பெட் ஸ்கேன் குறித்து சென்னை பாரத் ஸ்கேன் நிறுவனரும் ரேடியாலஜிஸ்டும் ஆகிய டாக்டர் இமானுவேல், நீரிழிவு நோய் மருத்துவர் கருணாநிதி ஆகியோரிடம் பேசினோம்.

"முன்பெல்லாம் புற்றுநோய் பாதிப்பு உள்ளதா என்பதைக் கண்டறிய பயாப்ஸி சோதனைகள் நடத்தப்படும். அதாவது, உடலின் உள்ளே கட்டிகள் இருப்பதைக் கண்டறிந்தாலும், அது கேன்சர் கட்டியா அல்லது சாதாரணக் கட்டியா என்பதை அறிவது சிக்கலாக இருந்தது. அதற்காக ஊசியை உள்ளே செலுத்தி ஆராய்வார்கள். அல்லது அறுவை சிகிச்சை மூலமாக திசுவை வெளியில் எடுத்துப் பரிசோதனை மூலமாக உறுதிப்படுத்துவார்கள். இதனால் நோயாளிகளுக்கு வேதனையும் அதிகம், முடிவை அறிந்துகொள்ள நாட்களும் அதிகமாகும். இதற்குத் தீர்வு அளிக்கும் வகையில், கண்டுபிடிக்கப்பட்டதுதான் பெட் ஸ்கேன்.

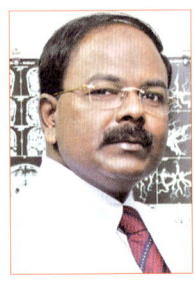

இமானுவேல்

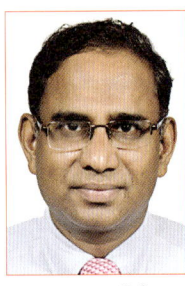

கருணாநிதி

சாதாரண எக்ஸ்ரே, சி.டி. ஸ்கேனில் உடல் உறுப்புகளின் தோற்றம் மற்றும் மாறுபாடுகளைத்தான் பார்க்க முடியும். ஆனால், இந்தப் புதிய பெட் ஸ்கேன் மூலம், மூளை மற்றும் இதயம் உள்ளிட்ட உடலின் முக்கிய உறுப்புகளின் தோற்றத்தைக் காண்பதுடன், அவை எப்படி இயங்குகின்றன என்பதையும் காணலாம். பெட் ஸ்கேன் மூலம் ரத்த ஓட்டம், ஆக்ஸிஜன் பயன்பாடு, சர்க்கரை (குளூக்கோஸ்) பயன்பாடு போன்றவற்றையும் கண்டறிய முடியும். இதன் மூலம் திசுக்களின் செயல்பாட்டுத் திறன் எப்படி இருக்கிறது என்பதையும் அறியலாம். அனைத்து வகைப் புற்றுநோய்களையும் கண்டறிவதோடு, அவை உடலில் எவ்வளவு தூரம் பரவி உள்ளன என்பதையும் கண்டறியலாம். இதயத் தசைகளுக்கு ரத்தம் பாய்வது தொடங்கி, ஞாபகமறதி வரையிலான பிரச்னைகளை ஆராய்வதுடன், மனிதனின் மூளை மற்றும் இதயத்தின் செயல்பாடுகளைப் படம் எடுக்கவும் இந்த ஸ்கேன் பயன்படுகிறது.

எக்ஸ்ரே எடுக்கும்போது, அதில் இருந்து பாயும் கதிர்வீச்சு உடலில் ஊடுருவிப் படங்களை எடுக்கிறது. ஆனால், இந்த மருத்துவத்தில் ரேடியோ டிரேசர் ஊசி மூலம் கதிர்வீச்சு உடலுக்குள் செலுத்தப்படும். இதனால், உடலுக்கு தீங்கு மிக மிகக் குறைவு. ரேடியோ டிரேசராக எஃப்.டி.ஜி. என்ற ப்ளோரே டி ஆக்ஸி குளூக்கோஸ் செயல்படுகிறது.

எஃப்.டி.ஜி. என்பது ஒரு வகையான குளூக்கோஸ் (சர்க்கரை). நம் உடலில் உள்ள செல்கள் இயங்க சர்க்கரை தேவை. இந்த எஃப்.டி.ஜி. வழக்கமான குளூக்கோஸ் போலவே உடல் திசுக்களுக்குச் சென்றுவிடும். உடலில் பாதிக்கப்பட்ட இடங்களில், அதாவது புற்றுநோய் இருக்கும் இடங்களில் உடல் மெட்டபாலிசம் கட்டுப்பாடு இல்லாமல் இருக்கும். அதாவது புற்றுநோய் செல்கள் வேகமாகப் பிரிந்துகொண்டே இருக்கும். அந்த இடங்களில் சர்க்கரையின் உபயோகம் அதிகமாக இருக்கும். அளவுக்கு அதிகமாக ஒரே இடத்தில் எஃப்.டி.ஜி. குளூக்கோஸ் சேர்ந்து கதிர்வீச்சை வெளியிடும். ஸ்கேன் எடுக்கவேண்டியவர் ஸ்கேன் கருவிக்குள் அனுப்பப்படுவார். அங்குள்ள கருவிகள் வெளிப்படுத்தும் கதிர்வீச்சைக் கொண்டு, கம்ப்யூட்டர் உதவியுடன் வரைபடம் ஒன்றை வரையும்.

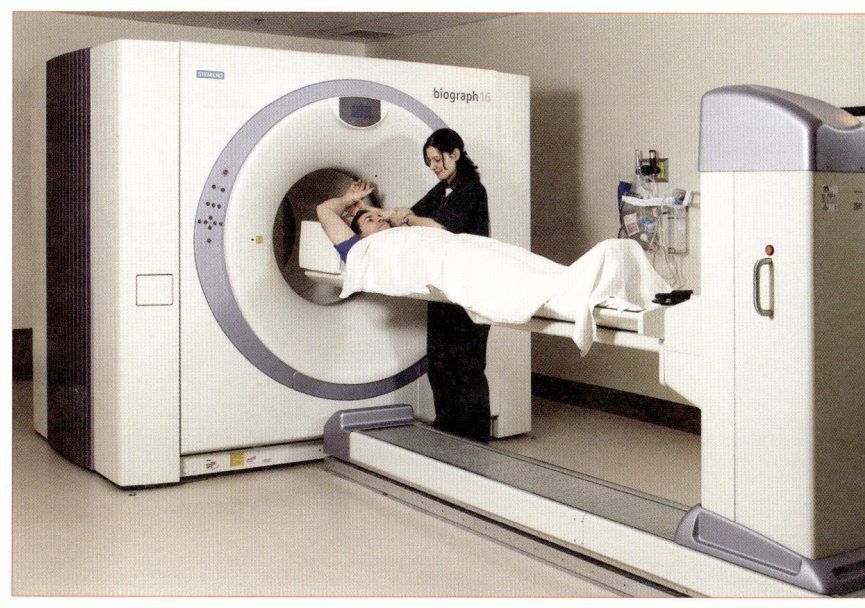

புற்றுநோய் அல்லது பாதிப்பு உள்ள பகுதிகளை இந்த ஸ்கேன் ஹாட் ஸ்பாட்டாக (நெருப்பு போன்று) காட்டும். சிகிச்சைக்குப் பிறகு அதே இடங்களை மறுபடியும் ஸ்கேன் செய்து பார்க்கும்போது கோல்ட் ஸ்பாட்டாக மாறியதையும் தெளிவாகக் காணலாம்.

புற்றுநோய், இதயம், மூளை பிரச்னைகள் மட்டும் அல்லாமல், காசநோய் போன்ற தொற்றுநோய்களையும், நீண்ட நாள் காய்ச்சலுக்கான காரணத்தையும் இந்த ஸ்கேன் கருவி துல்லியமாகக் கண்டுபிடித்துவிடும்.

இந்தக் கதிர்வீச்சு குளூக்கோஸ் ஒன்றரை மணி நேரத்தில் செயல் இழந்துவிடும். கர்ப்பிணிகள், தாய்ப்பால் கொடுக்கும் பெண்கள், குழந்தைகள் தவிர்த்து யாருக்கு வேண்டுமானாலும் இந்த ஸ்கேன் செய்யலாம். ஆஸ்துமா மற்றும சிறுநீரக நோய் உள்ளவர்கள் இந்த ஸ்கேன் செய்யும் முன்பு, மருத்துவர்களிடம் ஆலோசனை பெறவேண்டும்." எனச் சொல்லும் மருத்துவர்கள், "இந்த ஸ்கேன் செய்வதற்காக மயக்க மருந்து கொடுக்கத் தேவை இல்லை; அரை மணி நேரத்தில் இந்த ஸ்கேன் எடுத்துவிட முடியும். டெஸ்ட் செய்து முடித்த 12 மணி நேரத்தில் உடலின் உள்ளே செலுத்தப்பட்ட கதிர்வீச்சு குளூக்கோஸ் முற்றிலுமாக சிறுநீர் வழியாக உடலில் இருந்து வெளியே வந்துவிடும்" என்கிறார்கள் நம்பிக்கை ஊட்டும்விதமாக!

வயிற்றுக்குள் காணாமல் போகும் வலை!

குடல் இறக்கத்துக்குப் புதிய சிகிச்சை

7

துடிக்கவைக்கும் வலி இருக்காது என்பதால், ஹெர்னியாவைக் கண்டு பலரும் கவலைப்படுவதே இல்லை. 'எனக்குப் பல ஆண்டுகளாகவே குடல் இறக்கம் உள்ளது, அதனால் பாதிப்பு எதுவும் இல்லை!' என்று அலட்சியப்படுத்துவார்கள். உண்மையில் ஹெர்னியா அலட்சியம் செய்யக்கூடிய நோய் அல்ல; ஆபத்தானது.

ஹெர்னியா நோய் பற்றியும் அதற்கான அறுவை சிகிச்சையில் ஏற்பட்டுள்ள முன்னேற்றங்கள் குறித்தும், சென்னை அட்மெர்ட் மெடிக்கல் சென்டரின் கன்சல்டன்ட் லேப்ராஸ்கோபிக் சர்ஜன் டாக்டர் ரவீந்திரன் குமரன் விளக்குகிறார்.

"ஹெர்னியா என்பது பொதுவான பெயர். எந்த ஓர் உறுப்பும் அதன் இடத்தில் இருந்து

இறங்குவதை, ஹெர்னியா என்று கூறுவோம். அது மூளையாகக்கூட இருக்கலாம். ஆனால், பொதுவாக ஹெர்னியா என்றாலே குடல் இறக்கம் என்றுதான் மக்கள் நினைக்கிறார்கள்.

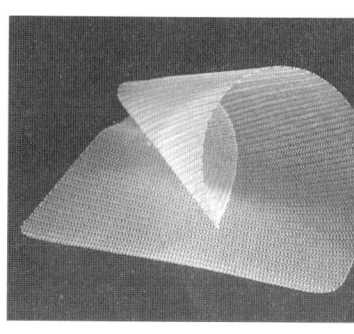

நம் வயிற்றில் தொப்புள் பகுதியைப்போன்று இயற்கையாவே பல வீக்கான பகுதிகள் உண்டு. சிலருக்கு பிறப்பிலேயே தசை மிகவும் பலவீனமாக இருக்கும். சிலருக்கு வயிற்றுப் பகுதியில் செய்யப்படும் அறுவை சிகிச்சைகள் காரணமாக, தசையில் ஓட்டை ஏற்பட்டு குடல் இறக்கம் ஏற்படலாம். அப்படி இறங்கும் குடல், தானாகவே மீண்டும் உள்ளே சென்றுவிட வாய்ப்பு உள்ளது. அப்படிச் செல்ல முடியாத நிலையில், அந்தப் பகுதிக்கு ரத்த ஓட்டம் தடைபட்டு, குறிப்பிட்ட குடல் பகுதி கெட்டுப்போகும். அப்படிப்பட்டவர்களுக்கு உடனடியாக அந்தப் பகுதியில் கெட்டுப்போன குடலை அகற்றிவிட்டு, நல்ல பகுதியுடன் இணைக்க வேண்டும்.

பொதுவாக, எந்த ஒரு குடல் இறக்கமாக இருந்தாலும், கண்டிப்பாக அவர்களுக்கு அறுவை சிகிச்சை செய்தாக வேண்டும். முன்பு இந்த நோய்க்கு ஓப்பன் சர்ஜரி மட்டுமே தீர்வாக இருந்தது. இப்போது லேப்ராஸ்கோபி மூலமும் அறுவை சிகிச்சை செய்யப்படுகிறது. முன்பு ஓட்டை ஏற்பட்ட பகுதியைப் பிடித்து இழுத்துவைத்துத் தைத்தனர். அதனால் நாளாக ஆக, தசைப்பகுதியில் இழுவை அதிகமாகி, மீண்டும் குடல் இறக்க பாதிப்பு ஏற்பட்டது. இதைத் தடுக்க வலை போன்ற அமைப்பை (Mesh) பொருத்தித் தைத்தனர்.

ஆரம்ப காலத்தில் மிக கடினமான வலை பயன்படுத்தப் பட்டதால், அது நோயாளிகளுக்கு வலியையும் தொந்தரவையும் ஏற்படுத்தியது. குனிந்து நிமிரும்போதும், படி ஏறும்போதும், வலை இருப்பதை உணர்ந்தனர். அந்தக் குறைகளைப் போக்க, எடை குறைந்த, உடலில் மிக அதிகபட்ச வேலை செய்யும்போதும் அழுத்தத்தைத் தாங்கும் வகையில், ப்ரோலைன் என்ற பொருளைக் கொண்டு வலை தயாரிக்கப்பட்டது. உடலுக்கு சம்பந்தம் இல்லாத எந்த ஒரு பொருளையும் நம் உடல் ஏற்றுக்கொள்ளாது. அந்தப் பிரச்னையை எதிர்கொள்ளும் வகையில் இந்த வலை பயன்பாட்டுக்கு வந்தது. ஆனால், விலை அதிகமாக இருந்தது. ஓப்பன் சர்ஜரி செய்யும்போது, தசைக்கு வெளிப் பகுதியிலும் லேப்ராஸ்கோபி முறையில் தசைக்கு உள்ளேயும் வலை பொருத்தப்பட்டது. இது சிறந்த முறை என்று உலக அளவில் ஏற்றுக்கொள்ளப்பட்டது

நம்பிக்கை தரும் நவீன சிகிச்சை முறைகள்

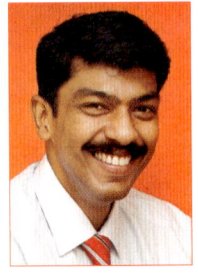

ரவீந்திரன் குமரன்

என்றாலும், வலையும் குடலும் ஒட்டிக்கொண்டு பிரச்னை ஏற்படுத்தியது.

இந்தக் குறைபாட்டையும் நீக்கி, குடலும் வலையும் ஒட்டிக்கொள்ளாத வகையில் புதிதாக 'ப்ரொசீட்' என்ற டிஷ்யூ செப்பரேட்டிங் மெஷ் வந்துள்ளது. பின் இதிலும் முன்னேற்றமாக உயிரி வலை (Biologic mesh) வந்துவிட்டது. பன்றி, ஆடு, மனிதத் திசுக்களை எடுத்து ஆய்வகத்தில் வளர்த்து, அதிலிருந்து வலை செய்கிறார்கள்.

இதில் சிறப்பு என்னவென்றால், அறுவை சிகிச்சை செய்து சில மாதங்கள் கழித்து, அந்த இடத்தில் வலையைத் தேடினால்... கிடைக்காது. அது தசையின் ஒரு பகுதியாகவே மாறிவிடும். அதனால், நோயாளிகளுக்கு வலை பொருத்தியதுபோன்ற உணர்வு இருக்காது. இதை ஓப்பன் மற்றும் லேப்ராஸ்கோபி என இரண்டு முறையிலும் செய்ய முடியும். அந்தப் பகுதியில் நோய்த் தொற்று இருந்தாலும் இந்த வலையைப் பயன்படுத்தலாம் என்பது இதன் சிறப்பம்சம் ஆகும். இந்த வலை பயன்பாடு இப்போது ஆரம்ப நிலையில்தான் உள்ளது.

முன்பு, வலையை தசையுடன் சேர்த்துத் தைத்தார்கள். பின்னர் அதை டைட்டானியம் ஸ்க்ரூ போட்டுப் பொருத்தினார்கள். இதுவும் நோயாளிகளுக்கு வலியை ஏற்படுத்தியது. உடலில் அந்த ஸ்க்ரூ இருப்பதையும் நோயாளிகள் உணர்ந்தனர். அந்தப் பிரச்னையைத் தீர்க்கும் வகையில், இப்போது செக்யூர் ஸ்டிராப் (ஆணி போன்ற அமைப்பு) வந்துள்ளது. சிறிய துப்பாக்கி போன்ற அமைப்பின் மூலம் வலையைச் சுற்றி அடித்துப் பொருத்திவிடுவோம். சில மாதங்கள் கழித்து, அந்த வலை தசையில் பொருந்திக் கொள்ளும். ஆணி கரைந்துவிடும்.

நெஞ்சு வலி வந்தால், உடனடியாக ஆஞ்சியோகிராம் செய்ய வேண்டும் என்று டாக்டர் கூறினால்... அடுத்த நிமிடமே மருத்துவமனையில் சேர்ந்துவிடும் மக்கள், குடல் இறக்கம் என்றால் நிதானமாகப் பார்த்துக்கொள்ளலாம் என்று அசட்டையாக இருக்கின்றனர். இது அவர்கள் உயிரையே பறிக்கும் கொடிய நோய் என்பதை உணர்வது இல்லை. அதனால், ஹெர்னியாவுக்கு இப்போது வந்துள்ள நவீன சிகிச்சைகளைப் பயன்படுத்தி உடலைப் பாதுகாத்துக் கொள்ளவேண்டும்!" என்று கூறி ஹெர்னியாவிடம் அலட்சியம் வேண்டாம் என்பதை உணர்த்தினார்.

8

காது கேளாமைக்கு முற்றுப்புள்ளி!

நவீனமாகிறது காக்ளியர் இம்பிளான்ட்

காது கேளாமைக் குறைபாட்டுடன் பிறக்கும் குழந்தைகளுக்கு, 'காக்ளியர் இம்பிளான்ட்' என்ற காது கேட்கும் செயற்கைக் கருவி இது வரை பொருத்தப்பட்டு வருகிறது. இதில் ஒருவர் பேசுவது மட்டுமே கேட்கும்; சுற்றுப்புற ஒலி தெளிவாகக் கேட்காது. ஆனால், இப்போது இசையைக்கூட பிரித்துக் கேட்கும் அளவுக்கு இதில் தொழில்நுட்ப முன்னேற்றம் ஏற்பட்டுள்ளது.

இதுகுறித்து சென்னை கே.கே.ஆர். இ.என்.டி. மருத்துவமனையின் சீனியர் கன்சல்டன்ட் டாக்டர் ரவி ராமலிங்கம் விவரிக்கையில், "பொதுவாக ஒலி அலைகள் காதுக்குள் நுழைந்து, செவிப்பறையில் விழுந்து, நடுக் காதுக்குள் செல்லும். அங்கு மூன்று எலும்புகளில் எதிரொலித்து உள் காதுக்குச்

செல்லும். காக்ளியா என்ற இடத்தில் அது எலெக்ட்ரிக்கல் சிக்னலாக மாறி நரம்பு வழியாக மூளைக்குச் செல்லும். மூளையில் காதுக்கான பிரத்தியேகப் பகுதியில், அந்த சிக்னல் உணரப்படும். இதில் பிரச்னை இருந்தால்... காது கேளாமை ஏற்படுகிறது. பிறவியிலேயே காது கேட்கவில்லை என்றால், தானாகவே வாய் பேச முடியாமலும் போகிறது. இந்தப் பிரச்னைக்குத் தீர்வாக வந்ததுதான், காக்ளியர் இம்பிளான்ட்.

இது இன்டெர்னல் மற்றும் எக்ஸ்டெர்னல் என்று இரண்டு பகுதிகளைக் கொண்டது. எக்ஸ்டெர்னல் பகுதியில் சவுண்ட் பிராஸசர், ஒலியை அனுப்பும் அமைப்பு, பேட்டரி போன்றவை உள்ளன. இந்த சவுண்ட் பிராஸசர்தான், வெளியில் இருந்து வரும் சப்தத்தைப் பெற்று, அதை டிஜிட்டல் சிக்னலாக மாற்றும். பின்னர் அது டிரான்ஸ்மீட்டர் வழியாக இன்டெர்னல் அமைப்புக்குச் செல்லும். ஸ்டிமுலேட்டர், காந்தம் போன்றவை அடங்கிய இன்டெர்னல் பகுதி, அறுவை சிகிச்சை செய்து காதுக்குப் பின்புறம் பொருத்தப்படும். மூளைக்குச் செல்லும் நரம்பைத் தூண்டும் ஸ்டிமுலேட்டர் என்ற கம்பி அமைப்பு, டிஜிட்டல் சிக்னலை, எலெக்ட்ரிக் சிக்னலாக மாற்றி மூளைக்கு அனுப்பி கேட்கும் திறனை செயல்படுத்துகிறது.

முந்தைய இம்பிளான்ட் கருவியில் கேட்கும் திறன் ஓரளவுக்கு மேம்பட்டதே தவிர, முழுமையானதாக இல்லை. முன்புவந்த ஸ்டிமுலேட்டர் நீளமாக இருந்தது. இப்போது சுருள் வடிவத்தில் அமைந்துள்ள இன்டெர்னல் காக்ளியரில், ஸ்டிமுலேட்டர் மிகச்சரியாக பொருந்தும்போது, கேட்கும் திறன் சிறப்பாக அமைகிறது. அதனால், இப்போது சாதாரண மனிதர்களைப் போல, பேச்சுடன் சேர்த்து சுற்றுப்புறங்களில் நிகழும் அனைத்து சப்தங்களையும் ஒரே நேரத்தில் கேட்க முடியும். இதன் உச்சகட்டமாக இசையைக் கூட பிரித்துக் கேட்டு ரசிக்க முடிகிறது.

சமீபத்தில் மிக மெல்லிய காக்ளியர் இம்பிளான்ட் அறிமுகமாகி உள்ளது. இதன் அகலம் 3.9 மி.மீட்டர். மற்ற இம்பிளான்ட்களைக் காட்டிலும் இரண்டரை மடங்கு உறுதியானது. இதில் அகற்றக்கூடிய வகையில் காந்தம் உள்ளது. இதனால் எம்.ஆர்.ஐ. ஸ்கேன் எடுக்கவேண்டிய சூழல் ஏற்பட்டால், காந்தத்தை அகற்றிக்கொள்ள முடியும். இந்த எக்ஸ்டெர்னல் அமைப்பில், இசை அல்லது தனக்கு எதிரில் உள்ளவர் பேசுவதை மட்டும் கேட்பது அல்லது ஒட்டுமொத்த சப்தத்தையும் கேட்பது என்று தேவைக்கேற்ப அட்ஜெஸ்ட் செய்துகொள்ளும் ரிமோட் கண்ட்ரோல் வசதியும் உள்ளது.

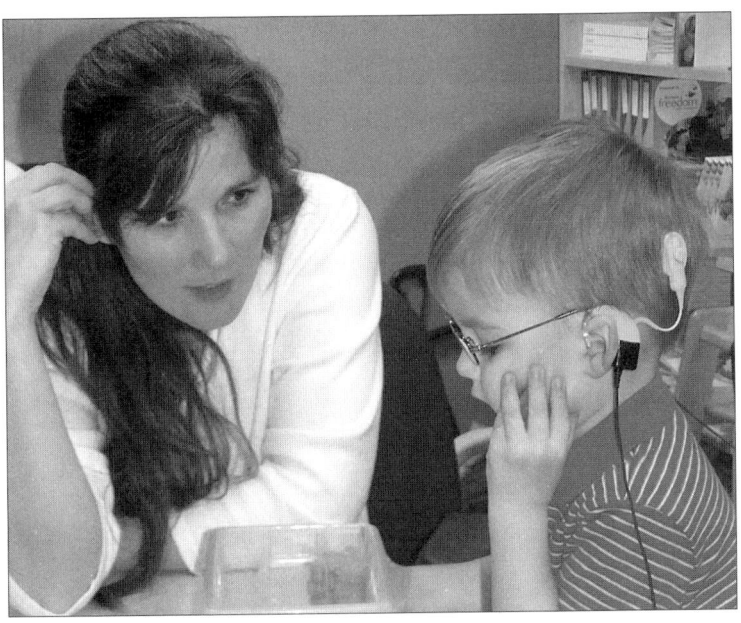

தாயின் வயிற்றில் இருக்கும்போதே, காது மண்டலம் முழுமையாக வளர்ச்சியடைந்து விடுகிறது. செவித் திறன் செம்மையாக உள்ள குழந்தைகள் பேசத் தொடங்குவதற்கு ஆறு மாதங்கள் ஆகின்றன. அது வரை மற்றவர்கள் பேசுவதைக் கேட்டு, அதைக் கற்று, பேசப் பயிற்சி செய்த பிறகே, பேசுகிறது. பிறவியிலேயே செவித் திறன் இல்லாத குழந்தைகளுக்கு எதுவுமே கேட்பதில்லை என்பதால், பேசுவதற்கு முயற்சிப்பதே இல்லை.

குழந்தை பிறந்த உடனேயே அதற்கு காது கேட்கிறதா இல்லையா என்பதைக் கண்டறிய முடியும். பிரச்னை இருப்பது தெரிந்தால், உடனே ஆய்வு செய்து மூன்றரை வயதுக்குள் இந்த இம்பிளான்ட் பொருத்துவது நல்லது. மூன்றரை ஆண்டுகளுக்குப் பிறகு மூளையில் ஒலியைக் கண்டறியும் பகுதி செயல் இழக்க ஆரம்பித்துவிடும் என்பதால் குணப்படுத்த இயலாது.

சிகிச்சைக்கு வரும்போது எதனால் காது கேட்கவில்லை என்று பல சோதனைகள், ஸ்கேன் எடுத்துப் பார்த்த பின்னரே, இம்பிளான்ட் பொருத்துவது பற்றி முடிவு செய்வோம். சில குழந்தைகளுக்கு காது மண்டல அமைப்பே சரியாக இருக்காது. அவர்களுக்கு இந்த இம்பிளான்ட் பொருத்த முடியாது. அறுவை

நம்பிக்கை தரும் நவீன சிகிச்சை முறைகள்

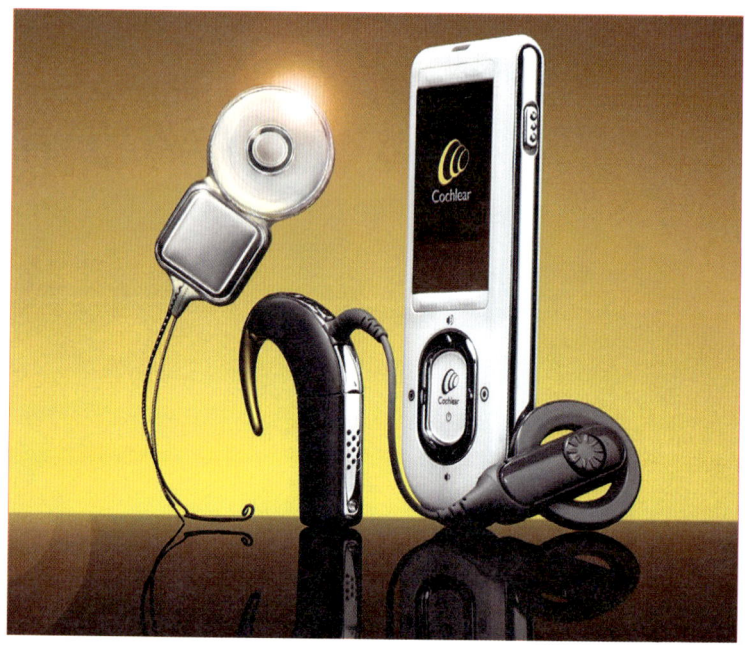

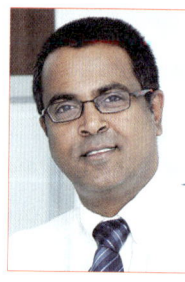

ரவி ராமலிங்கம்

சிகிச்சைக்குப் பிறகு புண் ஆறியதும் எக்ஸ்டெர்னல் அமைப்பைப் பொருத்துவோம். அதன் பிறகு குறைந்தது ஓர் ஆண்டு கேட்பதற்கான பயிற்சி எடுக்க வேண்டும். அறுவை சிகிச்சையைக் காட்டிலும் இந்த பயிற்சிதான் அந்தக் குழந்தை கேட்கவும் பேசவும் பெரிதும் உதவியாக இருக்கிறது.

இன்னொரு நல்ல செய்தியும் உள்ளது. இன்டெர்னல் மற்றும் எக்ஸ்டெர்னல் பகுதிகள் இரண்டையும் காதுக்குப் பின்புறம் தோலுக்கு அடியிலேயே வைத்துப் பொருத்தும்படி புதிய இம்பிளான்ட் விரைவில் வர உள்ளது. இது நடைமுறைக்கு வந்துவிட்டால் பிறவிக் காது கேளாமை பிரச்னை உள்ள குழந்தைகளும் நம்மைப் போலவே கேட்கும் திறனுடன் இருப்பார்கள்..." என்றார்.

இதைக் கேட்டாலே இனிக்கிறதே!

2 வயது... 3 துளைகள்... 25 நிமிடங்கள்!

ஒரு சாதனை அறுவை சிகிச்சை!

9

சென்னையைச் சேர்ந்த டாக்ஸி டிரைவர் கிரியின் இரண்டு வயது மகன் வேல். பிறந்த ஆறாவது மாதம் முதலே பையனுக்கு அடிக்கடி காய்ச்சல் வந்தது. பல டாக்டர்களிடம் காண்பித்தார். அப்போதைக்கு குணமாகும். ஆனால், மறுபடியும் காய்ச்சல் வரும். என்ன காரணத்தால் இப்படி நேர்கிறது என்று தெரியாமல் தவித்துப்போனார் கிரி.

குழந்தையின் உடல், முழுப் பரிசோதனை செய்து பார்க்கப்பட்டது. அப்போதுதான், பித்தப்பையில் ஒரு கட்டி இருப்பதும், அதன் காரணமாகத்தான் தொடர் காய்ச்சல் ஏற்படுகிறது என்பதையும் கண்டுபிடித்தனர். “பித்தப்பையில் இருக்கும் கட்டியை, மருந்து, மாத்திரைகளால் சரிப்படுத்த முடியாது. அறுவை சிகிச்சை செய்துதான் குணப்படுத்த

வேண்டும். விரைவில் அறுவை சிகிச்சை செய்யவில்லை என்றால் ஆபத்து!” என்று டாக்டர்கள் எச்சரித்தனர்.

பெரியவர்களுக்கு பித்தப்பையில் அறுவை சிகிச்சை செய்வதற்கும், இரண்டு வயது குழந்தைக்கு, அதே சிகிச்சை செய்வதற்கும் வித்தியாசம் அதிகம்... சிக்கல்களும் அதிகம். அதனால் பல மருத்துவர்கள், ‘சிகிச்சை அளிக்கப் போதிய வசதி இல்லை’ என்று கைவிரித்தனர். மனம் தளராமல், பல மருத்துவமனைகளுக்குத் தொடர்ந்து படை எடுத்தார் கிரி.

சென்னை குளோபல் மருத்துவமனையின் லேப்ரோஸ்கோபி அறுவை சிகிச்சை நிபுணர் டாக்டர் ஜான் தனகுமாரை சந்தித்து குழந்தையைக் காட்டினார். இதுவரை நடந்த பரிசோதனை முடிவுகளை ஆழ்ந்து பார்த்தார் ஜான். குணப்படுத்த முடியும் என்று நம்பிக்கை கொடுத்தார். ஆபத்து என்று கருதப்பட்ட அறுவை சிகிச்சை அதன் பிறகு வெற்றிகரமாகச் செய்து முடிக்கப்பட்டது. சென்னையில் இதுபோன்ற அறுவை சிகிச்சை நடந்தது இதுவே முதல் முறை. டாக்டர் ஜான் தனகுமாரிடம் பேசினோம்.

“பொதுவாக 30 முதல் 40 வயது வரை உள்ளவர்களுக்கு பித்தப்பையில் பிரச்னை வரும். அதாவது, கல்லீரலில் இருந்து வெளியே வரும் பித்தம் உறைந்து கல்லாக மாறிவிடும். இது தவிர, உடலில் கொழுப்பு அதிகமானாலும், பித்தப்பையில் தொற்று இருந்தாலும், பிரச்னை வரலாம். ஆனால், சிறுவனின் பித்தப்பையில் கல் எதுவும் இல்லை. ஆனால், பிறவியிலேயே கல்லீரலில் பிரச்னை இருந்துள்ளது. அதனால்தான் அடிக்கடி காய்ச்சல் வந்துள்ளது. வேல் உடலை முழுமையாகப் பரிசோதித்து, உடனடியாக அறுவை சிகிச்சைக்கு ஏற்பாடு செய்தோம்.

பெரியவர்கள் உடல் வளர்ந்து, பெரிதாக இருப்பதால், பித்தப்பையும் பெரிதாக இருக்கும். அதை அறுவை சிகிச்சை செய்வது எளிது. ஆனால், குழந்தைகளுக்கு அதுபோன்ற அறுவை சிகிச்சை செய்வது சிக்கலானது. அதனால் லேப்ரோஸ்கோபி மூலம் சிகிச்சை அளிக்க முடிவு செய்தோம். வழக்கமாக லேப்ரோஸ்கோபி சிகிச்சையின்போது, மூன்று துளைகள் இட்டு, வயிற்றில் கார்பன் டை ஆக்ஸைடை நிரப்புவோம். அப்போதுதான் வயிற்றுக்குள் அறுவை சிகிச்சை செய்ய வசதியாக இருக்கும். துளை வழியே, கேமரா மற்றும் அறுவை சிகிச்சை கருவிகளை உள்ளே அனுப்புவோம்.

தற்போது, லேப்ராஸ்கோபியில் ஒற்றைத் துளை மட்டும் போட்டு அறுவை சிகிச்சை செய்யும் நவீன முறை வந்துவிட்டது. ஆனால்,

விகடன் பிரசுரம்

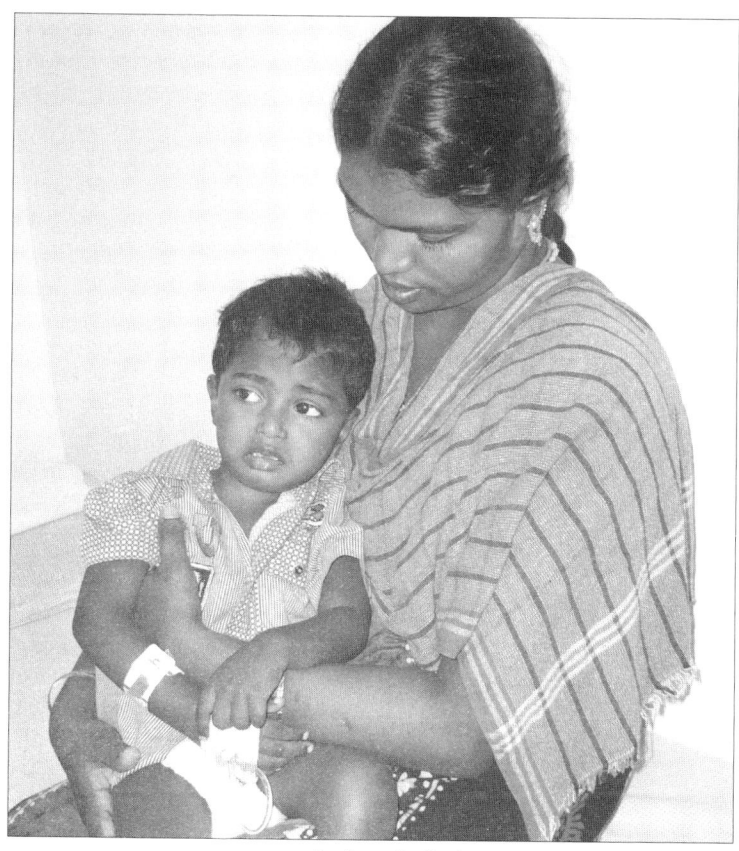

தாயுடன் சிறுவன் வேல்...

ஒற்றைத் துளை கொஞ்சம் பெரிதாகப் போட வேண்டும் என்பதால், மூன்று துளைகள் போட்டே அறுவை சிகிச்சை செய்தோம்.

உள்ளே கருவியை நுழைத்துப் பார்த்தபோதுதான் அந்தக் கட்டியின் தீவிரம் புரிந்தது. பொதுவாக, பித்தப்பையை அறுவை சிகிச்சை செய்யும்போது கிளிப் போட்டு, அதைக் கத்தரித்து எடுத்துவிடுவோம். ஆனால், இந்தக் குழந்தைக்கு அந்தப் பையின் வீக்கம் மிக அதிகமாக இருந்தது. மேலும், பித்தம் அங்கு தங்கி சீழ் பிடித்து இருந்தது. அதனால், வேறு வழியின்றி, நூலால் அதைக் கட்டி, கத்தரித்து அகற்றினோம். இந்த அறுவை சிகிச்சையை வெறும் 25 நிமிடத்தில் செய்துமுடித்தோம். அன்றைக்கே பால் குடிக்க ஆரம்பித்துவிட்டான். மூன்று நாட்கள் மட்டும் மருத்துவமனையில் தங்க வேண்டி இருந்தது.

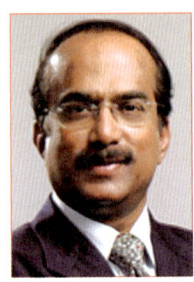

ஜான் தனகுமார்

லேப்ராஸ்கோபி வருவதற்கு முன்னர், இதுபோன்ற அறுவை சிகிச்சைகள் மிகவும் சிக்கலானது. வயிற்றுப் பகுதியில் எட்டு இன்ச் அளவுக்கு அறுத்துத்தான் சிகிச்சை செய்ய வேண்டும். அதனால், ரத்த இழப்பு, வலி அதிகம் இருக்கும். மேலும், அறுவை சிகிச்சை காரணமாக தழும்பு ஏற்படும். பல நாட்கள் மருத்துவமனையில் தங்கியிருக்க வேண்டும், வழக்கமான வேலைகளில் ஈடுபட ஒரு மாதத்துக்கு மேல் ஆகும். ஆனால், லேப்ராஸ்கோபி வந்த பின்னர் அறுவை சிகிச்சை முறையே மாறிவிட்டது. அரை சென்டிமீட்டர் அளவுக்கு மூன்று சிறிய துவாரங்கள் மட்டும் போடப்படுவதால், அறுவை சிகிச்சை செய்ததற்கான தழும்பு கூட இருக்காது. ரத்த இழப்பும், வலியும் குறைவு. அறுவை சிகிச்சை காரணமாக ஏற்படும் பக்கவிளைவுகளான குடல் இறக்கம், குடல் அடைப்பு போன்ற பிரச்னைகள் வருவதும் மிக மிகக் குறைவு.

அதிக உடல் எடை உள்ளவர்களுக்கும், கொழுப்புச் சத்துள்ள உணவை அதிகம் எடுத்துக் கொள்பவர்களுக்கும் பித்தப்பை பிரச்னை அதிகமாக வரும். அதனால், வயிற்றில் தொடர்ந்து வலி இருந்தால், அல்லது அடிக்கடி காய்ச்சல் வந்தால்... மருத்துவரின் ஆலோசனை பெற்று ஸ்கேன் செய்து பார்ப்பது நல்லது. குறிப்பாக, சர்க்கரை நோயாளிகள், இந்த நோய் வநதுவிடாமல் உடம்பைப் பாதுகாத்துக்கொள்ள வேண்டியது அவசியம்!" என்றார் டாக்டர் ஜான் தனகுமார்.

10

பேரிக்காயைவிட ஆப்பிள் ஆபத்து!

அதிர்ச்சி தரும் தொப்பை ரிப்போர்ட்!

‘தொப்பை இருந்தால் பணம் கொட்டும்’ என்று கிராமப் புறங்களில் பேசுவார்கள். அது உண்மையோ இல்லையோ, தொப்பை இருந்தால், மாரடைப்பு வர வாய்ப்பு அதிகம் என்பது மட்டும் 100 சதவிகிதம் மருத்துவ நிஜம்!

தொப்பையிலும் இரு வகை உண்டு. பார்க்க ஆப்பிள் பழ வடிவத்தில் சிலருக்கும், பேரிக்காய் வடிவத்தில் சிலருக்கும் இருக்கும். குறிப்பாகப் பெண்களுக்கு பேரிக்காய் வடிவத்தில் இருக்கும். இரண்டு தொப்பைகளுமே பிரச்னையானதுதான் என்றாலும், பேரிக்காய் வடிவத்தைக் காட்டிலும், ஆப்பிள் வடிவத் தொப்பை கூடுதல் ஆபத்தானது. இந்த வகைத் தொப்பை கொண்டவர்களுக்கு, மற்றவர்களைவிட

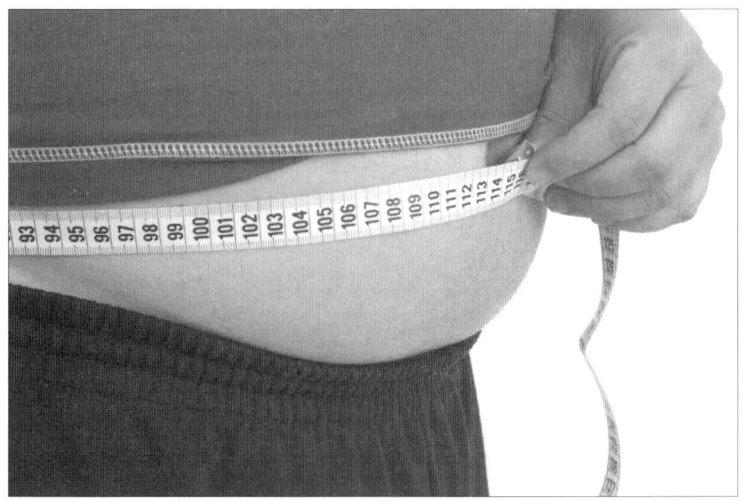

ஹார்ட் அட்டாக் வர மூன்று மடங்கு வாய்ப்பு உள்ளதாக சமீபத்திய ஆராய்ச்சிகள் தெரிவிக்கின்றன.

இது குறித்து பிரபல இதய நோய் சிகிச்சை நிபுணர் டாக்டர் சிவகடாட்சத்திடம் பேசியபோது, "முன்பு இதய நோய் வருவதற்கான காரணங்களாகப் புகை பிடிப்பது, நீரிழிவு, உயர் ரத்த அழுத்தம், உடல் பருமன், பாரம்பரியத் தன்மை ஆகிய ஐந்து விஷயங்களைப் பட்டியலிடுவோம்.

உடல் பருமன் என்பது புதியது அல்ல. இப்போது இதிலேயே நிறைய ஆராய்ச்சிகள் நடக்கின்றன. கடந்த ஐந்து வருடங்களாக மெட்டபாலிக் சிண்ட்ரோம் என்று ஒன்றைக் கூற ஆரம்பித்து இருக்கிறார்கள். இந்த பாதிப்பு ஆசிய நாட்டவர்களுக்குத்தான் அதிகமாம். நல்ல கொலஸ்ட்ரால், மொத்த கொலஸ்ட்ரால், கெட்ட கொலஸ்ட்ரால், டிரை கிளசரைட் என்று கொழுப்பை நான்கு வகைகளாகப் பிரிக்கிறார்கள். இதில் ஆசிய மக்களுக்கு நல்ல கொலஸ்ட்ரால் குறைவாகவும், டிரை கிளசரைட் அதிகமாகவும் இருக்கிறது என்று கண்டுபிடிக்கப்பட்டுள்ளது.

ரத்தத்தில் நல்ல கொழுப்பு அளவு சராசரியாக 40 மில்லி கிராம் இருக்க வேண்டும். ஆனால், இந்தியர்களுக்கு பெரும்பாலும் இதற்குக் குறைவாகவே உள்ளது. அதேபோன்று, வெறும் வயிற்றில் சுகர் டெஸ்ட் எடுத்துப்பார்த்தால், சர்க்கரை அளவு 110 என்று இருக்க வேண்டும். ஆனால், நம் உடலில் 110-க்கு அதிகமாக இருக்கிறது.

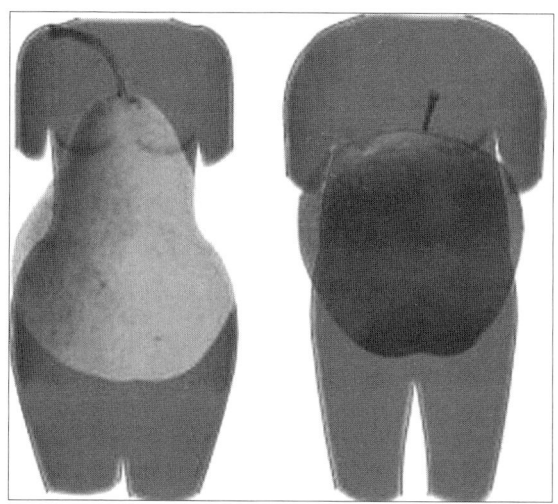

இடுப்பு சுற்றளவு ஆண்களுக்கு 90 செ.மீ., பெண்களுக்கு 80 செ.மீ., என்ற அளவில் இருக்க வேண்டும். இந்த மூன்றில் ஓர் அறிகுறி இருந்தாலும், அவர்களுக்கு மெட்டபாலிக் சிண்ட்ரோம் உள்ளது என்று கூறுவோம்.

சரி, ‘உடல் பருமனாக உள்ள எல்லோருக்கும் மாரடைப்பு வரவேண்டுமே ஏன் சிலருக்கு வருவதில்லை?’ என்ற கேள்வி எழுந்தது. அப்போதுதான் ஆப்பிள் ஷேப், பியர் ஷேப் (பேரிக்காய்) என்ற வித்தியாசத்தைக் கண்டுபிடித்தார்கள். இடுப்புக்குக் கீழ் உள்ள பகுதி பருத்திருப்பதை பியர் ஷேப் என்பார்கள். வயிறு பருத்திருப்பதை ஆப்பிள் ஷேப் என்பார்கள். பியர் ஷேப் உடல் பருமன் உள்ளவர்களுக்கு இதயப் பிரச்னை வருவது குறைவு. ஆனால், ஆப்பிள் ஷேப் உள்ளவர்களுக்கு மூன்று மடங்கு இதய நோய் வருவதற்கான ரிஸ்க் அதிகம்!

ஜப்பானின் சுமோ வீரர்களுக்கு வயிறு பெரிதாக இருக்கும். ஆனால், அவர்களுக்கு இந்தியர்களைவிட மாரடைப்பு வருவதற்கான வாய்ப்பு குறைவு. ஏனென்றால், சுமோ வீரர்களுக்கு தோலின் அடியில்தான் கொழுப்பு உள்ளது. ஆனால், இந்தியர்களுக்கோ வயிறைச் சுற்றியே அதிக அளவில் கொழுப்பு உள்ளது. இது ஆபத்தானது.

‘இன்டர்ஹார்ட் ஸ்டெடி’ என்று ஓர் ஆய்வு நடத்தப்பட்டது. இதில் புகைபிடிப்பது, நீரிழிவு, உயர் ரத்த அழுத்தம், உடல்பருமன், பாரம்பரியத்தன்மை ஆகிய ஐந்து அபாயக் காரணிகளுடன் இன்னும் சிலவற்றைச் சேர்த்துள்ளனர். உடல் உழைப்பற்ற

வாழ்க்கை முறை, போதுமான காய்கறி - பழங்களை எடுத்துக்கொள்ளாதது, வீடு மற்றும் வேலை செய்யும் இடத்தில் மன அழுத்தம் ஆகியவைதான் அது.

நான் படிக்கும் காலத்தில், தினமும் விளையாடிவிட்டுத்தான் வீட்டுக்கு வருவோம். ஆனால், இன்று பல பள்ளிகளில் விளையாட்டு மைதானங்களே இல்லை. உட்கார்ந்த இடத்தில் இருந்தே வேலை செய்வதும், அதிகமாக நொறுக்குத் தீனிகளை உட்கொள்வதும் அதிகரித்துவிட்டது. இதனால் உடலில் அதிகம் கொழுப்பு சேர்கிறது.

உடலில் எங்கு கொழுப்பு அதிகமாக உள்ளது என்பதைக் கண்டறிவது இப்போது சிம்பிள். சி.டி. ஸ்கேன் எடுத்துப் பார்த்தாலே, கொழுப்பு தோலுக்கு அடியில் உள்ளதா அல்லது வயிற்றுப் பகுதிகளில் உள்ளதா என்பதைத் துல்லியமாகக் கண்டறிந்துவிட முடியும்.

உடலில் கொழுப்பு கூடாமல் இருக்க அல்லது கூடியிருக்கும் கொழுப்பைக் குறைக்க மூன்றே மூன்று விஷயங்கள் செய்தால் போதும். தினமும் ஆறு மணி நேரம் கண்டிப்பாகத் தூங்க வேண்டும். ஒரு மணி நேரத்தை உடற் பயிற்சிக்காகச் செலவிட வேண்டும். தினமும் 150 முதல் 250 கிராம் அளவு காய்கறியையும், அதே அளவு பழங்களையும் சாப்பிட வேண்டும்.

டாக்டர் சிவகடாட்சம்

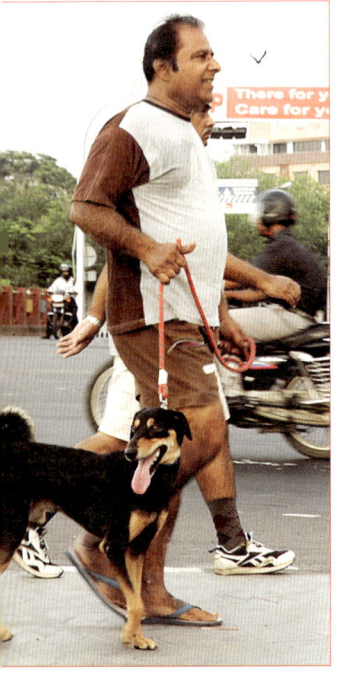

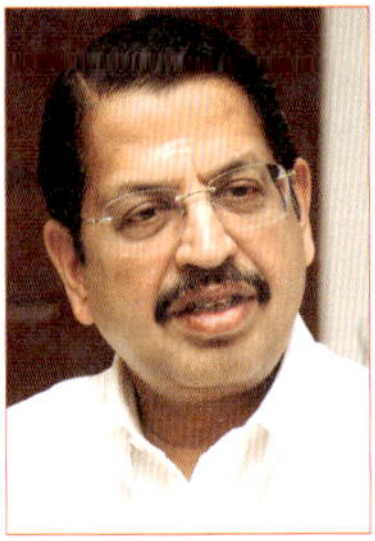

இது தவிர, கார்போஹைட்ரேட் (சர்க்கரை) சத்து குறைவாக எடுத்துக் கொண்டால், உடல் எடையைக் குறைத்து கட்டுக்குள் வைத்துக் கொள்ளலாம்!" என்கிறார் டாக்டர் சிவகடாட்சம்.

இத்தனை எளிதுதானா 'சிக்' உடல் பெறுவது?

நோயே, என்னை நெருங்காதே!

அசத்துகிறது ஜீன்ஸ்!

11

டி.என்.ஏ. என்பதுதான் 21-ம் நூற்றாண்டில் பல ஆச்சர்யங்களை நிகழ்த்த இருக்கும் அற்புதம். நம் உடலில் உள்ள ஒவ்வொரு செல்லிலும் கிட்டத்தட்ட 30 ஆயிரம் ஜீன் மரபணுக்கள் உள்ளன. உயிர் வளர்ச்சிக்கான மரபுக் கட்டளைகளை இந்த டி.என்.ஏ. தனக்குள் கொண்டுள்ளது. பெற்றோர் வழியாக, பாரம்பரியப் பண்புகள் சந்ததியினருக்குத் தொடர்ந்து வருவதற்கு இந்த டி.என்.ஏ-தான் காரணம்!

எதிர்காலத்தில் மனிதனுக்கு ஏற்படும் பல்வேறு வியாதிகளைத் தடுக்க, இந்த டி.என்.ஏ. தொழில்நுட்பம் பெருமளவு உதவியாக இருக்கும்.

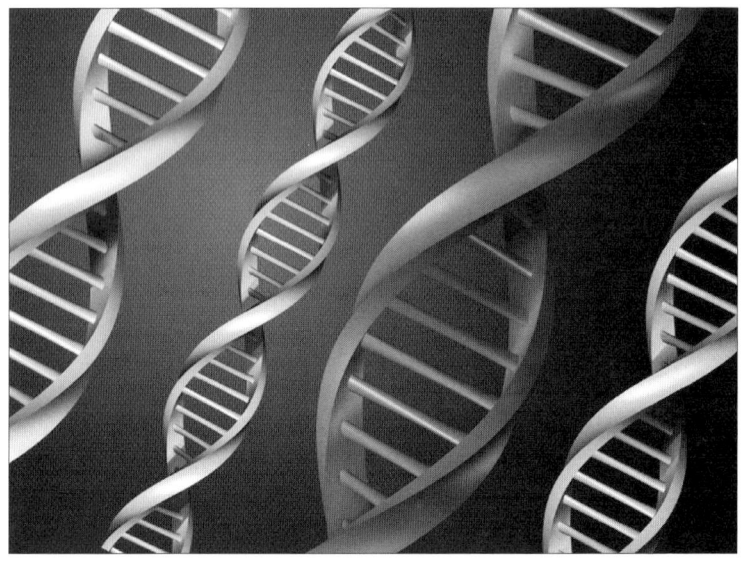

ஜெனிடிக் மருத்துவம் பற்றிய சர்வதேசக் கருத்தரங்கம் சென்னை அருகே உள்ள செட்டிநாடு பல்கலைக்கழகத்தில் நடைபெற்றது.

செட்டிநாடு பல்கலைக்கழக ஆராய்ச்சிகள் பிரிவு இயக்குநர் டாக்டர் பிச்சப்பன் மற்றும் மதுரை காமராஜர் பல்கலைக்கழக டாக்டர் பாலகிருஷ்ணன் ஆகியோர் பேசுகையில், "உடலில் மரபணு மாற்றம் காரணமாகப் பல்வேறு நோய்கள் வருகின்றன. மரபணு மாற்றம் ஏற்படுவதை மியூட்டேஷன் என்று கூறுவோம். உதாரணத்துக்கு, உடலில் இன்சுலின் (சர்க்கரை) உற்பத்தி செய்யும் ஜீனில் மரபணு மாற்றம் ஏற்பட்டது என்றால், இன்சுலின் சுரக்காமல் போய்விடும். சிலருக்கு 40 வயது வரை இன்சுலின் சுரக்கும், திடீரென்று நின்றுவிடும்.

நீரிழிவு நோயைப் பொறுத்தவரை தற்போது ரத்தத்தில் பரிசோதனை செய்யப்படுகிறதே தவிர, ஜீன் வரை சென்று ஆராய்வது இல்லை. அதாவது அந்த நோயின் மூலத்தை ஆராய்வது இல்லை. நமது உடலில் ஆஞ்சியோடென்சைன் கன்வர்ட்டிங் என்ஸைம் (சுருக்கமாக ஏஸ் ஜீன்) என்று ஒரு ஜீன் உள்ளது. இந்த ஜீன், ஆஞ்ஜியோ டென்சைன் 1-ஐ ஆஞ்ஜியோ டென்சைன் 2-ஆக மாற்றிவிடுகிறது.

பொதுவாக, நீரிழிவு உள்ளவர்களுக்கு கண் மற்றும் இதயத்தில் பிரச்னைகள் ஏற்படுவது உண்டு. இந்த ஏஸ் ஜீன் என்பது நம்

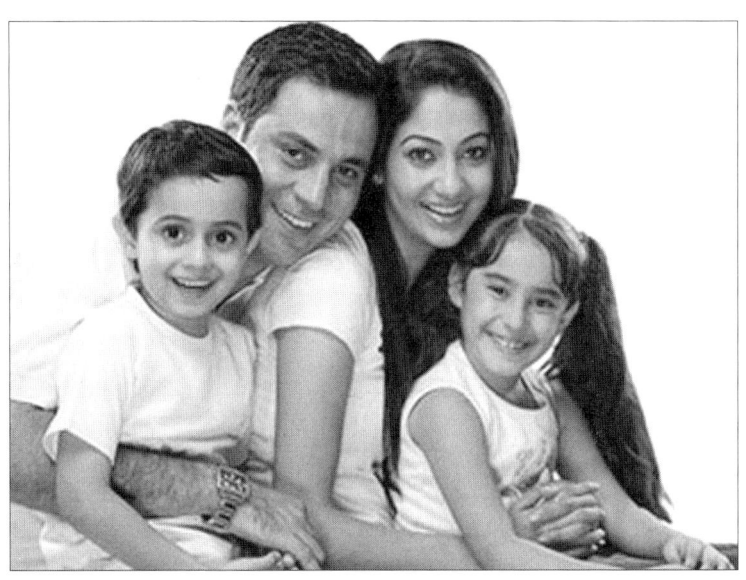

உடலில் ரத்த ஓட்டத்தைச் சீராக வைத்திருக்கிறது. அந்தக் குறிப்பிட்ட ஜீனில் மாற்றம் ஏற்படும்போது, ரத்த ஓட்டத்தைத் தடுக்கிறது. அதனால், இதயம் சம்பந்தப்பட்ட பிரச்னைகள் ஆரம்பமாகின்றன. பல்வேறு ஆராய்ச்சிகளுககுப் பிறகு இந்த ஏஸ் ஜீனில் ஐடி, ஐஐ, டிடி என்று மூன்று வகைகள் கண்டுபிடிக்கப் பட்டுள்ளது. ஐடி அல்லது டிடி ஜீன் ஒருவருக்கு அதிகமாக இருந்தால், அவருக்கு இதயம் சம்பந்தப்பட்ட கோளாறுகள் வர வாய்ப்பு அதிகம். இவர்களுக்கு 30 முதல் 40 வயது வரை பெரும்பாலும் பிரச்னைகள் இருக்காது. ஆனால், அதற்குப் பிறகு நிச்சயமாக கண், இதயப் பிரச்னைக்கு ஆளாவார்கள். ஐஐ பிரிவில் உள்ளவர்களுக்குப் பிரச்னை குறைவாகத்தான் வரும்.

இதைக் கண்டுபிடிப்பதற்கு ஒருவரின் ரத்தத்தில் இருந்து டி.என்.ஏ-வை தனியாகப் பிரித்து எடுப்போம். பி.சி.ஆர் தெர்மல் சைக்ளர் என்னும் உபகரணத்தைப் பயன்படுத்தி என்ன வகையான 'ஜீனோ டைப்' இருக்கிறது என்பதைக் கண்டுபிடிப்போம். இந்தக் கருவி ஒரே ஒரு ஜீனை பல லட்சங்களாகப் பெருக்கிக்காட்டும். இதை சில மணி நேரங்களில் செய்து முடித்து, ரிசல்ட்டைக் கையில் கொடுத்துவிடுவோம். ஏஸ் ஐடி, டிடி... இருந்தால் என்ன மாதிரியான நோய் தாக்குதல் ஏற்படலாம், அதில் இருந்து பாதுகாத்துக்கொள்ள எந்த மாதிரியான உணவுகளை எடுத்துக்கொள்ள வேண்டும் என்று

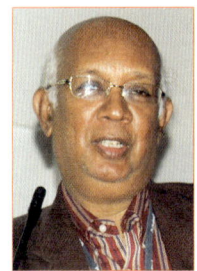

பிச்சப்பன்

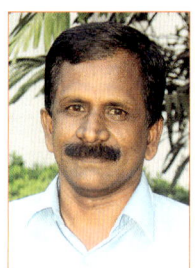

பாலகிருஷ்ணன்

அறிவுறுத்தலாம். இதை அவர்கள் முறையாகப் பின்பற்றினால், எதிர்காலத்தில் குறிப்பிட்ட நோய்கள் வராமல் தடுத்துக்கொள்ள முடியும். இந்தப் பரிசோதனையை யார் வேண்டுமானாலும், எந்த வயதிலும் பார்த்துக்கொள்ளலாம்.

தற்போது குழந்தை பிறக்கும் முன்பே அதாவது கருவில் இருக்கும்போதே ஏதேனும் பிறவிக் குறைபாடு உள்ளதா என்பதைக் கண்டறிதலுக்கு முக்கியத்துவம் கொடுக்கப்படுகிறது. மேலும் புற்றுநோய், இதய செயல் இழப்பு, நீரிழிவு உள்ளிட்ட நோய்கள் எதிர்காலத்தில் வருமா என்பதைக் கண்டறியும் வசதியும் வந்துவிட்டது. அயல் நாடுகளில் இது பெருமளவில் பயன்பாட்டுக்கு வந்தாலும், இந்தியாவில் சில இடங்களில்தான் இந்த ஆய்வுகள் நடைபெறுகின்றன. எதிர்காலத்தில், டி.என்.ஏ. தொழில்நுட்பத்தை வைத்து பரிசோதனை செய்வதன் மூலம் மரபணு வியாதிகளின் தாக்கத்தைக் குறைக்கவும், தடுக்கவும் முடியும்.

மருத்துவ சமுதாயத்தினர் மத்தியில் விழிப்பு உணர்வு ஏற்படுத்துவதன் மூலமும், டி.என்.ஏ. டெஸ்ட் செய்யும் வசதியை அனைவரும் பயன்படுத்தும் வகையில் எளிமைப்படுத்துவதன் மூலமும், ஒருவருககு எதிர்காலத்தில் வரக்கூடிய நோய்களை முன்கூட்டியே கண்டறிய முடியும். இதன் மூலம் சிகிச்சைக்கான கால அளவு, செலவு மற்றும் வலி குறைந்துவிடும். மனிதர்களின் வாழ்க்கைத் தரம் எதிர்பாராத அளவுக்கு உயரும்!” என்றனர்.

வலி இல்லாத பல் சிகிச்சை!
லேசர் கருவி அறிமுகம்

பல் வலிக்கு சிகிச்சை எடுத்து வந்தவர்களைப் பார்க்கவே பரிதாபமாக இருக்கும். பேச முடியாமல்... சாப்பிட முடியாமல்... முகம் வீங்கிப்போய் வேதனையுடன் தடுமாறுவார்கள். இந்த வலி, வேதனைக்கு முடிவு வந்துவிட்டது. ஆம், பல் மற்றும் ஈறு பிரச்னைகளுக்கு வலி இல்லாமல் சிகிச்சை அளிக்கும் புதிய லேசர் கருவி வந்துவிட்டது.

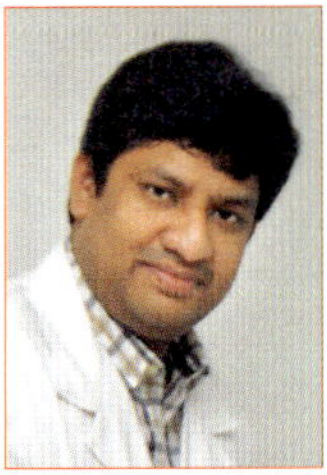

இது குறித்து சென்னை அடையாறில் உள்ள பரசு பல் மருத்துவமனையின் லேசர் மற்றும் காஸ்மெடிக் டெண்டிஸ்டிரி ஸ்பெஷலிஸ்ட் டாக்டர் யஷ்வந்த் குமார் வெங்கட்ராமனிடம் பேசினோம். "நீரிழிவு, மன

யஷ்வந்த் குமார்

அழுத்தம் மற்றும் முறையற்ற பராமரிப்பு ஆகிய மூன்று காரணங்களால்தான், பல் ஆரோக்கியம் கெட்டுப்போகிறது. இந்த மூன்று பிரச்னைகளும் இருந்தால், 50 வயதைத் தாண்டுவதற்குள் மொத்தப் பற்களும் விழுந்துவிடும். இன்றைய உணவுப் பொருட்களில் ரசாயனப் பொருட்களின் சேர்க்கை காரணமாகவும்கூட பற்கள் பாதிக்கப்படுகின்றன. சொத்தைப் பல் பிடுங்குதல், பற்குழியை நிரப்புதல் போன்றவை மட்டுமே பல் மருத்துவமாக முன்பு இருந்தது. 2000-ம் ஆண்டுக்குப் பிறகுதான் பல் மருத்துவத்தில் பல்வேறு புதிய தொழில்நுட்பங்கள் இந்தியாவுக்குள் வர ஆரம்பித்தன. இந்த வளர்ச்சியை இம்பிளான்ட், லேசர் என்று இரண்டாகப் பிரிக்கலாம்.

கடந்த சில ஆண்டுகளில் இம்பிளான்ட் முறையில் நிறைய முன்னேற்றங்கள் வந்துள்ளன. முதலில், ஒரு பல் மட்டும் செயற்கையாகப் பொருத்தும் முறை வந்தது. பின்னர் பல் தாடை எலும்பில் ஸ்குரூ போட்டு, செயற்கை பல் வைக்கும் சிகிச்சை அறிமுகமானது. இன்று, டோட்டல் மவுத் இம்பிளான்ட் என்ற அளவுக்கு சிகிச்சை வளர்ந்துவிட்டது. பற்கள் முழுமையாகக் கொட்டியவர்களுக்குக்கூட கழற்றி மாட்டுவதுபோல இல்லாமல், இயற்கையாக இருப்பதுபோலவே பற்களைப் பொருத்திக்கொள்ள முடியும்.

இதுபோன்று பல் ஈறு பிரச்னைகளை சரிசெய்ய முதன் முதலில் ஹெர்பியம் யாக் என்ற லேசர் கருவி அறிமுகமானது. வெளிநாடுகளில் 1970-களில் அறிமுகமான இந்தத் தொழில்நுட்பம், இந்தியாவுக்கு வந்து சில ஆண்டுகள்தான் ஆகின்றன. பல பல் மருத்துவமனைகளில் இப்போது இந்த லேசர் கருவியைக் கொண்டுதான் சிகிச்சை அளிக்கின்றனர். முன்பு பல் ஈறுகளில் அறுவை சிகிச்சை செய்வதற்குக் கத்திகளைப் பயன்படுத்துவோம். மூளைக்குச் செல்லும் ரத்தக் குழாய்கள் முகம் வழியாகத்தான் செல்லும் என்பதால், அங்கு கத்தியை வைத்து அறுவை சிகிச்சை செய்யும்போது அதிக அளவில் ரத்தக் கசிவு ஏற்பட வாய்ப்பு உண்டு. மேலும், நோய்த் தொற்றுக்கான வாய்ப்பும் அதிகம்.

இந்த சிகிச்சையை லேசர் வைத்து செய்யும்போது உடனடியாகப் புண் ஆறிவிடும், ரத்தக் கசிவும், நோய்த் தொற்றும் தடுக்கப்படும். இந்த சிகிச்சையில்தான் அடுத்த கட்ட முன்னேற்றமாக, டயோட் லேசர் என்ற புதிய கருவி வந்துள்ளது. இந்தக் கருவி மூலம் வாய் மற்றும் ஈறு பகுதிகளில் உள்ள அனைத்து மென் திசுக்களிலும் அறுவை சிகிச்சை செய்ய முடியும். ரூட்கேனல், பயாப்ஸி, ஈறு, கட்டி, சீழ், வீக்கம் என்று 17 வகையான சிகிச்சைகளுக்கு இந்த டயோட் லேசர் பயன்படுகிறது.

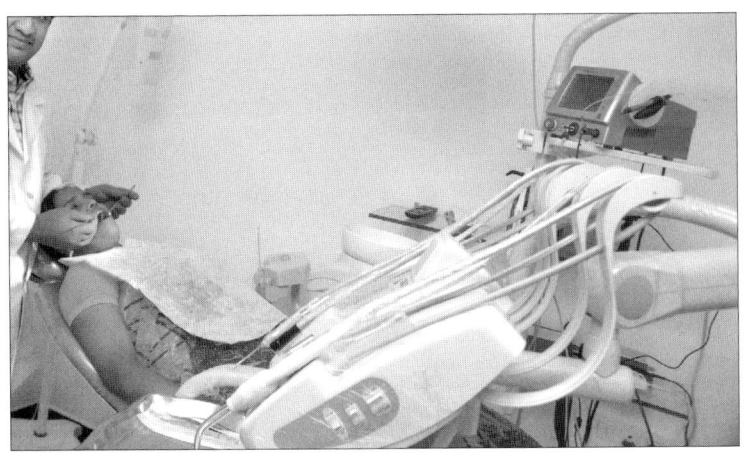

முன்பு பல் ஈறு பகுதியில் திசுவை அகற்ற வேண்டும் என்றால், அதை அறுத்துத் தைக்க வேண்டும். இப்போது, புதிய லேசர் கருவியின் முனையை, எந்த இடத்தில் திசு அகற்ற வேண்டுமோ... அங்கு கொண்டுசென்றாலே போதும்... தானாகவே அந்தப் பகுதியை வெட்ட ஆரம்பித்துவிடும். அப்படி வெட்டும்போது ஏற்படும் புண்ணை இந்த லேசர் கதிர்கள் விரைவாக ஆறவைத்துவிடும். இதனால், ரத்தக் கசிவும் குறையும்.

டயோட் லேசர் கருவியைப் பயன்படுத்தி, வாய் மற்றும் ஈறு பகுதியில் சிகிச்சை அளிக்கும்போது, நோயாளிக்கு மயக்க மருந்து கொடுக்கத் தேவை இல்லை. ஏனெனில், இந்த சிகிச்சையில் வலி இல்லை. மிகவும் பயப்படும் ஒரு சிலருக்கு மட்டும் உணர்வு நீக்க மருந்து கொடுக்கிறோம். அறுவை சிகிச்சைக்குப் பிறகு தையல் போடவும் அவசியம் இல்லை. இதுபோன்ற காரணங்களால், சிகிச்சைக்குப் பின் எடுத்துக்கொள்ள வேண்டிய மருந்துகளின் அளவும் குறைகிறது.

இந்த லேசர் கருவி அதிக அளவு வெப்பததை வெளியிடுவது இல்லை என்பதால், நோயாளிகளுககு எந்தப் பக்கவிளைவும் ஏற்படுவது இல்லை. இதில் உள்ள ஒரே குறைபாடு, இந்தக் கருவியால் மிக வேகமாக சிகிச்சை அளிக்க முடியாது... மிகவும் கவனமாகவும் பொறுமையாகவும்தான் சிகிச்சை அளிக்க வேண்டும் என்பதால், சிகிச்சைக்கான நேரம் அதிகமாகும்...” என்றார்.

இனி, பல் சிகிச்சைக்குப் பிறகும்... வலி இல்லாமல் சிரிக்கலாம்!

இதயத்துக்குள் மின்சாரத் தடங்கல்!

சிக்கல் தீர்க்கும் புதிய தொழில்நுட்பம்!

13

தாயின் கருவறையில் இருக்கும்போதே, இதயத் துடிப்பு ஆரம்பிக்கிறது. நம் இதயம் நாள் ஒன்றுக்கு சுமார் ஒரு லட்சம் முறை துடிக்கிறது. அதாவது, நிமிடத்துக்கு 60 முதல் 100 வரை. அப்படி ஓய்வே இல்லாமல் துடிப்பதால்தான், ரத்தமும் ஆக்சிஜனும் உடல் முழுமைக்கும் கொண்டுசெல்லப்படுகிறது.

இதயம் தானாகத் துடிப்பது இல்லை, இதயம் இயங்கவும் ஓர் ஆற்றல் தேவை. அது இல்லை என்றால், இதயம் துடிப்பது நின்றுவிடும். இதயத்தை இயங்கவைக்கும் மின் உற்பத்தி நிலையம் இதயத்தின் மேல் வலது அறையில் உள்ளது. இந்த அறையில் உள்ள 'சைனஸ் நோட்' என்பதுதான், இதயம் இயங்கத் தேவையான மின்சக்தியை உற்பத்தி செய்கிறது. இந்த 'சைனஸ் நோட்'டை மனிதனின்

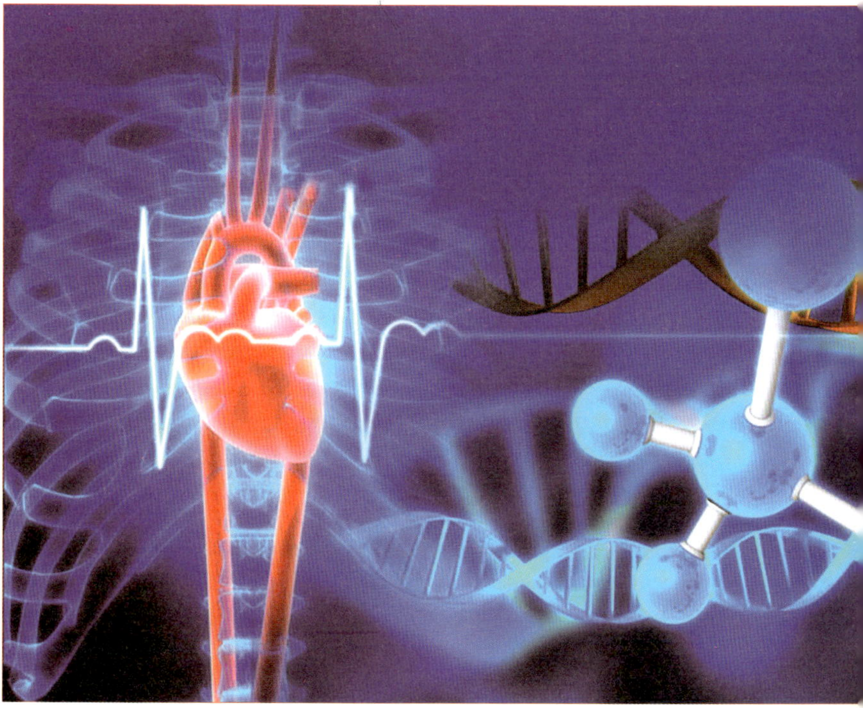

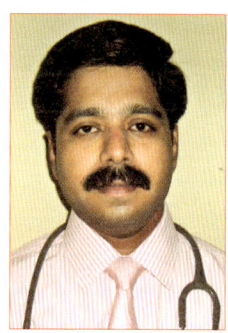

ஏ.எம்.கார்த்திகேசன்

ஜெனரேட்டர் என்று சொல்லலாம். இதில் பாதிப்பு ஏற்பட்டால், இதயத் துடிப்பு குறைகிறது. சிலருக்கு இதயத்தின் பல பகுதி களில் இருந்தும் மின் சக்தி உற்பத்தியாகும். இதனால் திடீர் திடீரென்று இதயத் துடிப்பு அதிகரித்து, மரணம் ஏற்படவும் வாய்ப்பு உண்டு!

இதுபற்றி சென்னை அப்போலோ மருத்துவமனையின் எலெக்ட்ரோ பிசியாலஜி டாக்டர் ஏ.எம்.கார்த்திகேசன் கூறும்போது, "இதயம் என்பது மின் உற்பத்தி மூலமும், ரத்தக் குழாய்களில் ஊட்டச் சத்துகள் இதயத் தசைக்குக் கொண்டு செல்லப்படுவதன் மூலமும் இயங்குகிறது. இதயத்தில் அடைப்புகள் ஏற்படும்போது, ஊட்டச் சத்து கொண்டுசெல்லப்படுவது பாதிக்கப்பட்டு, இதயம் செயல் இழக்கிறது. இதயம் துடிக்கத் தேவையான மின் சக்தி உற்பத்தியில் பாதிப்பு ஏற்படுவதும், மரணத்தை ஏற்படுத்துகிறது. இந்தியாவில்

ஒரு கோடிக்கும் மேற்பட்டோர் இந்தப் பிரச்னைக்கு ஆளானாலும், இதுபற்றி போதிய விழிப்பு உணர்வு இன்னமும் ஏற்படவில்லை.

இதயம் துடிக்கத் தேவையான மின் சக்தி, முதலில் வலது புறம் உள்ள மேல் அறையில் உற்பத்தியாகி, இடது புறம் மேல் அறைக்குச் சென்று, அங்கிருந்து கீழ் அறைகளுக்குப் பாய்கிறது. இந்த சைனஸ் நோட் எப்போதும் ஒரே அளவு மின்சாரத்தை உற்பத்தி செய்யாது. மனித உடலின் செயல்பாட்டுக்கு ஏற்ப உற்பத்தி மாறுபடும். அதாவது தூங்கும்போது குறைவாகவும், ஓடுதல், மாடிப் படிகளில் ஏறுதல், பயம் ஏற்படும்போது என சமயங்களில் அதிகமாகவும் உற்பத்தியாகி இதயத்தை வேகமாகத் துடிக்கச் செய்கிறது.

இந்த இதயத் துடிப்பில் ஏற்படும் மாறுபாட்டை 'அரித்மியா' என்போம். இதில் பாதிப்பு ஏற்பட்டு சாதாரண நேரத்திலும் இதயம் வேகமாகத் துடிப்பதை, 'டாக்கி அரித்மியா' என்போம். அதாவது, இதயத்தின் எந்த ஒரு திசுவில் இருந்தும் தேவை இல்லாமல் மின்சாரம் உற்பத்தியாகத் தொடங்கிவிடுவது. மேல் பகுதியில் இப்படி உற்பத்தியானால், உயிருக்கு ஆபத்து இல்லை. ஆனால், திடீர் படபடப்பு, வியர்த்துக்கொட்டுதல், மயக்கம், மூச்சு வாங்குதல் போன்ற பிரச்னைகள் உண்டாகும். இதயத்தின் கீழ் அறைகளில் மின் உற்பத்தி ஏற்படுமானால், உயிருக்கு ஆபத்து நேரிடும்.

இந்த அறிகுறிகள் அடிக்கடி ஏற்பட்டால், சிலர் மருத்துவரை அணுகி மருந்து, மாத்திரைகள் எடுத்துக்கொள்வார்கள். ஆனால், மருந்து மாத்திரைகளால் இந்தப் பிரச்னைக்கு நிரந்தரத் தீர்வு அளிக்க முடியாது. நாளுக்கு நாள் பிரச்னையின் தீவிரம் அதிகரிக்கும்போது, ஸ்ட்ராங் டோஸ் எடுத்துக்கொள்வார்கள். வாழ்நாள் இறுதி வரை மருந்து, மாத்திரைகள் எடுத்துக்கொள்ள வேண்டும்.

இந்தப் பிரச்னை கருவில் இருக்கும் குழந்தை முதல் வயதானவர்கள் வரை யாருக்கு வேண்டுமானாலும் ஏற்படலாம். வயதானவர்களுக்கு இந்தப் பிரச்னை அதிகம் வர வாய்ப்பு உள்ளது. இது தவிர உயர் ரத்த அழுத்தம், ஆஸ்துமா, இதய வால்வு பிரச்னை, தைராய்டு, ஏற்கெனவே மாரடைப்பு வந்தவர்களுக்கும், புகையிலை, மதுப் பழக்கம் உள்ளவர்களுக்கும் இந்தப் பிரச்னை வரலாம். இதை ஈ.சி.ஜி. எடுப்பதன் மூலம் கண்டுபிடிக்கலாம். இதில் தெரியவில்லை என்றால், எலக்ட்ரோ பிசியாலஜி ஸ்டடி மூலம் கண்டறியலாம்.

இதயத்தின் எந்தப் பகுதியில் தேவை இல்லாத மின் சக்தி உற்பத்தியாகிறது என்பதைக் கண்டறிந்து, குறிப்பிட்ட திசுவை ரேடியோ ஃப்ரீக்வன்ஸி எனர்ஜி மூலம் அழித்துவிட முடியும். 1 மி.மீ. அளவுக்கு அந்தத் திசுவை அழிக்கும்போது, கூடுதல் மின்

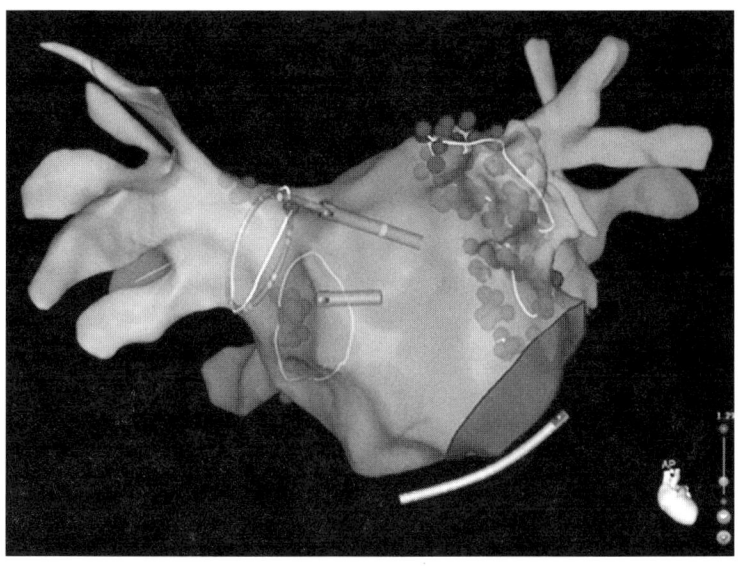

உற்பத்தி தடுக்கப்படுகிறது. இதற்காக 3டி எலக்ட்ரோ அனாடமிகல் மேப்பிங் தொழில்நுட்பத்தைப் பயன்படுத்துகிறோம். தற்போது கார்ட்டோ 3 தொழில்நுட்பத்தை இந்தியாவிலேயே முதன் முறையாகப் பயன்படுத்துகிறோம். இந்தியாவில் ஒன்றிரண்டு இடங்களில்தான் இந்தத் தொழில்நுட்பம் உள்ளது.

இதன்படி, இதயத்தின் நான்கு அறைகளும் தனித் தனியாக மேப்பிங் செய்யப்படும். இதயத்தைச் சுற்றி காந்த புலன்கள் உருவாக்கப்படும். இந்தத் தொழில்நுட்பம் ஜி.பி.ஆர்.எஸ். தொழில் நுட்பத்தை அடிப்படையாக கொண்டு, எந்த இடத்தில் பிரச்னை உள்ளது என்பதைத் துல்லியமாகக் கண்டறிந்துவிடும். கால் தொடையில் உள்ள ரத்தக் குழாய் வழியாக ஒயர் போன்ற ஒன்றை உள்ளேவிடுவோம். (ஆஞ்ஜியோகிராம் செய்யப்படுவதுபோல) அந்த ஒயரின் முனையும் காந்தத் தன்மையுடன் இருக்கும். அது பிரச்னைக்குரிய இடத்தில் உள்ள செல்லை அழித்துவிடும். இதனால் வலி இல்லை, தழும்புகள் இல்லை, அறுவை சிகிச்சை முடிந்த அடுத்த நாளே வீட்டுக்குச் செல்லலாம். இதனால், ஆயுள் முழுக்க மருந்து மாத்திரை சாப்பிடும் தொல்லையில் இருந்தும் விடுபடலாம்!" என்றார் டாக்டர் கார்த்திகேசன்.

கவனமாக இருப்போம்! கவலைகளைத் துறப்போம்!

14

இதயத்துக்கு இதம்!

ஓப்பன் சர்ஜரி கருவியால் புதிய சிகிச்சை

இதய வால்வுகளில் ஏதாவது பிரச்னை ஏற்படும் நேரத்திலும், இதயத்தில் ஓட்டை கண்டறியப்பட்டாலும், மார்பைத் திறந்து அறுவை சிகிச்சை செய்யப்படும். ஒரு சில பெரிய மருத்துவமனைகளில் மட்டும், அதிநவீன கருவிகளைக்கொண்டு இரண்டு அல்லது மூன்று துளைகள் மட்டுமே போட்டு இந்த சிகிச்சையைச் செய்வார்கள். ஆனால், இதற்கு வசூலிக்கப்படும் கட்டணம் சாதாரண மக்களுக்குக் கனவிலும் கட்டுப்படியாகாது. இந்தச் சூழலில், புதுச்சேரியில் உள்ள, பாண்டிச்சேரி இன்ஸ்டிட்யூட் ஆஃப் மெடிக்கல் சயின்சஸ் மருத்துவக் கல்லூரி - மருத்துவமனையில் (பிம்ஸ்) ஓப்பன் சர்ஜரியையே புதுமையான முறையில் செய்கிறார்கள்.

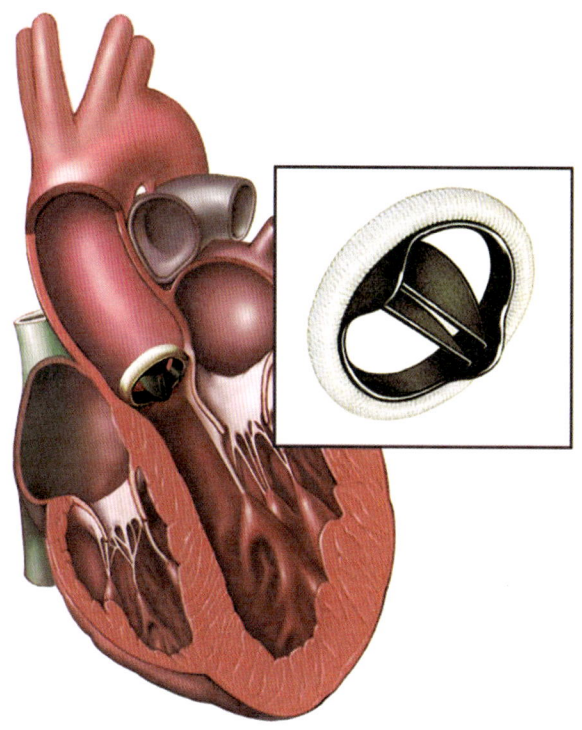

சஞ்சய் தியோடர்

இது பற்றி பிம்ஸ் மருத்துவமனையின் கார்டியோ வாஸ்குலர் கன்சல்டன்ட் டாக்டர் சஞ்சய் தியோடரிடம் பேசினோம்.

"இதய அறுவை சிகிச்சையானது, அதிக நேரம் எடுக்கக்கூடிய, ஆபத்து நிறைந்த பெரிய அறுவை சிகிச்சை. இதற்காக மார்புப் பகுதியில் 15 முதல் 20 செ.மீ. அளவுக்கு வெட்டி, மார்பு எலும்பு அகற்றப்படும். இந்த சிகிச்சையில் நோயாளிக்கு வலியும் ரத்த இழப்பும் அதிகம் ஏற்படும். ஓப்பன் சர்ஜரி என்பதால், நோய்த் தொற்றுக்கான வாய்ப்பும் அதிகம். இந்த வகையில், சிகிச்சை எடுத்துக்கொள்ளும் நோயாளி குறைந்தது ஏழு முதல் பத்து நாட்களாவது மருத்துவமனையில் தங்கி இருக்க வேண்டும்.

இந்த சிகிச்சை முறையில் நெஞ்சுப் பகுதியில் பெரிய தழும்பு ஏற்படுவதைத் தவிர்க்க முடியாது. தழும்பு ஏற்படுவதை இளம்

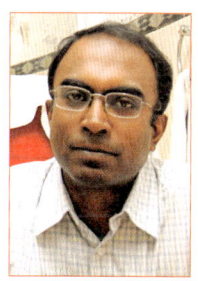

நம்பிக்கை தரும் நவீன சிகிச்சை முறைகள்

வயதினர், குறிப்பாகப் பெண்கள் விரும்புவதே இல்லை. இதனால் துளைகள் மட்டுமே போடப்பட்டு செய்யப்படும் சிகிச்சை, அமெரிக்கா மற்றும் ஐரோப்பிய நாடுகளில் மேற்கொள்ளப்படுகின்றன. மிகவும் விலை உயர்ந்த கருவிகளைக்கொண்டு இந்த அறுவை சிகிச்சை செய்யப்படும். இந்தியாவிலும் ஒரு சில மருத்துவமனைகளில் இந்தக் கருவிகள் உள்ளன. ஆனால், இதற்கான கட்டணம் அதிகம் என்பதால், எல்லோராலும் செய்துகொள்ள முடியாத நிலை. இந்தக் குறைபாட்டை நீக்க இப்போது நாங்கள் வெறும் 5 செ.மீ. அளவுக்கு மட்டுமே மார்பைத் திறந்து செய்யும் அறுவை சிகிச்சையைக் கண்டறிந்து செயல்படுத்துகிறோம்.

இந்தப் புதிய அறுவை சிகிச்சை முறையில், நோயாளியின் கழுத்து மற்றும் அடிவயிற்றுப் பகுதியில் முறையே 2 செ.மீ. அளவுக்கு துளையிடப்படும். அந்தத் துளைகளின் வழியாக டியூப்களும், லேப்ராஸ்கோபி கேமராவும் செலுத்தப்படும். பின்னர் இதயத்தின் மேல் பகுதியில் இரண்டு விலா எலும்புகளுக்கு இடைப்பட்டப் பகுதியில் 5 செ.மீ. அளவுக்கு மட்டுமே திறந்து இதயத்தை அடைகிறோம். இதயம் துடிக்கும்போது இந்த அறுவை சிகிச்சை செய்ய முடியாது என்பதால், மருந்துகள் கொடுக்கப்பட்டு இதயத்தின் பணி தற்காலிகமாக நிறுத்தப்படுகிறது. ஹார்ட் லங் கருவி மூலம் கார்பன் டை ஆக்ஸைடு உள்ள ரத்தம் நுரையீரலுக்கு அனுப்பப்படும். நுரையீரலில் இருந்து வரும் ஆக்சிஜன்கொண்ட நல்ல ரத்தம் உடலின் மற்ற பகுதிகளுக்கு அனுப்பப்படும்.

அதற்குப் பிறகே இதயத்தின் உள்ளே வால்வில் இருக்கும் பிரச்னை சரிசெய்யப்படும். ஒருவேளை வால்வு முழுமையாகப் பழுதடைந்து இருந்தால், அது அகற்றப்பட்டு, செயற்கை வால்வு பொருத்தப்பட்டு இதயத் தசைகள் தைக்கப்படும். அதன் பிறகே இதயத்தை மீண்டும் செயல்படவைப்போம். பின்னர் மேல் தசைகள் தைக்கப்படும். இந்த செயல்பாடுகள் அனைத்தும் இரண்டு முதல் மூன்று மணி நேரத்தில் முடிந்துவிடும்.

இந்த அறுவை சிகிச்சைக்கு என்று சிறப்பாக எந்த ஒரு புதிய கருவியையும் நாங்கள் பயன்படுத்தவில்லை. வழக்கமான ஓப்பன் சர்ஜரிக்குப் பயன்படும் கருவிகளுடன் கூடுதலாக லேப்ராஸ்கோபிக் கேமராவை மட்டுமே பயன்படுத்துகிறோம். ஆனால், இந்த சிகிச்சையை எல்லா இதய நோயாளிகளுக்கும் செய்ய முடியாது. இதயத்தின் மேல் அறையில் ஓட்டை இருந்தால் மட்டும் செய்யலாம். இதயத்தின் கீழ் அறை எனப்படும் வென்ட்ரிக்கிள் பகுதியில் ஓட்டை இருந்தால், இந்த அறுவை சிகிச்சை முறையில் அடைக்க முடியாது. அதேபோன்று தமனி (ஐயோர்டா) வால்வில் சிக்கல் இருந்தாலும், சரிசெய்ய முடியாது.

இந்த சிகிச்சையில் வெட்டப்படும் பகுதி குறைவு என்பதால், நோயாளிகளுக்கு வலியும் குறைவாக இருக்கும். அறுவை சிகிச்சை முடிந்த சில மணி நேரங்களிலேயே செயற்கை சுவாசக் கருவி அகற்றப்பட்டு, இயற்கை சுவாசம் அளிக்கப்படும். அறுவை சிகிச்சை முடிந்த அடுத்த நாளே நோயாளியால் நடக்க முடியும். இரண்டாவது நாளில் மார்புப் பகுதியில் எக்ஸ்ரே எடுத்துப் பார்ப்போம். எல்லாம் சரியாக இருந்தால், நான்கு அல்லது ஐந்து நாட்களில் டிஸ்சார்ஜ் ஆகிவிடலாம்.

இந்தப் புதிய வகையான சிகிச்சை முறை காரணமாக, இதய அறுவை சிகிச்சை என்பது வயிற்றுப் பகுதியில் செய்யப்படும் அறுவை சிகிச்சைகளைக் காட்டிலும் எளிமையாகிவிட்டது. மற்ற நவீன தொழில்நுட்பக் கருவிகளைக்கொண்டு செய்யப்படும் அறுவை சிகிச்சையைக் காட்டிலும் இதில் செலவு மிக மிகக் குறைவு..." என்கிறார்.

புதியது... எளியது... நல்லதே!

15

துடிக்கட்டும் இதயம்... நடக்கட்டும் சிகிச்சை!

பயமற்ற பாதுகாப்பான பைபாஸ்

'இந்தியாவில் வரும் சில ஆண்டுகளில் இதய நோயாளிகளின் எண்ணிக்கை கடுமையாக அதிகரிக்கும். உலக அளவில் இதய நோயாளிகளில் 60 சதவிகிதம் பேர் இந்தியர்களாக இருப்பார்கள்' என்று மருத்துவ ஆய்வறிக்கை ஒன்று தெரிவித்துள்ளது.

ஆனால், 'இதய நோய்கள் அதிகரிப்பதற்கு போதிய விழிப்பு உணர்வு இல்லாததுதான் காரணம். இப்போது, இதய சிகிச்சையில் மாபெரும் மாற்றங்கள் நடந்து வருவதால், யாரும் பயப்படவே தேவை இல்லை!' என்றும் ஒரு புறம் நம்பிக்கை தருகிறார்கள் இதய நோய் மருத்துவர்கள்.

இதய சிகிச்சையில் அப்படி என்னதான் மாற்றம் நிகழ்ந்துள்ளது?

விகடன் பிரசுரம்

சென்னை பில்ராத் மருத்துவமனையின் இதய நோய்கள் பிரிவு இயக்குநர் டாக்டர் எஸ்.தியாகராஜமூர்த்தி விளக்குகிறார்:

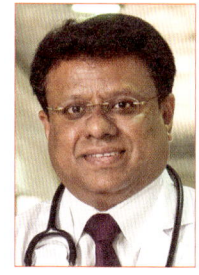

எஸ்.தியாகராஜமூர்த்தி

"100 வருடங்களுக்கு முன்பு இதயத்தில் அறுவை சிகிச்சை செய்ய முடியும் என்று யாரும் நினைத்துக்கூடப் பார்த்தது இல்லை. அப்படி யாராவது செய்ய முற்பட்டாலும், அவர்களை முட்டாள்களாகத்தான் பார்த்தார்கள். கடந்த நூற்றாண்டின் மையத்தில்தான் இதயத்தில் முதல் அறுவை சிகிச்சை செய்யப்பட்டது. ஹார்ட் லங் கருவி வந்த பிறகு, இதய அறுவை சிகிச்சை சாத்தியமாகி விட்டது.

அதன் பிறகு, கொரோனரி இதய நோய்களுக்கான அறுவை சிகிச்சை 60-70-களில் தொடங்கியது. இந்த சிகிச்சையில் இதயத் துடிப்பை நிறுத்தி, அதற்குப் பதில் ரத்தம், ஹார்ட் லங் கருவி மூலம் உடலுக்குள் பம்ப் செய்யப்படும். ஆனால், ஹார்ட் லங் கருவியை நீண்ட நேரம் பயன்படுத்தும்போது ரத்தத்தின் தன்மை மாறுபடும். இதனால், ஸ்ட்ரோக், சிறுநீரகப் பிரச்னை, இதயம் செயலிழப்பு உள்ளிட்ட பல பிரச்னைகள் ஏற்பட வாய்ப்பு இருந்தது.

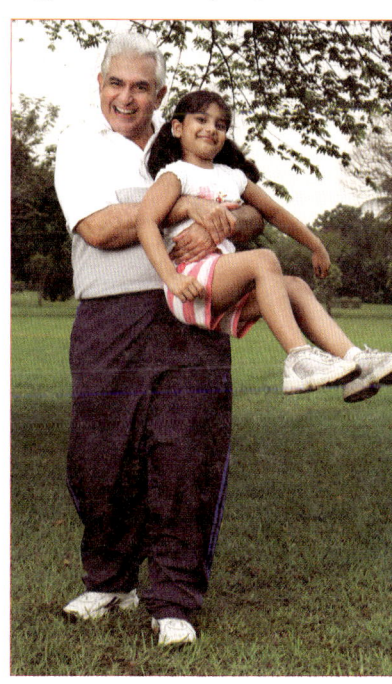

இந்தப் பிரச்னைகளை எல்லாம் தீர்க்கும் வகையில் அறிமுகமானதுதான் 'பீட்டிங் ஹார்ட் பாஸ்டிராக்ட் பைபாஸ்' என்ற புதிய அறுவை சிகிச்சை. இதயத் துடிப்பு நிறுத்தப்படாமல் சிகிச்சை நடக்கிறது. ஆக்டோபஸ், கொரோனரி ஹான்ட்ஸ் என்ற இரண்டு கருவிகள்தான், இதை சாத்தியமாக்கி உள்ளன. இதயம் துடிக்கும்போதே, அறுவை சிகிச்சை செய்ய வேண்டிய இடத்தை ஆக்டோபஸ் கருவியின் உதவியுடன் கெட்டியாகப் பிடித்துக்கொள்வோம். கால தொடையில் இருந்து எடுக்கப்பட்ட ரத்த நாளங்களை, நேரடியாக இதயத்தில் அடைப்பு ஏற்பட்ட ரத்தக் குழாய்களுக்குப் பதில் பொருத்துவோம். வழக்கமாக, இதய அறுவை சிகிச்சையில் செய்யப்படுவது போல, தையல் போடுதல் நடக்கும். பாஸ்ட்டிராக் அனஸ்தீஷியா செய்யும்

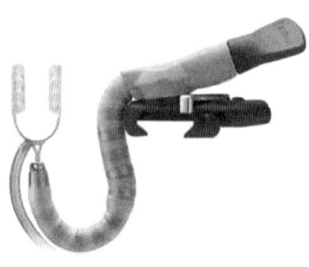

ஆக்டோபஸ் கருவி

போது, அறுவை சிகிச்சையின் நேரமும், நோயாளி மருத்துவமனையில் தங்கியிருக்கும் காலமும் குறைகிறது.

பொதுவாக இதய அறுவை சிகிச்சை செய்பவர்களுக்கு குறைந்தது 6 யூனிட் ரத்தம் தேவைப்படும். ஆனால், இதில் ஒருவருக்கு ரத்தம் மாற்றாமலேயே, அறுவை சிகிச்சை செய்து இருக்கிறோம். இதனால், ரத்தத்தால் பரவும் சில நோய்களும், சிக்கல்களும்கூட தவிர்க்கப் படுகின்றன. பழைய அறுவை சிகிச்சை முறைகளில் 6 முதல் 12 மணி நேரம் வரை செயற்கை சுவாசம் அளிக்கப்படும். ஆனால், பீட்டிங் ஹார்ட் பாஸ்ட்டிராக்ட் பைபாஸ் சிகிச்சை முறையில் மயக்க மருந்துகள் பயன்படுத்துவது பெருமளவு குறைக்கப்படுகிறது. இதனால் அறுவை சிகிச்சை முடிந்த ஒரு சில மணி நேரங்களில், அறுவை சிகிச்சை செய்யப்பட்டவர்கள் இயற்கை சுவாசம் பெறுகின்றனர். இதனால், நுரையீரலில் பிரச்னை ஏற்படுவதும் குறைகிறது. 4 மணி நேரத்தில் உணவு உண்ண முடியும். அறுவை சிகிச்சை முடிந்த 24 மணி நேரத்தில் எழுந்து உட்காரவும், நடக்கவும் வைக்கிறோம். 3-வது நாளில் மாடிப் படி ஏறவைப்பது, நடக்கவைப்பது போன்ற பயிற்சிகள் அளிக்கிறோம். 4-வது நாள் யாருடைய உதவியும் இன்றி குளிக்கவைக்கிறோம்.

பின்னர், காயங்களில் இருந்து நீர் வடிகிறதா என்பது உள்பட பல்வேறு பரிசோதனைகள் செய்யப்பட்டு, அனைத்தும் சரியாக இருந்தால், 5-வது நாளே வீட்டுக்கு அனுப்பிவிடுகிறோம். உடல் உழைப்பைத் தவிர்த்து, அலுவலக வேலையாக இருந்தால், மூன்றாவது வாரத்தில் இருந்தே செய்யத் தொடங்கலாம். உடல் உழைப்பு வேலையாக இருந்தால், ஒரு மாதத்துக்குப் பிறகு, மீண்டும் ஒரு பரிசோதனை செய்துபார்த்து, முடிவு கூறுவோம்.

இதய அறுவை சிகிச்சை நிபுணர், மயக்க மருந்து நிபுணர், ஐ.சி.யு. ஊழியர்கள், பிசியோதெரப்பிஸ்ட் ஆகியோர் இணைந்து ஒரு குழுவாக இந்தப் பணியைச் செய்கிறார்கள். தூய்மை விஷயத்தில், எங்களின் தீவிரக் கண்காணிப்பு காரணமாக நோய்த் தொற்று விகிதம் 0.1 சதவிகிதமாக உள்ளது. இந்த அறுவை சிகிச்சையில் இறப்பு விகிதம் வெறுமனே 0.3 சதவிகிதம்தான். அதனால், இதய நோயாளிகள் இனி கலங்கவேண்டியது இல்லை" என்றார் டாக்டர் எஸ்.தியாகராஜமூர்த்தி.

கலக்கம் வேண்டாம்! கவலை வேண்டாம்!

கல்லீரலே... இனி கலங்காதே!

வந்தாச்சு லிவர் செல் டிரான்ஸ்பிளான்ட்!

16

மனித உடலுக்குள் இருக்கும் மிகப் பெரிய உறுப்பு கல்லீரல். உடலுக்குத் தேவையான ஆற்றலை உற்பத்தி செய்து கொடுப்பதுடன், தேவையற்ற பொருட்களை வெளியேற்றி உடம்பைப் பாதுகாக்கும் தொழிற்சாலையாகவும் செயலாற்றுகிறது. அத்தனை முக்கியத்துவம் நிறைந்த கல்லீரலில் பரம்பரை ரீதியாக ஏற்படும் பிரச்னைகளால் உயிரிழப்பு ஏற்படுவதும் உண்டு. இப்போது அதைத் தடுக்கப் புதிய அறுவை சிகிச்சையான செல் டிரான்ஸ்பிளான்ட் அறிமுகமாகி விட்டது.

இது குறித்து, சென்னை குளோபல் மருத்துவமனையின் குழந்தைகளுக்கான கல்லீரல் சிகிச்சை நிபுணர் டாக்டர் நரேஷ் பி.சண்முகம் நம்மிடம் பேசினார். "நமது உணவுகளில் கார்போஹைட்ரேட், புரதம்,

நம்பிக்கை தரும் நவீன சிகிச்சை முறைகள்

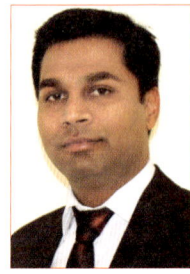

நரேஷ் பி.சண்முகம்

கொழுப்பு போன்ற நிறைய சத்துகள் அடங்கியுள்ளன. நாம் உட்கொள்ளும் உணவானது செரிக்கப்பட்டு, ஊட்டச் சத்தாக ரத்தத்தில் கலக்கின்றன. ரத்தத்தில் கலந்த இந்த ஊட்டச் சத்துகள் கல்லீரலுக்கு கொண்டு செல்லப்படும். பின்பு அவை சாதாரண சர்க்கரை, அமினோ அமிலம் மற்றும் கொழுப்பாக மாற்றப்படும். இதன் மூலம் வெப்ப ஆற்றல் உருவாக்கப்படுகிறது. இப்படி உடைக்கப்பட்ட சாதாரண சர்க்கரை, அமினோ அமிலம், கொழுப்பு போன்றவை உடல் வளர்ச்சி மற்றும் மேம்பாட்டுக்குத் தேவையான காம்ப்ளக்ஸ் சர்க்கரை, புரதம் மற்றும் கொழுப்பாக மாற்றப்படும். இப்படி இவை மாற்றப்படுவதற்கு என்ஸைம்கள் தேவைப்படுகின்றன. ஏதாவது ஒரு என்ஸைம் குறைந்தால்கூட ஊட்டச்சத்தை உடைக்கும் பணி தடைபட்டு, மெட்டபாலிக் எனப்படும் வளர்சிதை மாற்றத்தில் பிரச்னை ஏற்பட்டுவிடும். இதை மெட்டபாலிக் டிஸ்ஆர்டர் என்று கூறுவோம்.

உணவில் உள்ள சத்துகளை உடைத்து ஊட்டச் சத்துகளாக மாற்ற ஆயிரத்துக்கும் மேற்பட்ட என்ஸைம்கள் நம் உடலில் இருக்கின்றன. ஒரு என்ஸைம் குறைந்தாலும் பிரச்னைதான். அதனால் நூற்றுக்கணக்கான மெட்டபாலிக் டிஸ்ஆர்டர் பரவலாகக் காணப்படுகின்றன. அதில் ஒரு சில நோய்கள் மட்டும் மிக அரிதாக இருக்கும். உதாரணமாக புரதம் உடைக்கப்படும்போது, அது அமோனியாவை உற்பத்தி செய்யும். அமோனியா என்பது மிகவும் நச்சுத்தன்மை கொண்டது. அது மூளையைப் பாதிக்கக்கூடியது. எனவே, கல்லீரல் அந்த அமோனியாவை யூரியாவாக மாற்றி சிறுநீராக வெளியேற்ற உதவுகிறது. அமோனியாவை யூரியாவாக மாற்றுவதை யூரியா சைக்கிள் என்று கூறுவோம். ஐந்து கட்டங்களாக இந்தப் பணி நடைபெறும். இதற்கு ஐந்து என்ஸைம்கள் தேவைப்படுகின்றன. இதில் ஏதாவது ஒரு கட்டத்தில் என்ஸைம் இல்லாமல் போய்விட்டால், இந்தப் பணி தடைபட்டு அமோனியா உடலில் தங்கிவிடும். இது மூளையைத் தாக்கி கடைசியில் உயிரிழப்பில் கொண்டுபோய்விடும்.

அதிக அளவில் பரம்பரை ரீதியாக குழந்தைக்கு இந்த நோய் கடத்தப்படுகிறது. பிறந்தவுடன் இந்தக் குறைபாடு தெரியாது. அவர்கள் குறிப்பிட்ட ஏதாவது ஓர் உணவை உட்கொள்ளும்போது தான், பிரச்னை இருப்பது தெரிய வரும். உதாரணத்துக்கு ஹெரிடிட்டி ஃப்ராக்டோஸ் இன்டாலரன்ஸ் என்ற ஒரு வியாதி

விகடன் பிரசுரம்

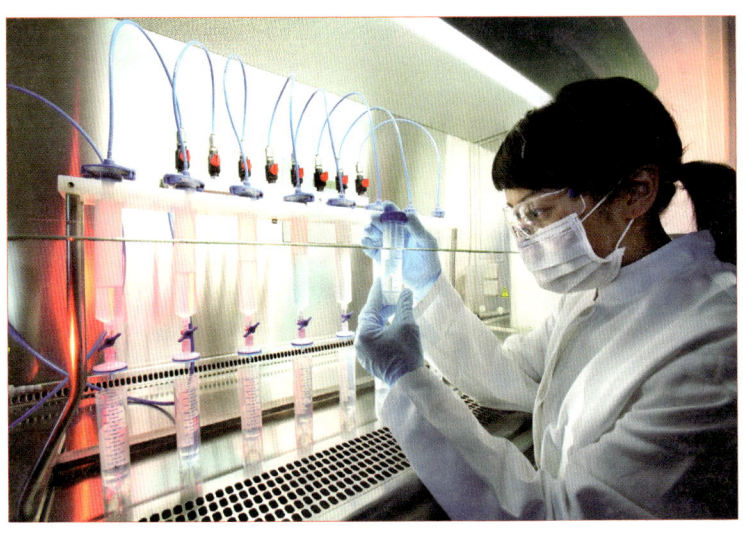

உள்ளது. சில குறிப்பிட்ட பழங்களை உண்ணும்போது அதில் உள்ள சர்க்கரையை ஜீரணிக்க முடியாமல் போய்விடும். அதனால், வயிற்றுப்போக்கு அல்லது கல்லீரல் செயலிழப்பில் கொண்டு போய்விடும். குழந்தைக்கு காய்கறி அல்லது பழங்களைப் புகட்ட ஆரம்பிக்கும்போதுதான் இந்தப் பிரச்னையே பெற்றோருக்குத் தெரிய வரும். கல்லீரலை மாற்றினால்தான் இவர்களால் உயிர் வாழ முடியும். சிலருக்கு ஹெபடைடிஸ் ஏ மற்றும் ஈ வைரஸ் கிருமித் தொற்று காரணமாகவும் கல்லீரல் தோல்விப் பிரச்னை வரலாம்.

சிறுநீரகப் பிரச்னைக்கு டயாலிஸிஸ் செய்யப்படுவதுபோல, இவர்களின் கல்லீரலில் இருந்து குறிப்பிட்ட நஞ்சை அகற்றும் டயாலிஸிஸ் முறை வந்தது. ஆனால், அந்த சிகிச்சையால் எல்லாவிதமான நஞ்சையும் அகற்ற முடியவில்லை. மேலும், இதற்கான சிகிச்சைக் கட்டணமும் மிக அதிகம்.

இந்த நிலையில்தான் ஆக்ஸிலரி கல்லீரல் மாற்று அறுவை சிகிச்சை வந்துள்ளது. இதில், தானமாகப் பெறப்படும் கல்லீரலை, ஏற்கெனவே உள்ள கல்லீரலுடன் சேர்த்துப் பொருத்துவோம். இதனால் நோயாளியின் கல்லீரல் குறிப்பிட்ட பிரச்னையை மட்டும் தவிர்த்து மற்ற அனைத்து செயல்பாடுகளையும் மேற்கொள்ளும். கூடுதலாகப் பொருத்தப்பட்ட கல்லீரல், அந்தக் குறிப்பிட்ட பிரச்னையை மட்டும் கையாளும். இதனால் நோயாளி

69

தன் வாழ் நாள் இறுதி வரை இது தொடர்பான எந்தப் பிரச்னையும் இன்றி வாழ முடியும். இந்த அறுவை சிகிச்சை இந்தியாவில் இங்கு மட்டுமே செய்யப்படுகின்றது.

இந்த சிகிச்சையிலும் முன்னேற்றம் ஏற்பட்டு லிவர் செல் டிரான்ஸ்பிளான்ட் என்ற புதிய தொழில்நுட்பம் அறிமுகமாகி உள்ளது. தானமாகப் பெறப்படும் கல்லீரலில் இருந்து குறிப்பிட்ட திசுவை மட்டும் தனியே பிரித்து எடுத்து, பதப்படுத்திப் பாதுகாத்து வைக்கப்படும். தேவைப்படும்போது, கல்லீரலுக்குச் செல்லும் ரத்தத்தில் அந்தக் கல்லீரல் திசுவைச் செலுத்துவோம். அது நோயாளியின் கல்லீரலில் சென்று சேர்ந்து, செயல்பட ஆரம்பிக்கும். லண்டன் கிங்ஸ் காலேஜில் பணியாற்றும்போது, இந்த அறுவை சிகிச்சையை வெற்றிகரமாக நடத்தினோம். சென்னையில் இதுபோன்று சிகிச்சை மேற்கொள்வதற்கான ஆய்வகம் உள்ளிட்டவை நிறுவும் பணியில் ஈடுபட்டுவருகிறோம். இன்னும் ஒரு சில ஆண்டுகளில் மெட்டபாலிக் டிஸார்டருக்கான சிகிச்சை முறை என்பது ஓப்பன் சர்ஜரி முறையில் இருந்து மாறி சிறு துளை திசு செலுத்தும் முறைக்கு மாறிவிடும்!" என்றார் நம்பிக்கையாக.

மருத்துவப் புரட்சிதான்!

17

ஆய்வுக் கூடத்தில் வளர்கிறது சிறுநீரகம்!

ஆச்சர்ய மருத்துவம்!

சிறுநீரகக் கோளாறுகளில் தவிப்பவர்களுக்கு ஒரு நல்ல செய்தி. 'மனித உடலில் இருந்து எடுக்கப்பட்ட ஸ்டெம் செல்லை வைத்து, செயற்கை முறையில் சிறுநீரகத்தை வளர்த்தெடுக்க முடியும்' என்று இங்கிலாந்தின் எடின்பர்க் பல்கலைக்கழகத்தைச் சேர்ந்த மருத்துவக் குழுவினர் கண்டறிந்து உள்ளனர். இப்போது, தாயின் கருவில் உள்ள குழந்தைக்கு இருப்பதுபோன்று அரை செ.மீ. நீளத்துக்கு சிறுநீரகத்தை வளர்த்து உள்ளனர். இதை உறுப்பு மாற்று அறுவை சிகிச்சைக்குத் தேவையான அளவுக்கு வளர்க்க முடியும் என்று நம்பிக்கை தெரிவிக்கின்றனர்.

'இந்தியாவில் ஆண்டுதோறும் 90,000 பேர் சிறுநீரக மாற்று அறுவை சிகிச்சை செய்ய வேண்டிய நிலையில் உள்ளனர். இதில்

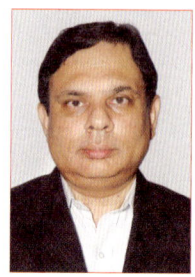

அஜித்குமார்

அதிகபட்சமாக மகாராஷ்டிராவில் மட்டும் 10,000 பேர் இருக்கின்றனர். இவர்களில் 22.5 சதவிகிதம் நோயாளிகள் டயாலிசிஸ் சிகிச்சை பெறுகின்றனர். சுமார் 2.5 சதவிகிதம் நபர்களுக்குத்தான் சிறுநீரக மாற்று அறுவை சிகிச்சை நடக்கிறது. சிறுநீரகத்தை தானமாகக் கொடுக்கப் பலர் முன் வந்தாலும், அதில் 25 சதவிகிதம் பேரின் சிறுநீரகங்கள்தான் தானமாகப் பெறத் தகுதியுடைவையாக உள்ளன!' என்று நேஷனல் கிட்னி ஃபவுண்டேஷன் இந்தியா தகவல் தெரிவிக்கிறது.

தானமாகப் பெறும் சிறுநீரகத்தை உடல் ஏற்றுக்கொள்வதிலும் பிரச்னை உள்ளது. உடலுக்கு சம்பந்தம் இல்லாத பொருள் என்று பெரும்பாலான நேரங்களில் தானமாகப் பெறப்பட்ட சிறுநீரகத்தை நிராகரித்துவிடுகிறது. இந்தக் குறைபாடு புதிய ஸ்டெம் செல் தொழில்நுட்பம் காரணமாக நீக்கப்படுகிறது. அவரது உடலில் இருந்து எடுக்கப்பட்ட செல்லில் இருந்தே சிறுநீரகம் வளர்க்கப்படுவதால், உடலால் நிராகரிக்கப்படும் பிரச்னை இருக்காது என மருத்துவர்கள் கூறுகின்றனர்.

இது குறித்து ஆராய்ச்சிக் குழுவைச் சேர்ந்த டாக்டர் ஜெமி டேவிஸ் கூறுகையில், "உடல் உறுப்பை செயற்கையாக உருவாக்குவது பற்றி அறிவியல் உலகின் கற்பனை என்று முன்னர் சொல்வார்கள், ஆனால, அது இப்போது சாத்தியமாகிவிட்டது. தாயின் கருவறையில் உருவாவதுபோன்றே, சிக்கலான விஷயமாக கருதப்பட்ட சிறுநீரகத்தை உருவாக்குவதில் நல்ல முன்னேற்றம் அடைந்து இருக்கிறோம். தாயின் கருவறையில் குழந்தையைச் சுற்றியுள்ள பனிக்குட நீரில் உள்ள ஸ்டெம் செல் மற்றும் விலங்கின் திசுக்களைப் பயன்படுத்தி, சிறுநீரகத்தை உருவாக்கி, வளர்த்து வருகிறோம். இந்த ஆராய்ச்சி முழுமையாக முடிவடைந்து, மனிதர்களுக்கு உறுப்பு மாற்று அறுவை சிகிச்சை என்ற அளவுக்கு வர இன்னும் சில ஆண்டுகள் ஆகும். ஆனால், இதற்கு அதிகச் செலவாகும் என்று கருத வேண்டாம். சிறுநீரக நோயாளி ஒருவர் ஆயுள் முழுக்க டயாலிசிஸ் செய்துகொண்டே இருப்பதைக் காட்டிலும் செலவு குறைவாகத்தான் இருக்கும்!" என்றார்.

இந்தியாவில் இதன் சாத்தியம் குறித்து லைஃப் செல் இன்டர்நேஷனலின் முதன்மை விஞ்ஞானி டாக்டர் அஜித்குமார் கூறுகையில், "ஸ்டெம் செல் மூலம் சிறுநீரகம் போன்று பல்வேறு உடல் உறுப்புகளை வளர்க்கும் ஆராய்ச்சிகள் பல்வேறு நாடுகளிலும் தீவிரமாக நடந்து வருகின்றன. மனித சமுதாயத்தின் எதிர்கால

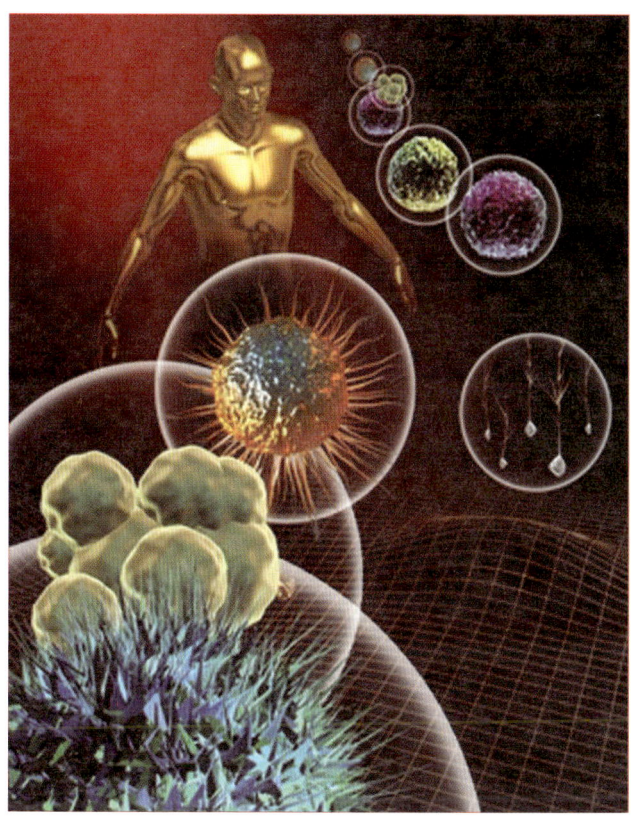

நம்பிக்கையாக, இந்தத் தொழில்நுட்பம் விளங்கும். ஸ்டெம் செல் கண்டுபிடிக்கப்பட்ட காலத்தில் எலும்பு மஜ்ஜையில் இருந்து எடுக்கப்படும் ஸ்டெம் செல்லுக்கே முக்கியத்துவம் இருந்தது. தற்போது, தொப்புள்கொடி, பனிக்குட நீர் என்று முன்னேற்றம் கண்டுள்ளது.

இங்கிலாந்தில், கருநீர் என்று சொல்லப்படும் பனிக்குட நீரில் இருந்து எடுக்கப்பட்ட ஸ்டெம் செல் மற்றும் விலங்குகளின் திசுவில் இருந்து எடுக்கப்பட்ட ஸ்டெம் செல்லைக்கொண்டு, சிறுநீரகத்தை விஞ்ஞானிகள் உருவாக்கி இருக்கிறார்கள். இதுவே, மனிதனின் தொப்புள்கொடி திசு மற்றும் பனிக்குட நீர் இரண்டையும் சேர்த்துச் செய்யும்போது, ரிசல்ட் இன்னும் நன்றாக இருக்கும். இந்தியாவில் உறுப்பு மாற்று அறுவை சிகிச்சைக்கு, உறுப்பு கிடைக்காமல் லட்சக்கணக்கானோர் காத்துக்கிடக்கின்றனர்.

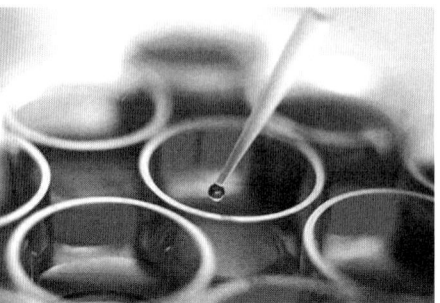

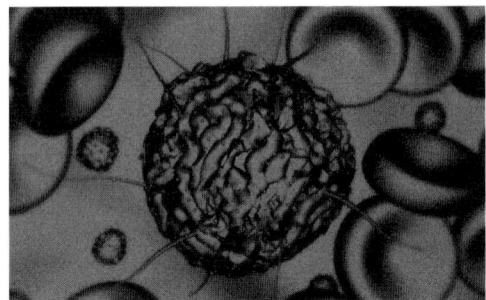

இந்தப் புதிய தொழில்நுட்பம் வெளிநாட்டில் அறிமுகமான உடனேயே, இங்கேயும் வந்துவிடும். இந்திய அரசும் இதற்கு ஆதரவு அளிக்கும். எப்படி தொலைத் தொடர்புத் துறைக்கு டிராய், பங்குச் சந்தைக்கு செபி உள்ளதோ, அதே போன்று ஸ்டெம் செல் ஆராய்ச்சியை ஒழுங்குபடுத்த ஓர் அமைப்பை மத்திய அரசு உருவாக்க உள்ளது. இதன் பிறகு, இந்தியாவில் ஸ்டெம் செல் ஆராய்ச்சி மேலும் மேம்படும்.

சிறுநீரகம் வளர்த்து எடுக்கும் தொழில்நுட்பம், நடைமுறைக்கு வருவதற்கு முன்னதாக ‘டிசெல்லுலாரைசேஷன்’ என்று புதிய முறை வந்துவிடும் என்றே நாங்கள் கருதுகிறோம். டிசெல்லுலாரைசேஷன் என்பது இதய நோயாளிகளுக்கு வரப்பிரசாதமாக இருக்கும். இந்த முறையில், நோயாளியின் பழுதுபட்ட இதயத்தில் உள்ள செல்லை செயல் இழக்கச் செய்துவிட்டு, அவரது எலும்பு மஜ்ஜையில் இருந்து ஸ்டெம் செல் எடுத்து, இதயத்தில் செலுத்தி செயல்படவைக்க முடியும். அவர் உடலில் ஸ்டெம் செல் கிடைக்கவில்லை என்றாலும், அவருக்கு பொருந்தக்கூடிய நன்கொடையாளரிடம் இருந்து ஸ்டெம் செல் எடுத்து செலுத்தி செயல்படுத்த முடியும். இதனால், நிராகரிக்கப்படும் வாய்ப்புகள் குறைவு!” என்றார்.

உறுப்பு மாற்று அறுவை சிகிச்சைக்குப் போதிய அளவு உடல் உறுப்புகள் தானமாகக் கிடைக்காததால், பல நாட்டு மருத்துவ விஞ்ஞானிகளும் உடல் உறுப்புகளை வளர்க்கும் ஆராய்ச்சியில் இறங்கிவிட்டனர். அமெரிக்காவில் மனித இதயத்தை உருவாக்கும் முயற்சியிலும், பிரான்ஸ் மற்றும் ஜப்பான் நாட்டைச் சேர்ந்த ஆராய்ச்சியாளர்கள் கண்ணின் கருவிழியை உருவாக்கும் முயற்சியிலும் முன்னேற்றம் கண்டுள்ளனர் என்பது கூடுதல் தகவல்!

வலி விரட்டும் ஊசி!

வந்தாச்சு வலி நிவாரணப் பிரிவு!

18

வலி வந்தால் முதலில் பொது மருத்துவரை அணுகி மருந்து, மாத்திரைகள் வாங்குவார்கள். அதற்குப் பிறகும் வலி தொடர்ந்தால், எலும்புக்கான சிறப்பு மருத்துவர் அல்லது பிசியோதெரபிஸ்ட்டைப் பார்த்து சிகிச்சை எடுப்பார்கள். ஒரு சில சமயங்களில் வலி வரும் போது, எந்த சிறப்பு மருத்துவரைப் பார்ப்பது என்றே தெரியாமல் விழிப்பார்கள்.

இதற்கெல்லாம் நிவாரணமாக வந்துவிட்டது, வலி நிவாரணப் பிரிவு. அனைத்து வகையான வலிகளையும் நீக்குவதற்காக பிரத்தியேகப் பிரிவு வந்துவிட்டது.

இது குறித்து சென்னை, பெருங்குடி ஃலைப்லைன் மருத்துவமனையின் அனஸ்தீஷியா மற்றும் வலி நீக்கப்பிரிவு சீஃப் கன்சல்டன்ட் டாக்டர் ஜி.சத்யகுமாரிடம் பேசினோம்.

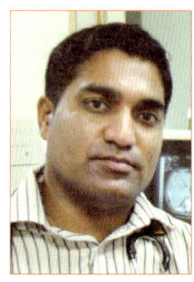

ஜி.சத்யகுமார்

“வலி நிவாரணத்துக்கான தனி மருத்துவப் பிரிவு, அமெரிக்கா, ஐரோப்பிய நாடுகளில் 20 வருடங்களாகவே இருக்கின்றன. நமது நாட்டில் கொல்கத்தா, மும்பையில் மட்டும் சில ஆண்டுகளாக இயங்குகின்றன. சென்னையில் இப்போதுதான் தொடங்கப்பட்டு உள்ளது.

வலி குறித்து மக்கள் மத்தியில் போதுமான விழிப்பு உணர்வு இல்லை என்பதுதான் உண்மை. எதனால் வலி ஏற்படுகிறது என்பதைக் கண்டுபிடித்து, அதற்கேற்ப சிகிச்சை எடுத்துக்கொள்வது இல்லை. உதாரணமாக, முதுகுத் தண்டுவட டிஸ்க் நகர்தல், முதுகுத் தண்டுவட இணைப்பில் வலி, இடுப்பு எலும்பு மூட்டு வலி போன்ற காரணங்களால் முதுகு வலி ஏற்படுகிறது. மூன்றும் வெவ்வேறு பிரச்னைகள் என்றாலும், வலி ஒன்றுதான். எதனால் இந்த முதுகு வலி வந்தது என்ற காரணத்தைக் கண்டுபிடித்து, அதற்குரிய சிகிச்சை அளித்தால்தான், முதுகு வலி தீரும்.

ஆனால், முதுகு வலி என்றதும், காரணங்களைக் கண்டுகொள்ளாமல் சிகிச்சை பெற்றுக் கொள்பவர்கள்தான் அதிகம். பெல்ட் போடுவது, மாத்திரைகள், ஆயின்மென்ட் தொடங்கி அறுவை சிகிச்சை வரை எடுத்துக் கொண்டாலும் வலியில் இருந்து நிவாரணம் கிடைப்பது உறுதி இல்லை. இதுவே வலி நிவாரணத்துக்கான பிரத்தியேக மருத்துவரை சந்திக்கும்போது, முதலில் உண்மையான காரணத்தைக் கண்டறிந்து அதன் பிறகு சிகிச்சை அளிக்கப்படுவதால், வலியில் இருந்து கண்டிப்பாக விடுதலை பெற முடியும்.

இன்றைக்குப் பெரும்பாலான ஆண்களும் பெண்களும் முதுகு வலியினால் அவஸ்தைப்படுகிறார்கள். இதைக் குணப்படுத்த நவீன சிகிச்சை முறைகள் பல வந்துவிட்டன. முதுகுத் தண்டுவடத்தில் டிஸ்க் வெளியே நகர்வதால், அந்த வழியாகச் செல்லும் நரம்புகளை எலும்பு அழுத்தும் சூழல் காரணமாக ஏற்படும் முதுகுவலியை, நெர்வ்ஸ் ரூட் பெயின் என்று சொல்வோம்.

முன்பு இந்த டிஸ்க்கை ஓப்பன் சர்ஜரி மூலம் அகற்றி சிகிச்சை அளித்தனர். ஒரு டிஸ்க்கை எடுப்பதால், பிரச்னை இல்லை. இதுவே மூன்று அல்லது நான்கு இடங்களில் டிஸ்க்கை எடுக்க வேண்டியது இருந்தால், முதுகெலும்பின் தொடர் நிலைத்தன்மை பாதிக்கப்படும். அதைத் தவிர்க்க உலோக ராடு வைத்து அறுவை சிகிச்சை செய்யப்படும். இது மேஜர் சர்ஜரியாகவும், என்டோஸ்கோபி மூலமும் செய்யப்படுகிறது.

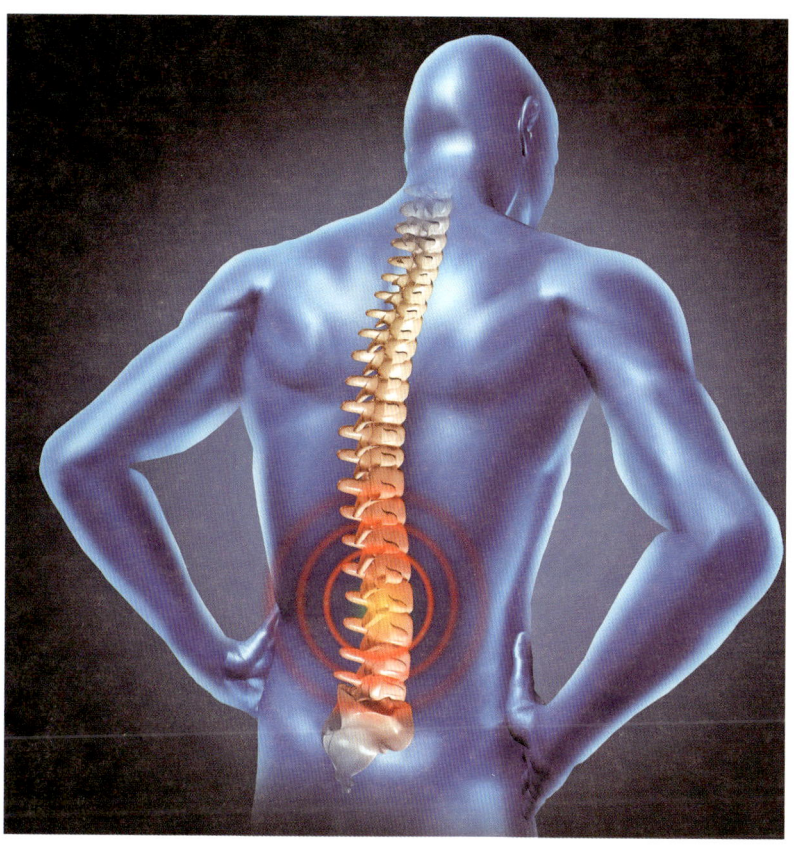

அறுவை சிகிச்சை இன்றி வலி உள்ள பகுதியில் ஓசோன் நியூக்ளியேலைசிஸ் என்ற வாயுவை செலுத்தி முதுகு வலியைக் குணப்படுத்தும் முறையும் நடைமுறையில் உள்ளது. ஓசோன் சிகிச்சை காரணமாக நரம்புகளின் மீது எலும்பின் அழுத்தம் தடுக்கப்பட்டு, வலி குறைகிறது. இத்தகைய சிகிச்சை சென்னையிலும் சில இடங்களில் வழங்கப்படுகிறது.

முதுகு வலியைப் போக்க வலி நிவாரண மருத்துவத்தின் கோல்டன் ஸ்டாண்டர்டு சிகிச்சை என்றால், அது ரேடியோ ஃப்ரீக்வன்ஸி அபலேஷன்தான். இந்த முறையின்படி, எந்த இடத்தில் பாதிப்போ... அந்த இடத்தில், எக்ஸ்ரே அல்லது அல்ட்ரா சவுண்ட் உதவியுடன் சிறிய ஊசி செலுத்தப்பட்டு, நரம்புப் பகுதியின் மீது குறைந்த அளவு மின்சாரம் செலுத்தப்படும். அந்த மின்சாரம், நரம்பு திசுக்கள் மீது வெப்பத்தை ஏற்படுத்தி...

நரம்புகளின் வலி உணர்வைக் கடத்தும் தன்மையை அழித்துவிடும். இதற்குத் தேவை சில நிமிடங்களே. சிகிச்சை பெற்று அன்றே வீடு திரும்பலாம்.

இதே முறையில் ஸ்டீராய்ட் ஊசி போட்டும் வலியைக் குறைக்க முடியும். ஸ்டீராய்ட் ஊசி போடுவதற்கான சிகிச்சைக் கட்டணம் குறைவு என்றாலும், ஆறு மாதங்கள் வரை மட்டுமே வலி இல்லாத நிலை இருக்கும். பின்னர் மீண்டும் ஊசி போட வேண்டும். ஆனால், ரேடியோ ஃப்ரீக்வன்ஸி அபலேஷனில் அந்தப் பிரச்னை இல்லை. நீண்ட காலம் முதுகு வலி இல்லாமல் இருக்கலாம். முதுகெலும்பு டிஸ்க் அகற்றுவதற்காகச் செய்யப்படும் அறுவை சிகிச்சைக் கட்டணத்தில் 20 சதவிகிதமே, இந்த சிகிச்சைக்கு ஆகிறது.

அதற்காக அனைத்து வகையான வலிகளையும் குணப்படுத்த முடியும் என்று சொல்ல முடியாது. உதாரணமாக, மூட்டு தேய்ந்து வருபவர்களுக்கு அறுவை சிகிச்சை மூலம் மட்டுமே சரிசெய்ய முடியும். அப்படிப்பட்டவர்களை, தகுந்த ஸ்பெஷலிஸ்ட்களிடம் அனுப்பி வழி காட்டுவோம்..." என்றார்.

வலி இல்லாத வாழ்க்கை, எத்தனை பேரானந்தம்!

ஒரு துளை போதும்!

நவீன லேப்ராஸ்கோபி சிகிச்சை

19

அறுவை சிகிச்சை என்றாலே, ஏகப்பட்ட தழும்புகளைச் சுமந்தது அந்தக் காலம். இப்போது தழும்பே இல்லாத அறுவை சிகிச்சை வந்தாச்சு. ஆம், ஒரு துளை லேப்ராஸ்கோபி அறிமுகத்துக்குப் பின் அறுவை சிகிச்சைகளில் தழும்புகளே தெரிவது இல்லை.

இந்த ஒரு துளை லேப்ராஸ்கோபி அறுவை சிகிச்சையை தமிழகத்தில் அறிமுகம் செய்த சென்னை குளோபல் மருத்துவமனையின் பேரியாட்டிக் மற்றும் ஜிஐ லேப்ராஸ்கோபி மூத்த அறுவை சிகிச்சை நிபுணர் டாக்டர் ஜான் தனகுமார் தெளிவுபடுத்துகிறார்:

"ஒரு துளை லேப்ராஸ்கோபி அறுவை சிகிச்சை மூலம் குடல்வால், பித்தப்பை, சிறுநீரகம், கர்ப்பப்பை, குடல், குடல் ஏற்றம்,

நம்பிக்கை தரும் நவீன சிகிச்சை முறைகள்

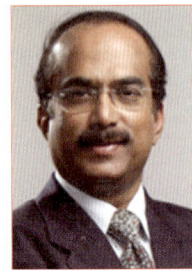

ஜான் தனகுமார்

மண்ணீரல் போன்ற பகுதிகளில் அறுவை சிகிச்சை செய்யலாம். மற்ற லேப்ராஸ்கோபி போன்று இல்லாமல், இந்த முறையில் தொப்புள் வழியாக செய்யப்படுவதால், அறுவை சிகிச்சை செய்த தழும்பு தெரிய வாய்ப்பு இல்லை. இதனால் நோயாளிகள் குறிப்பாக பெண்கள் இந்த அறுவை சிகிச்சையை விரும்பி ஏற்கின்றனர்.

பழைய லேப்ராஸ்கோபி சிகிச்சையில், தொப்புளில் துவாரம் இடுவார்கள். வெளிச்சத்துக்காக பல்புடன் கூடிய கருவியை செலுத்திவிட்டு, பக்கத்தில் அரை செ.மீ. அல்லது 1 செ.மீ. அளவுக்கு சில துவாரங்கள் போடுவார்கள். அது வழியாக அறுவை சிகிச்சை கருவிகள் செலுத்தப்படும். பின்னர், கார்பன் டை ஆக்சைட் வாயுவைக்கொண்டு வயிற்றை நிரப்பி, அதன் பிறகு அறுவை சிகிச்சை செய்யப்படும். அறுப்பது, தையல் போடுவது, ரத்தக் கசிவைக் கட்டுப்படுத்துவது எல்லாமே அந்த துவாரங்கள் வழியாகவே செய்யப்படும். அறுவை சிகிச்சை முடிந்ததும், வயிற்றில் நிரப்பப்பட்ட கார்பன் டை ஆக்சைடை வெளியே எடுத்துவிட்டு, சிறிய துவாரங்கள் மூடப்படும். வயிற்றைத் திறந்து அறுவை சிகிச்சை செய்வதைவிட, இது சிறந்தது என்றாலும் தழும்புகள் தெரியும்.

ஆனால், ஒரு துளை லேப்ராஸ்கோபி சிகிச்சையில் தழும்பு தெரியாது. மேலும், அதிகப்படியான ரத்த இழப்பும் தவிர்க்கப்படுகிறது. இந்த சிகிச்சையில், தொப்புளில் ஒரு துவாரம் போட்டு லைட் மற்றும் கேமராவுடன் இணைக்கப்பட்ட டெலஸ்கோப் மற்றும் அறுவை சிகிச்சைக்கான கருவிகள் எல்லாமே ஒன்றாக உடலுக்குள் செலுத்தப்படும் என்பதால் வேறு எந்தப் பகுதியிலும் தழும்பு ஏற்படாது.

இந்த சிகிச்சை முறை உடல் பருமன் உள்ளவர்களுக்கு மிகவும் பயனுள்ளதாக இருக்கிறது. உடல் எடையைக் குறைப்பதற்கு லேப் பேண்ட், லேப் ஸ்லீவ் கேஸ்ட்ரக்டமி மற்றும் லேப் கேஸ்ட்ரிக் பைபாஸ் போன்ற மூன்று வகையான சிகிச்சைகள் இருக்கின்றன.

லேப் பேண்ட் அறுவை சிகிச்சையில் இரைப்பையின் மேல் பகுதியில் வட்ட வடிவிலான எலாஸ்டிக் பேண்ட் ஒன்று போடப்படும். இது சாப்பிட்ட உணவை நேராக குடலுக்குச் செல்லாமல் தடுத்து, போதுமான உணவு சாப்பிட்டதுபோன்ற

விகடன் பிரசுரம்

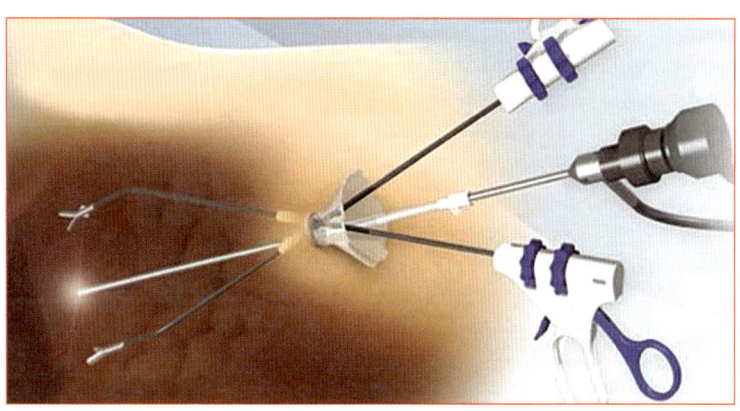

உணர்வை ஏற்படுத்தும். இந்த அறுவை சிகிச்சையை 30 முதல் 60 நிமிடங்களில் செய்துவிடுவோம்.

இரண்டாவது வகையான ஸ்லீவ் கேஸ்ட்ரக்டமி அறுவை சிகிச்சையில், இரைப்பையின் அளவை உணவுக் குழாய் அளவுக்குச் செய்துவிடுவோம். பொதுவாக இரைப்பை 60 முதல் 100 மி.லி. அளவு உணவை எடுக்கும். இந்த அறுவை சிகிச்சைக்குப் பிறகு உணவு எடுத்துக்கொள்ளும் அளவு 30 மி.லி. முதல் 50 மி.லி. வரையே இருக்கும். மேலும், வயிற்றில் பசியை உண்டாக்கும் க்ரிலின் என்ற ஹார்மோன் சுரப்பையும் அகற்றிவிடுவோம். இதனால் பசி குறைந்துவிடும். இந்த அறுவை சிகிச்சை முடிந்த சில நாட்களில் உடலின் அதிகப்படியான எடை 60 முதல் 80 சதவிகிதம் குறைந்துவிடும். சர்க்கரை வியாதி மற்றும் ரத்த அழுத்தம் 80 சதவிகிதம் வரை குணம் அடையும். கொழுப்புப் பிரச்னைகளும் 85 சதவிகிதம் சரியாகிவிடும். கால் மூட்டு வலி, தூங்கும்போது மூச்சுவிடுவதில் உள்ள பிரச்னைகளும் சரியாகிவிடும்.

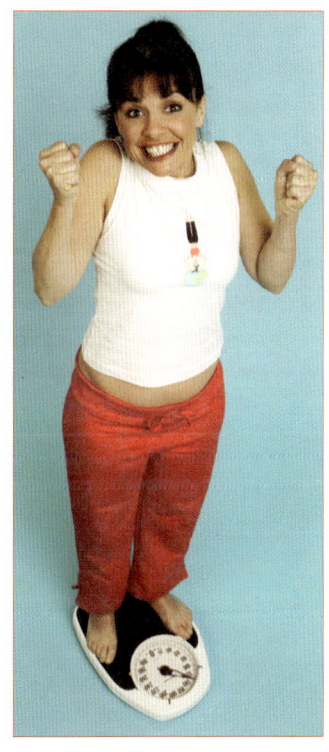

அடுத்த கேஸ்ட்ரிக் பைபாஸ் சிகிச்சையில், இரைப்பை மற்றும் குடலையும் ஷார்ட் சர்க்யூட் செய்து விடுவோம். உணவில் இருந்து கிடைக்கும் ஊட்டச் சத்துகள் இவர்களுக்குக் கிடைக்காது என்பதால், வாழ்நாள் முழுவதும் இவர்கள் வைட்டமின் மாத்திரைகள் எடுத்துக்கொள்ள வேண்டும்.

அழகுக்காக உடலில் உள்ள அதிகப்படியான கொழுப்பை அகற்றும் லிப்போசக்ஷன் அறுவை சிகிச்சையும் இந்த முறையில் செய்யப்படுகிறது. மார்பு, இடுப்பு, வயிறு, தொடை, பின்புறம், முகம் போன்ற உடலின் பல பகுதிகளில் இருந்தும் அளவுக்கு அதிகமான கொழுப்பு அகற்றப்படுகிறது. எங்கே கொழுப்பை எடுக்க வேண்டுமோ, அங்கு மட்டும் சிறு துளையிட்டு, தோல் மற்றும் தசைக்கு இடையே உள்ள அதிகப்படியான கொழுப்பு உறிஞ்சு பம்ப் மூலம் எடுக்கப்படுகிறது. ஐந்து கிலோ வரையிலான கொழுப்பை இந்த சிகிச்சை மூலம் வெளியே எடுக்க முடியும். புற நோயாளிகளாகவே இந்த சிகிச்சையைச் செய்துகொள்ள முடியும்.

பொதுவாக ஒரு துளை லேப்ராஸ்கோபி அறுவை சிகிச்சையில், வயிற்றுக்குள் அறுக்கப்பட்ட இடத்தில் தையல் போடுவது இல்லை. ஒரே ஓர் இயந்திரக் கையை மட்டும் பயன்படுத்துவதால் தையலுக்குப் பதிலாக கிளிப் போடுவார்கள். ஆனால், தையல் போட்டால்தான், விரைவில் குணம் கிடைக்கும், மேலும் குடல் ஒட்டும் பிரச்னையும் இருக்காது. அதனால் நாங்கள் ஒரு துளை லேப்ராஸ்கோபியில, ஒரே ஒரு கருவியைக்கொண்டே தைப்பது மற்றும் முடிச்சுப் போடுவதை முதன்முறையாகச் செய்து உள்ளோம். இது சர்வதேச மருத்துவ ஆய்வு அறிக்கையிலும் வெளியாகி இருக்கிறது...” என்கிறார் டாக்டர் ஜான் தனகுமார்.

குறைந்த ரத்த இழப்பு, மிகக் குறைந்த வலி, விரைவான குணம்... இதைவிட வேறு என்ன வேண்டும் நோயாளிகளுக்கு?

இதயத்துக்கு கவலை இல்லை...
முழுமையான சிகிச்சை வந்தாச்சு!

அது ஒரு காலம். இதயத்தில் பிரச்னை என்றால், நோயாளிகள் கண் கலங்குவார்கள், எதிர்காலத்தை நினைத்துப் பயப்படுவார்கள். டாக்டர்களும் தயக்கத்துடனே வைத்தியத்தைத் தொடங்குவார்கள். ஆனால் இன்று, 'இதயமும் ஓர் உறுப்புதான்' என்ற ரீதியில் மருத்துவம் வளர்ந்துவிட்டது. அதனால், இதய நோய் குணமடையும் விகிதமும் பெருமளவு அதிகரித்துவிட்டது. இதை நவீன கருவிகளும், சிகிச்சை முறைகளும்தான் சாதித்துக் காட்டி இருக்கின்றன.

அது பற்றி சென்னை ஃபோர்டிஸ் மலர் மருத்துவமனையின் மூத்த கார்டியாலஜிஸ்ட் டாக்டர்கள் ஆர்.ரவிகுமார் மற்றும் என்.கே.கபாடியாவும் விவரிக்கையில், "இதயத்தில் மேற்கொள்ளப்படும் அறுவை

20

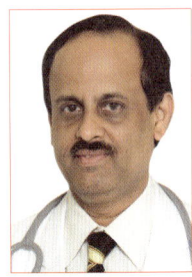

ஆர்.ரவிகுமார்

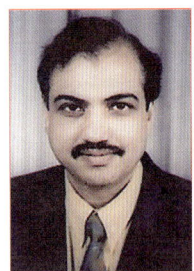

எஸ்.கே.கபாடியா

சிகிச்சையில் கடந்த 10 ஆண்டுகளில் பல முன்னேற்றங்கள் ஏற்பட்டு உள்ளன. இதயத்தில் பைபாஸ் அறுவை சிகிச்சை, ஆஞ்சியோபிளாஸ்டி, ஓட்டைகளை மூடுதல், வால்வு மாற்று அறுவை சிகிச்சை போன்றவை இப்போது மிகவும் எளிதாகிவிட்டன.

முன்பெல்லாம், இதயத்தில் அறுவை சிகிச்சை செய்ய வேண்டும் என்றால், மார்புப் பகுதியில் நீளமாக அறுத்து, மார்பு எலும்புகளைத் தாண்டி உள்ளே செல்ல வேண்டும். இதனால், தொண்டைக்குக் கீழே தொடங்கி வயிறு வரை தழும்பு ஏற்படும். இந்தத் தழும்பு, மனச்சோர்வு, தன்னம்பிக்கை இழத்தல் போன்ற மனரீதியான பிரச்னைகளை நோயாளிகளுக்கு ஏற்படுத்தும். குறிப்பாக, பெண்கள் மிகவும் சங்கடப்படுவார்கள். நீளமாக வெட்டப்படும் காரணத்தால் ஏற்படும் புண் ஆறுவதற்கும் நீண்ட நாட்கள் ஆகும்.

இந்த சிகிச்சையின்போது இதயத்தை நிறுத்திவிட்டு, இதயத்தின் வேலையை செயற்கையாகச் செய்வதற்காக ஹார்ட் லங் இயந்திரத்தைப் பயன்படுத்துவார்கள். இந்தக் கருவியைப் பயன்படுத்துவதால், ரத்தக் கசிவுக்கான வாய்ப்பு அதிகம். மேலும், எமர்ஜென்ஸி வார்டில் இருந்து பொது வார்டுக்கு மாறுவதற்கே நீண்ட நாட்கள் ஆகிவிடும்.

நீண்ட தழும்பு ஏற்படுத்தும் அறுவை சிகிச்சைக்கும் ஹார்ட் லங் இயந்திரத்தின் பயன்பாட்டை நீக்குவது குறித்தும் இதய நோய் மருத்துவர்கள் நீண்ட காலமாகப் பல்வேறு ஆய்வுகளை மேற்கொண்டு வந்தனர். இதைத் தொடர்ந்து, ‘கீ ஹோல் அண்ட் ஹைபிரீட் ஹார்ட் சர்ஜரி’ முறை அறிமுகம் ஆனது.

சாவித் துவார அறுவை சிகிச்சையில், 3 முதல் 6 இன்ச் அளவுக்கு மட்டுமே மார்புப் பகுதியில் துவாரம் இடப்படும். சிறப்பு டியூப் போன்ற அமைப்புக்குள் டெலஸ்கோப், போர்ட் ஆக்சஸ் கருவிகள், அசோஸியேடட் ஆஞ்சியோபிளாஸ்டி போன்றவை ஒன்றிணைந்து செலுத்தப்பட்டு, அவை இதயத்துக்கு அருகில் கொண்டு செல்லப்படுகின்றன.

இந்த ஆக்சஸ் கருவிகள் மூலம் பார்க்கையில், அறுவை சிகிச்சை செய்யும் மருத்துவர்களுக்கு இதயம் மிகவும் தெளிவாகவும், விசாலமாகவும் தெரியும். அதனால், அவர்களால் எளிதில் நோய்க்

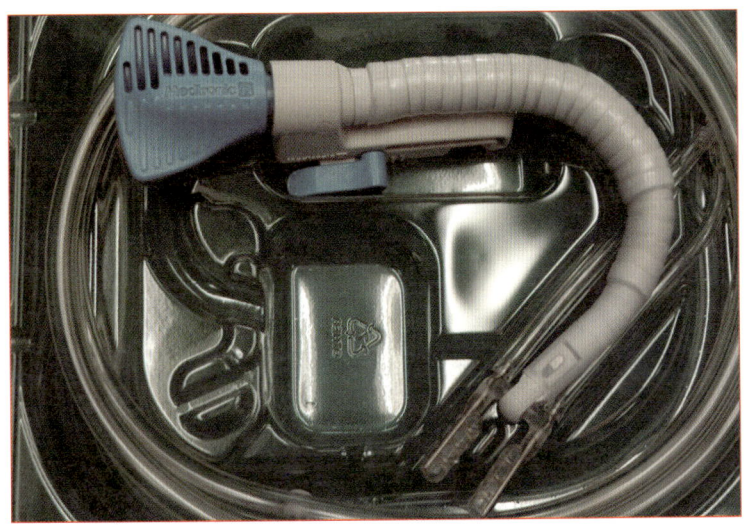

ஸ்டார் பிஷ் கருவி

குறிகளைக் கண்டறியவும், சிகிச்சை அளிக்கவும் எளிதாக இருக்கும். இதயம் துடித்துக்கொண்டு இருக்கும்போதே, அறுவை சிகிச்சை நடத்துவதற்கு வசதியாக, ஸ்டார் பிஷ் கருவி, ஸ்பெஷல் ஸ்டெப்லைசர் கருவி மூலம் தேவையான பகுதிகள் இடம் நகர்ந்துவிடாதபடி இறுக்கமாகப் பிடிக்கப்படுகிறது. அதன் பின்னர், பிரத்யேகக் கருவிகள்கொண்டு மருத்துவ நிபுணர் அறுவை சிகிச்சை செய்வார். ஒரே நேரத்தில் ஆஞ்சியோபிளாஸ்டி சிகிச்சை செய்வதற்கு வசதியாக, அறுவை சிகிச்சைக் கூடத்தில் டிஜிட்டல் எக்ஸ்ரே சினி ப்ளோரோஸ்கோபி மற்றும் இன்ட்ரா ஆபரேட்டிவ் எகோகார்டியோகிராபி உள்ளிட்ட கருவிகளும் வைக்கப்பட்டு இருக்கும்.

பெரியவர்கள், குழந்தைகள் என அனைவருக்கும் கொரோனரி பைபாஸ் அறுவை சிகிச்சை, வால்வு மாற்று அறுவை சிகிச்சை செய்ய முடியும். குழந்தைகளுக்கு இதயத்தில் ஏற்படும் ஓட்டைகளை அடைக்கவும் முடியும்.

இந்த அறுவை சிகிச்சை காரணமாக, சிறிய அளவே தழும்பு ஏற்படும். இதில் எல்லா நோயாளிகளுக்கும் மிகுந்த பயன் உள்ளது என்றாலும், குறிப்பாக நீரிழிவு நோய் உள்ளவர்களுக்கு மிகவும் நல்லது. புண் ஆறும் காலம் குறைவதால், தொற்றுநோய் ஆபத்தும் குறைவே. குறைந்த ரத்தக் கசிவு என்பதால், வேறு நபர்களிடம் இருந்து ரத்தம் பெற்று செலுத்த வேண்டிய தேவையும்

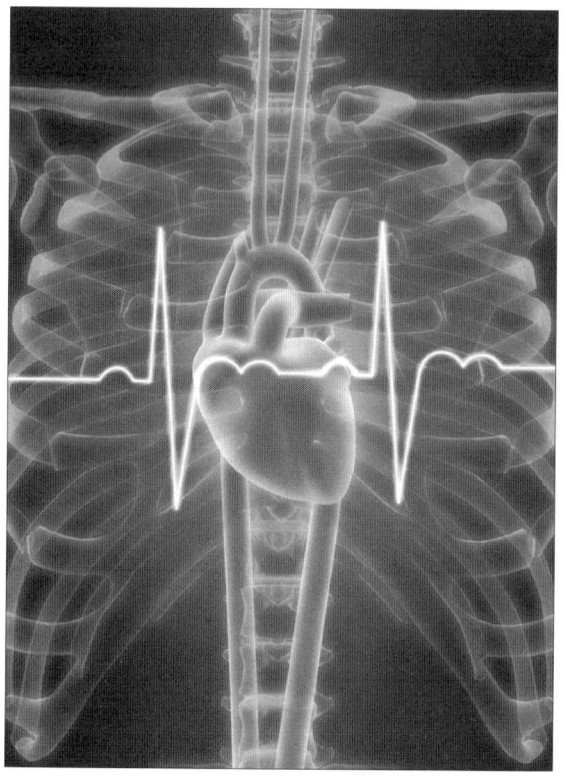

குறைந்துவிடுகிறது. அதனால் இந்த சிகிச்சை இப்போது அனைவராலும் விரும்பி ஏற்கப்படுகிறது.

வெளிநாடுகளில் புகழ்பெற்று விளங்கும் ரோபாடிக் அறுவை சிகிச்சையில் எல்லாவிதமான இதய அறுவை சிகிச்சைகளையும் செய்துவிட முடியாது. குறிப்பாக, ரத்தக் குழாயில் அதிக எண்ணிக்கையில் அடைப்புகள் இருந்தால், அதை ஒரே நேரத்தில் சரிசெய்துவிட முடியாது. இந்த அறுவை சிகிச்சையில் அந்தப் பிரச்னையும் இல்லை. செலவும் குறைவு!" என்கிறார்கள் கார்டியாலஜிஸ்ட் டாக்டர்கள்.

நிச்சயம் இதய நோயாளிகளுக்கு, இது நல்ல செய்திதான்!

21

பக்கவிளைவுகள் பறந்தேபோயின!

புற்றுநோய்க்கு டார்கெட் தெரபி

கண்ணுக்குத் தெரியாமல் உருவாகி, விபரீத வளர்ச்சி அடைந்து, உயிரையே குடிக்கும் அளவுக்கு கொடூரமானது புற்றுநோய். இந்த நோயிடம் இருந்து மனித சமுதாயத்தைக் காப்பாற்ற பல்வேறு ஆராய்ச்சிகள் தொடர்ந்து நடைபெறுகின்றன. இதில், 'ஒவ்வொரு தனி நபருக்கும் தகுந்தபடி மருத்துவம்' எனப்படும் 'பெர்சனலைஸ்டு மெடிசின்', நம்பிக்கை அளிக்கும் வகையில் வளர்ந்து வருகிறது.

புற்றுநோயாளிகளுக்கான இந்தப் புதிய தொழில்நுட்பம் குறித்து, சென்னை அப்போலோ மருத்துவமனையின் புற்றுநோய் மருத்துவ சீனியர் கன்சல்டன்ட் டாக்டர் டி.ராஜா கூறுகையில், "மனிதனின் உயரம், எடை, பழக்க வழக்கம், நிறம் எல்லாம் ஏற்கெனவே முடிவு செய்யப்பட்டது. அதாவது

நம்பிக்கை தரும் நவீன சிகிச்சை முறைகள்

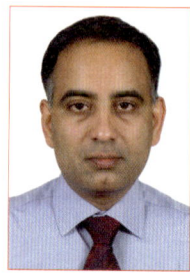

டி.ராஜா

மனிதன் கருவான நேரத்திலேயே, இவை நிர்ணயிக்கப்பட்டுவிடுகின்றன. நன்றாகப் படிப்பாரா, இசையில் ஆர்வம் இருக்குமா, கையெழுத்து எப்படி இருக்கும் என்பது தொடங்கி, புற்றுநோய் வருவதற்கான வாய்ப்பு உள்ளதா என்பது வரைக்கும் மரபணுவிலேயே இருக்கும். ஒருவருக்கு என்ன மாதிரியான சிகிச்சைகள் அளித்தால் குணமாகும், எவை எல்லாம் குணமாகாது என்பதையும் அறிந்து கொள்ள முடியும்.

இந்த சிந்தனை புதிதாக தோன்றியது இல்லை. 4,000 வருடங்களுக்கு முன்னரே, நமது வேதங்களில் எழுதிவைத்து இருக்கிறார்கள். இந்த சிந்தனையை எப்படி எதிர்கொள்கிறோம் என்பதில்தான் புதிய தொழில்நுட்பம் வருகிறது. அமெரிக்காவில் இன்றைக்கு, மோஸ்ட் அட்வான்ஸ்டு டெக்னாலஜி என்னவென்றால்... பெர்சனலைஸ்டு மெடிசின்தான்.

மரபணுவில் எழுதப்பட்டுள்ள சங்கதிகளைப் படிப்பது எப்படி என்பதைத் தெரிந்துகொண்டால், நோய்களை நம்மால் சிறப்பாகக் கையாள முடியும். இதை எந்த வகையில் புரிந்துகொள்வது என்பதுதான் மருத்துவத்தின் உச்சகட்டம். உதாரணமாக, 10 பெண்களுக்கு மார்பகப் புற்றுநோய் காணப்படுகிறது என்று வைத்துக்கொள்வோம். அவர்கள் அனைவருக்கும் ஒரே மாதிரியான சிகிச்சை அளிக்கப்பட்டாலும், சிலர் குணமடைவார்கள், சிலர் குணமடைவது இல்லை. அதிலும், சிலர் வேகமாகக் குணமடைவர், சிலர் மிகத் தாமதமாகக் குணமாவர். காரணம், புற்றுநோய்த் திசுக்கள் ஒருவருக்கு ஒருவர் மாறுபட்டுக் காணப்படும்.

எனவே, ஒவ்வொருவருடைய புற்றுநோய்த் திசுக்களைப்பற்றியும் தனித் தனியாகவும் முழுமையாகவும் தெரிந்துகொள்ள வேண்டியது அவசியம். இந்தப் புரிதலை, 'மாலிக்குலர் டெக்னாலஜி' என்போம்.

நோயாளியிடம் இருந்து எடுக்கப்படும் புற்றுநோய்த் திசுக்கள் ஆய்வகத்தில் பரிசோதனை செய்யப்படும். அந்தத் திசுக்களில் ஜெனிடிக் செயல்பாடு தடைபட்டு உள்ளதா? திசுக்களில் குறிப்பிட்ட என்சைம் கூடுதல் ஆகி இருக்கிறதா அல்லது குறைந்து இருக்கிறதா? என்பவை எல்லாம் முழுமையாக அறிய முடியும். இவற்றை ஃபிஷ் (Fluorescent in situ hybridization), பிசிஆர் (Polymerase chain reaction) மற்றும் ஜெனிடிக் மைக்ரோ அரே சோதனைகள் மூலம் கண்டு அறியலாம். இதன்மூலம், ஒருவருக்குப்

விகடன் பிரசுரம்

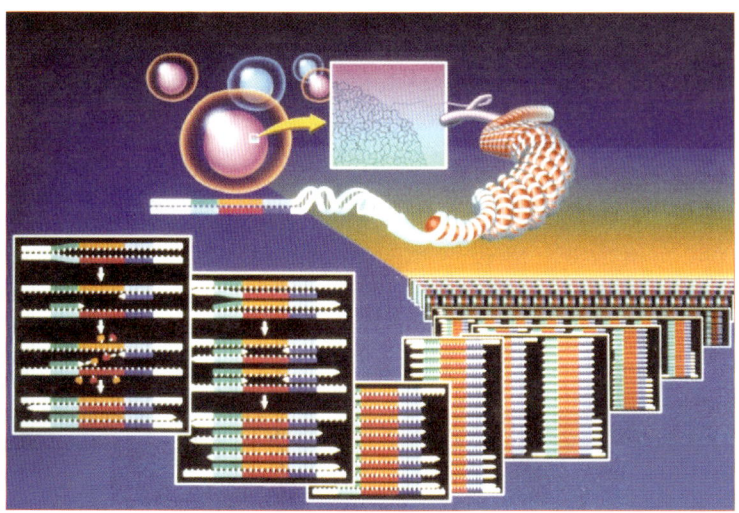

புற்றுநோய் ஏற்பட வாய்ப்பு உள்ளதா... இல்லையா என்பதையும் அறிய முடியும்.

புற்றுநோயால் பாதிக்கப்பட்ட நோயாளிகளுக்கு, கீமோதெரபி, அறுவை சிகிச்சை, ரேடியேஷன் போன்ற சிகிச்சை முறைகள் பரிந்துரை செய்யப்படுகின்றன. கீமோதெரபியில் அடுத்த கட்டமாக டார்கெட் தெரபி வந்துவிட்டது. இதன்மூலம் குறிப்பிட்ட திசுக்களை மட்டும் சென்று தாக்கி, அழிக்க முடியும். முன்பெல்லாம், நோயாளிகளுக்கு இந்த சிகிச்சை முறைகளில் நிறையவே பக்க விளைவுகள் இருக்கும். அதனால், நிறையத் துன்பங்களை அனுபவிப்பார்கள். ஏனெனில், இந்த சிகிச்சை, உடலில் நல்ல செல்களையும் பாதித்துவிடும். ஆனால், இப்போது டார்கெட் தெரபியில் மாறுதலுக்கு உள்ளான திசுக்களை மட்டுமே குறிவைத்து சிசிச்சை அளிக்கப்படுவதால், பக்க விளைவுகள் இல்லை.

உதாரணத்துக்கு, மரபணுவை ஒரு தொழிற்சாலையின் கண்காணிப்பாளர் என நினைத்துக்கொள்ளுங்கள். பல கண்காணிப்பாளர்கள் தலைமையில் பொருட்கள் உற்பத்தி செய்யப்படுகின்றன. அந்தப் பொருட்களை வலது பக்கம் பிரிக்கச் சொல்லி, கட்டளை இடப்பட்டு உள்ளது. ஆனால், ஒரு கண்காணிப்பாளர் மட்டும், திடீரென்று இடது பக்கம் பிரிக்கச் சொல்கிறார். அதனால் கேள்வியே கேட்காமல், அவர் கட்டுப்பாட்டில் உள்ள தொழிலாளர்கள் இடது பக்கம் பிரிக்கிறார்கள்.

நம்பிக்கை தரும் நவீன சிகிச்சை முறைகள்

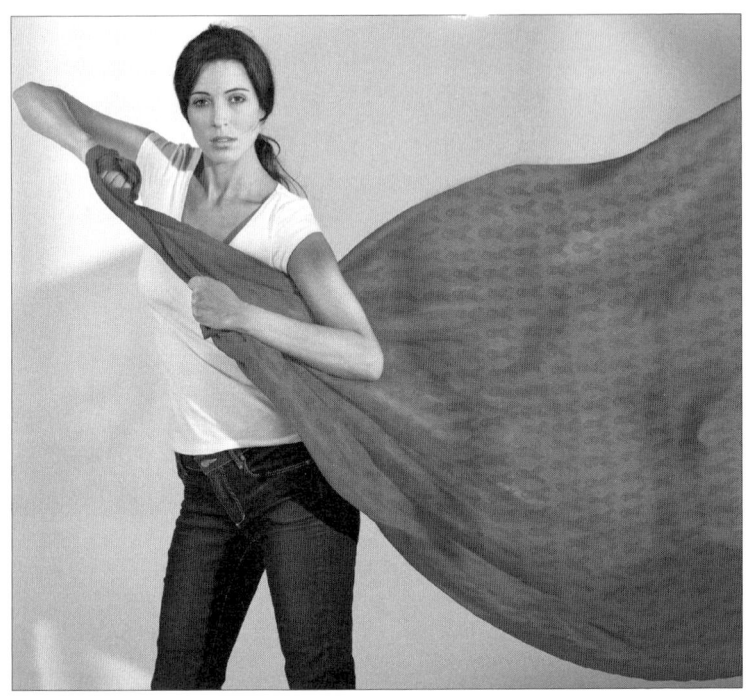

இதனால் அங்கு பொருட்களின் தன்மை மாறிவிடுகிறது. ஒன்று, மாறிய பொருட்களை மாற்ற வேண்டும் அல்லது கண்காணிப்பாளரை மாற்ற வேண்டும். மாறிக்கொண்டே வரும் பொருட்களை மாற்றுவது கடினம். ஆனால், கண்காணிப்பாளரை அகற்றலாம். நம்முடைய மரபணு அந்த உத்தரவை 'கைனேஸ்' (KINASE) என்ற ரசாயன என்சைம்கள் மூலமாகக் கொடுக்கிறது. அந்த என்சைம்களை நம்மால் தடுக்க முடியும். அதைத்தான் இந்த டார்கெட் தெரபியில் செய்து வருகிறோம்.

எல்லாப் புற்றுநோய்களுக்கும் இதைச் செய்ய முடியும் என்று கூற முடியாது. ஆனால், ரத்தம், மார்பகம், குடல், நுரையீரல், சிறுநீரகம் உள்ளிட்ட புற்றுநோய்களுக்கு இந்த சிகிச்சை பயன்படும். இதனால் பக்க விளைவு குறைகிறது. முன் எப்போதையும்விட நோயை முற்றிலும் குணப்படுத்தவும் முடிகிறது!" என்றார்.

மூத்தோர் சொல் அமிர்தம் என்பது சரிதான்!

16 நாட்களில் ஒல்லி ஆகலாம்!

சிக்கல் இல்லாத சிகிச்சை அறிமுகம்

22

மருத்துவமனையில் தங்கவேண்டிய அவசியம் இல்லை... அறுவை சிகிச்சை தேவை இல்லை... வலி இல்லை... தழும்பு இல்லை... உணவுக் கட்டுப்பாடு இல்லை என்பதுபோன்ற ஏகப்பட்ட 'இல்லை'களுடன் 'செரோனா பாடி லிப்போ சிகிச்சை!' அறிமுகம் ஆகி இருக்கிறது.

அமெரிக்காவில் சில மாதங்களுக்கு முன்பு அறிமுகம் செய்யப்பட்ட இந்த லேசர் சிகிச்சை, இப்போது தமிழகத்திலும் வந்துவிட்டது. இந்தக் கருவியை, சென்னை, தி.நகரில் உள்ள லைஃப் அலைவ் மருத்துவமனையில் அறிமுகப்படுத்தி உள்ளனர். இதனுடன் இணைந்த, புதிய மெடிக்கல் வெயிட் லாஸ் முறையும் அறிமுகம்.

நம்பிக்கை தரும் நவீன சிகிச்சை முறைகள்

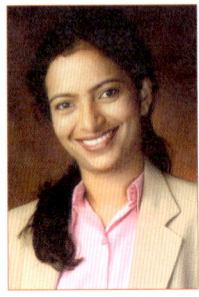

சுனிதா ரவி

இதுகுறித்து, டாக்டர் சுனிதா ரவி சொல்கிறார்:

"உடல் எடை கூடுவது, இன்றைய உலகில் மனிதனுக்கு மிகப் பெரிய பிரச்னையாக, கவலையாக உள்ளது. உடல் எடை திடீரென்று ஒரே நாளில் அதிகரித்துவிடுவது இல்லை. ஆனால், உடல் எடை குறைப்பு மட்டும் ஒரு சில நாளில் நிகழ்ந்துவிட வேண்டும் என்று ஆசைப்படுகிறார்கள். இதற்காகப் பல்வேறு உடல் எடைக் குறைப்பு முறைகளை மேற்கொள்கின்றனர்.

ஜிம்முக்குச் சென்று தொடர்ந்து உடற்பயிற்சி செய்து, ஓரளவு எடையைக் குறைக்கிறார்கள். உடல் எடை குறைந்ததும், 'ஆஹா சாதித்துவிட்டோம்' என்ற சந்தோஷத்தில் பயிற்சியை நிறுத்துகிறார்கள். அதனால் உடல் எடை மீண்டும் அதிகரிக்கிறது. பல நேரங்களில் உடல் எடையைக் குறைக்கிறோம் என்ற பெயரில், புரதம் மற்றும் ஊட்டச் சத்துகளை வெளியேற்றிவிடுகிறார்கள். கொழுப்பைக் குறைக்கிறோம் என்று, உடலில் உள்ள நல்ல கொழுப்புகளையும் வெளியேற்றிவிடுகிறார்கள். இதனால் வேறு சில பாதிப்புகளும் உடலுக்கு ஏற்படுகின்றன.

அறுவை சிகிச்சை செய்து உடல் பருமன் குறைக்கப்படுவது நடைமுறையில் இருக்கிறது. ஆனால், சிகிச்சையின்போது, இரைப்பை அளவைக் குறைத்துவிடுவதால் உடலுக்குத் தேவையான ஊட்டச் சத்துகளைக் கிரகிக்க முடியாத நிலை ஏற்படுகிறது. இதனால் வாழ்நாள் முழுவதும் ஊட்டச் சத்து மாத்திரைகளை சாப்பிட வேண்டிய அவசியம் ஏற்படுகிறது.

அதனால், உடல் பருமனைக் குறைப்பதற்காக எவ்விதமான குறைபாடுகளும் இல்லாத 'மெடிக்கல் வெயிட் லாஸ்' என்ற புதிய தொழில்நுட்பத்தை அறிமுகம் செய்து இருக்கிறோம். சமீபத்தில் அமெரிக்காவில் அங்கீகாரம் பெற்ற புதிய லேசர் சிகிச்சையும் இதில் இணைந்து உள்ளது. இந்த சிகிச்சையில் உணவுக் கட்டுப்பாடுகள் இல்லை, பக்க விளைவுகளை ஏற்படுத்தும் மருந்து மாத்திரைகள் இல்லை, அறுவை சிகிச்சை கிடையாது, உடல் கொழுப்பைக் குறைக்க ஊசி போடுவதும் இல்லை.

உடல் பருமன் பொதுவான பிரச்னையாக இருந்தாலும், ஒவ்வொரு நோயாளிக்கும் பல்வேறு காரணங்களால் இது ஏற்படுகிறது. அதனால், ஒவ்வொரு நோயாளியையும் முழுமையாகப் பரிசோதனை செய்கிறோம். ரத்தம், ஹார்மோன் தொடங்கி

விகடன் பிரசுரம்

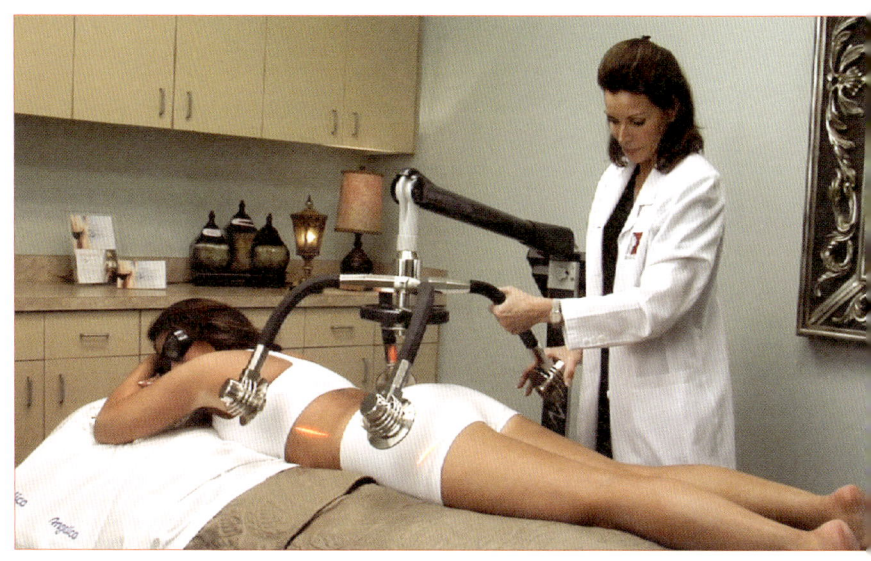

உளவியல், உடல் நிலை மாற்றங்களையும் கவனத்தில் கொள்கிறோம். வேறு பிரச்னைகளுக்காக மருந்து சாப்பிட்டு வருகிறார்களா என்பதையும் பரிசோதனை செய்கிறோம். இப்படிச் செய்யப்படும் அனைத்துப் பரிசோதனை முடிவுகளையும் ஆராய்ந்து, எதனால் உடல் எடை அதிகரிக்கிறது என்பதைக் கண்டுபிடிக்கிறோம். பிறகு ஒவ்வொரு நோயாளிக்கும் பிரத்யேக சிகிச்சையை வடிவமைக்கிறோம். பாதுகாப்பான மருந்துகள், மிகச் சரியான டயட் மற்றும் ஊட்டச்சத்து துணைப் பொருட்கள் மூலம் கொழுப்பு குறைக்கப்படுகிறது. டயட் என்றால், இதைச் சாப்பிடக் கூடாது, அதைச் சாப்பிடக் கூடாது என்பது இல்லை. விரும்பியதை எல்லாம் சாப்பிடலாம். ஆனால், எந்த அளவு சாப்பிடலாம் என்பதை நாங்கள் வரையறுப்போம்.

இது தவிர, செரோனா பாடி லிப்போ லேசர் சிகிச்சை அளித்து, உடல் பருமன் உள்ளவர்களுக்கு அழகான உடல் அமைப்பை ஏற்படுத்திக் கொடுக்கிறோம். இந்த லேசர் சிகிச்சை தோலின் அடியில் உள்ள கொழுப்பைக் கரைத்து வியர்வை, சிறுநீர் வழியே வெளியேற்றிவிடுகிறது. இந்த லேசர், தோலுக்கு அடியில் உள்ள தேவையற்ற கொழுப்பை மட்டுமே தாக்கும். இதனால், தோலுக்கோ, மற்ற உறுப்புகளுக்கோ துளிகூட பாதிப்பு ஏற்படாது. இதனால், உடலில் உள்ள நீர்ச்சத்து, திசுக்கள், எலும்பில் உள்ள புரோட்டீன்

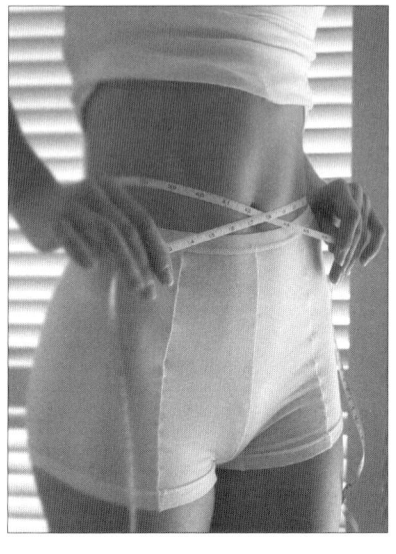

போன்றவை பாதிப்பு அடைவது இல்லை.

லேசர் கதிர் என்றால் சுடும், வலிக்கும் என்ற பயம் தேவையில்லை. நோயாளிகள் ரிலாக்ஸ் செய்வதைப்போன்ற அனுபவத்தையே இந்த சிகிச்சையில் பெறுவார்கள். நோயாளியின் இடுப்பு, கை, தொடை உள்ளிட்ட பகுதிகளில் ஒரு நாள் விட்டு ஒரு நாளாக எட்டு நாட்களுக்கு லேசர் சிகிச்சை அளிக்கப்படும். ஒரு நாளைக்கு நாற்பது நிமிடங்களுக்கு லேசர் கதிர்கள் செலுத்தப்பட்டு கொழுப்பு கரைக்கப்படும்.

இந்த 16 நாட்களும் அவர்களின் உடல் நிலை பற்றி தீவிரமாகக் கண்காணிப்போம். 16 நாட்கள் சிகிச்சையின் முடிவில் உடல் பருமன் 6 முதல் 11 இன்ச் வரை குறைகிறது.

நாங்கள் பரிந்துரைத்ததுபோன்று உணவு முறை மற்றும் எளிய உடற்பயிற்சியைத் தொடர்ந்து செய்தால், கொழுப்பு மீண்டும் சேராமல் தடுத்துவிட முடியும். இந்த சிகிச்சையை 16 முதல் 80 வயது வரை உள்ள அனைவருமே செய்துகொள்ள முடியும். கர்ப்பிணிகள் மற்றும் புற்றுநோய் உள்ளவர்கள் மட்டும் இந்த சிகிச்சை செய்துகொள்ள முடியாது. ஜிம் கட்டணம் மற்றும் சிறப்புப் பயிற்சியாளருக்கு மாதந்தோறும் கட்டணம் செலுத்துவதைக் கணக்கிட்டால், இந்த சிகிச்சைக்கான செலவு குறைவுதான்!" என்கிறார்.

சரியான உடல் அமைப்பைப் பெறுவது இத்தனை எளிதா?

அட்மிஷன் இங்கே... ஆராய்ச்சி அமெரிக்காவில்!

‘அடேங்கப்பா’ அறுவை சிகிச்சை!

23

‘மூடு சரி இல்லை’ என சலித்துக் கொள்பவர்களைவிட, ‘மூட்டு சரி இல்லை’ என சங்கடப்படுபவர்கள் அதிகம். முதுமைதான் மூட்டு வலிக்குக் காரணம் என்ற நிலை மாறி, இன்றைய நிலையில் இளம் வயதினரும் மூட்டு வலியால் அல்லாடுகிறார்கள். இந்த மூட்டு வலிக்கு மகத்தான நிவாரணியாக வந்திருக்கிறது ‘கஸ்டம் ஃபிட்’ சிகிச்சை.

இந்தப் புதிய அறுவை சிகிச்சை குறித்து ஃபோர்டிஸ் மலர் மருத்துவமனையின் எலும்பியல் அறுவை சிகிச்சை நிபுணர் டாக்டர் நந்தகுமார் சுந்தரம் இங்கே விளக்குகிறார்:

“மூட்டு மாற்று அறுவை சிகிச்சைகளில் சமீபத்திய மகத்தான கண்டுபிடிப்புதான் கஸ்டம் ஃபிட் தொழில்நுட்பம். இந்தத்

நம்பிக்கை தரும் நவீன சிகிச்சை முறைகள்

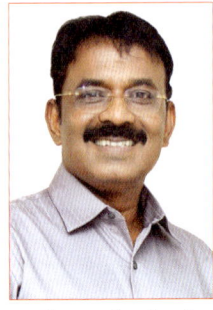

நந்தகுமார் சுந்தரம்

தொழில்நுட்பத்தில் 60 வயது முதியவருக்கு அறுவை சிகிச்சை செய்து, அடுத்த நாளே நடக்க வைத்தோம். ஐந்தே நாட்களில் டிஸ்சார்ஜ் ஆகி, முழுத் திருப்தியோடு வீடு திரும்பினார். நாளுக்கு நாள் வளரும் தொழில்நுட்பம்தான் இத்தகைய சாதனையை சாத்தியமாக்கியது.

ஆறு வருடங்களுக்கு முன்பு நேவிகேஷன் என்ற கம்ப்யூட்டர் சர்ஜரி அறிமுகம் ஆனது. இதில் கம்ப்யூட்டர் மூலம் அறுவை சிகிச்சை முழுவதும் கண்காணிக்கப்படும். அதற்காக ஒரு பெரிய மெஷினை அறுவை சிகிச்சைக் கூடத்துக்குள் வைக்கவேண்டிய அவசியம் இருந்தது. மேலும், கம்ப்யூட்டர் கண்காணிப்புடன் செய்ய வேண்டி இருந்ததால், அறுவை சிகிச்சை செய்யும் நேரம் அதிகரித்தது. இதனால் நோயாளிகளுக்கு அதிக ரத்தக் கசிவும், நோய்த் தொற்று அபாயமும் இருந்தது. இத்தகைய குறைபாடுகளைப் போக்கும் வகையில் அறிமுகம் செய்யப்பட்டதுதான், புதிய 'கஸ்டம் ஃபிட்' முறை.

மூட்டு மாற்று அறுவை சிகிச்சையில், செயற்கை மூட்டு பொருந்தும் வகையில், எலும்பை சரியான அளவில் தயார் செய்வதுதான் மிக முக்கியம். அதற்குத்தான் அதிக நேரமும் ஆகும். 'கஸ்டம் ஃபிட்' என்ற புதிய தொழில்நுட்பத்தை அறிமுகப்படுத்தியதன் மூலம், அறுவை சிகிச்சை நேரம் பாதியாகக் குறைந்துவிட்டது. இதன்படி, மூட்டு பாதிக்கப்பட்ட நோயாளிக்கு எம்.ஆர்.ஐ. ஸ்கேன் எடுப்போம். அந்த மெஷின், அமெரிக்காவில் உள்ள நிறுவனத்துடன் இணைக்கப்பட்டு இருக்கும். இங்கு எடுக்கப்பட்ட எம்.ஆர்.ஐ. ஸ்கேன் படம் அவர்களுக்குப் போய்விடும்.

இந்தப் புதிய தொழில்நுட்பத்தில் முப்பரிமாண (3டி) இமேஜ் மேப்பிங்கைப் பயன்படுத்தி, டிஜிட்டலாக எலும்பின் அமைப்பு, எடை விகிதம், பாலினம், வயது, மூட்டின் ஒழுங்கமைப்பு ஆகியவற்றைக் கணக்கில்கொண்டு நோயாளியின் மூட்டினை படமாக வரைந்து எங்களுக்கு அனுப்புவார்கள். அதை இங்கே நாங்கள் பரிசீலனை செய்து, திருத்தங்கள் இருந்தால் கூறுவோம். இறுதியில் அவர்கள் நோயாளியின் மூட்டுபோன்ற பிளாஸ்டிக் மோல்ட் ஒன்றைத் தயார் செய்து அனுப்புவார்கள். ஒவ்வொரு நோயாளியும் வேறுபட்டவர்கள் என்ற கொள்கை அடிப்படையில், அறுவை சிகிச்சையின்போது அடையாளம் கண்டுகொள்ள, இந்த மோல்டில் நோயாளியின் பெயரும் பொறிக்கப்படும்.

விகடன் பிரசுரம்

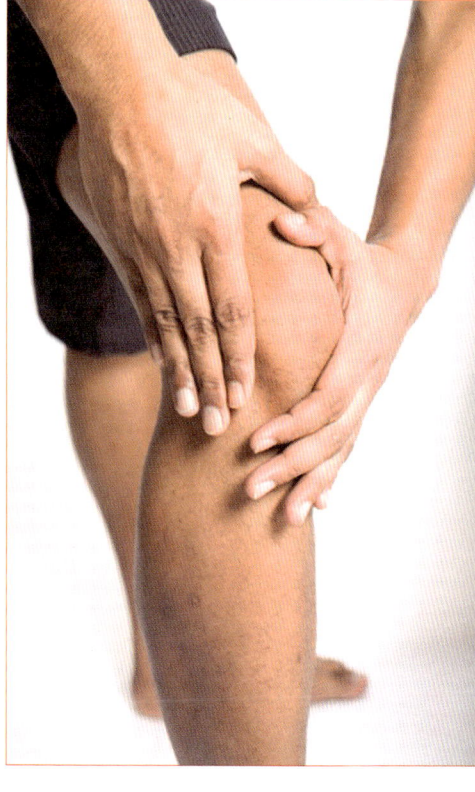

எலும்பை எப்படி வெட்ட வேண்டும்; என்ன அளவு இருக்க வேண்டும் என்பதை முன்கூட்டியே தீர்மானிப்பதற்காகவே இந்த மோல்டு தயாரிக்கப்படுகிறது. முதலிலேயே மோல்டு வந்துவிடுவதால், அறுவை சிகிச்சையை எப்படி செய்வது என்பதை நாங்கள் முன்கூட்டியே தீர்மானித்துவிடுகிறோம். மூட்டுப் பகுதியில் 10 - 11 செ.மீ. அளவுக்குத் துளை இடப்படுகிறது. முன்பு, எலும்பை வெட்ட, லெவல் 1, லெவல் 2, லெவல் 10 என்று பல்வேறு நிலைகள் இருக்கும். அதன்படி, அளவு பார்த்து எலும்பு வெட்டப்படும். ஆனால், இந்தப் புதிய தொழில்நுட்பத்தில் அப்படி எதுவும் இல்லை.

மோல்டை, எலும்பின் மேல் வைத்து, செயற்கை மூட்டு பொருத்துவதற்கு ஏற்றதுபோல துல்லியமாகச் செதுக்கிவிடுவோம். பின்னர் வழக்கம்போல மூட்டு மாற்று அறுவை சிகிச்சை நடக்கும். இதன் மூலம் ஆபரேஷன் நடக்கும் நேரம், ஒரு மணி நேரமாகக் குறைந்து விட்டது. எலும்பு மற்றும் திசுக்களின் சேதமும் குறைந்துவிட்டது. ரத்தக் கசிவு குறைந்துவிடுகிறது, அதனால், நோய்த் தொற்றுக்கு வாய்ப்பு இல்லை. அறுவை சிகிச்சை முடிந்தவர்கள், 15 நாட்களிலேயே இயல்பாக நடக்க முடியும்.

இதில் ஒரே குறைபாடு என்னவென்றால், எம்.ஆர்.ஐ. ஸ்கேன் எடுத்த பிறகு, நான்கு வாரங்கள் வரை நோயாளி காத்திருக்க வேண்டும் என்பதுதான். ஆனால், இது எமர்ஜென்ஸி அறுவை சிகிச்சை இல்லை என்பதால், நோயாளிகளால் தாங்கிக்கொள்ள முடியும். எதிர்காலத்தில் இந்த நேரம் குறையலாம்..." என்று நம்பிக்கையோடு சொல்கிறார் டாக்டர் நந்தகுமார் சுந்தரம்.

நல்ல விஷயம்தான்!

24

தலைக்கு வந்தாச்சு நவீன ஓடு!

புத்தம்புதிய தொழில்நுட்பம்

ஆட்டோ மொபைல் துறையில் பயன்படும் தொழில்நுட்பம், இப்போது நியூரோ அறுவை சிகிச்சையிலும் பயன்படுகிறது. இது பற்றி மேலும் விளக்குகிறார் சென்னை குளோபல் மருத்துவமனை டாக்டர் ஜே.கே.பி.சி.பார்த்திபன்.

"தலையில் காயம் ஏற்பட்டவர்களுக்கும், மூளை ஆபரேஷன் செய்ய வேண்டி இருப்பவர்களுக்கும் சில நேரங்களில் மண்டை ஓடு நீக்கவேண்டிய சூழ்நிலை ஏற்படும். மண்டை ஓட்டை எடுத்துவிட்டு அறுவை சிகிச்சை முடிந்தபிறகு, பல்வேறு காரணங்களால் அந்த இடத்தை உடனே மூட முடியாத நிலை ஏற்படும். எனவே, தற்காலிகமாக மூளையைத் தோல் கொண்டு மூடிவிடுவோம். அந்த அறுவை சிகிச்சை முடிந்த சில மாதங்கள்

விகடன் பிரசுரம்

கழித்து, மீண்டும் ஒரு அறுவை சிகிச்சை செய்துதான், அந்த ஓட்டையை அடைப்போம்.

அந்த அறுவை சிகிச்சைக்காக, உடம்பில் உள்ள எலும்பை எடுத்துச் செதுக்கி, குறைபாடுள்ள பகுதியை அடைப்போம். இதற்காகப் பெரும்பாலும் நெஞ்சுக்கூட்டு எலும்பையே பயன்படுத்துவோம். ஆனால், இப்படி செய்வதால்... மூளைக்குப் போதுமான பாதுகாப்பு கிடைக்குமே தவிர, முகத்துக்கு

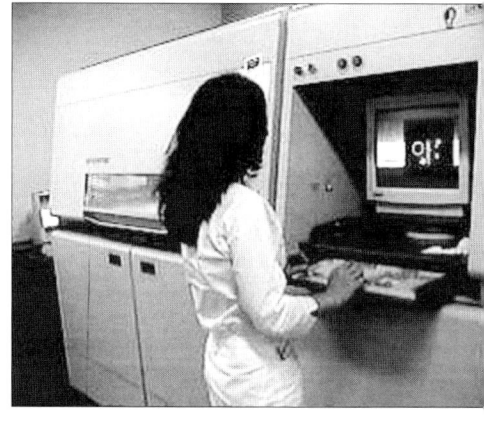

முன்பு இருந்தது போன்ற இயல்பான தோற்றம் கிடைக்காது. கொஞ்சம் பள்ளம், மேடாகத்தான் காட்சி அளிக்கும்.

சில சமயங்களில், மண்டை ஓட்டை வெட்டி எடுத்து, நோயாளியின் வயிற்றுப் பகுதியில் பாதுகாப்பாக வைத்துவிடுவோம். பின்னர், மீண்டும் சில மாதங்கள் கழித்து அதை எடுத்து மண்டையில் பொருத்தி விடுவோம். ஆனால், எல்லோருக்குமே இதைச் செய்வதற்கு வாய்ப்பு இருக்காது. எனவே, இந்த ஓட்டைகளை அச்சு எடுத்து பாலிமீத்தைல் மீத்தா அக்ரிலிலேட் (pmma) எனப்படும் பொருளைக்கொண்டு மூடுவோம். இந்த முறையில் மிகச் சரியாக பொருந்துவது மிகப் பெரிய போராட்டமாகவே இருக்கும்.

இன்னொரு முறையில், எலும்பு சிமென்ட் எனப்படும் ரசாயனக் கலவையைக் கொண்டு மூடுவார்கள். இந்த சிமென்ட் கலவையை ஆபரேஷன் தியேட்டரில்தான் தயார் செய்ய வேண்டும். எலும்பு சிமென்ட்கொண்டு, மூடி போன்ற அமைப்பை உருவாக்குவார்கள். இந்த எலும்பு சிமென்ட் இறுக்கமாகும்போது ஏற்படும் சூடு மூளையின் மேல் பகுதியில் பாதிப்பை உண்டாக்குகிறது. இதனால் ஏற்படும் பின்விளைவு காரணமாகவே, இந்த முறையை டாக்டர்கள் இப்போது பயன்படுத்துவது இல்லை.

நல்ல தோற்றம் வேண்டும், முகத்தில் அழகு வேண்டும், மூளைக்கு முழுப் பாதுகாப்பு வேண்டும் என்றால், சரியான அடைப்பான்கள் டாக்டர்களுக்குத் தேவைப்படுகிறது. முகத்தின் மேடு பள்ளங்களின் துல்லியமான அளவுகளைக் கருத்தில்கொண்டு இந்த அடைப்புகள் தயாரிக்கப்பட வேண்டும் என்பதற்காகப் பல்வேறு தேடுதல் நடந்து வந்தது. இதுவரையிலான குறைகளைப் போக்கும் வகையில், இப்போது அறிமுகமாகிவிட்டது, அதிநவீன ராப்பிட்

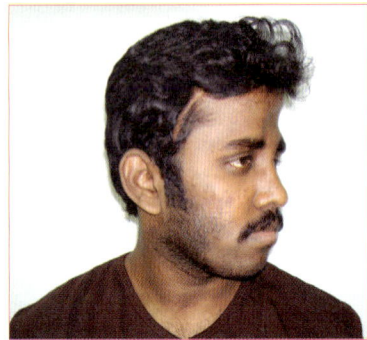

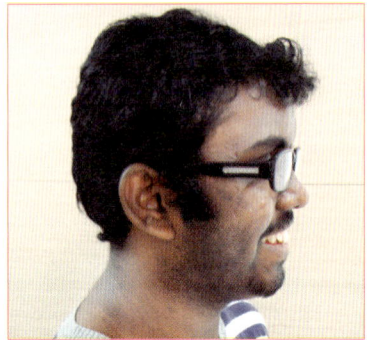

நவீன முறை சிகிச்சை அளிக்கப்பட்ட இளைஞரின் தோற்றங்கள்...

புரோட்டோடைப்பிங் (Rapid prototyping) தொழில்நுட்பம். இது ஆட்டோமொபைல் துறையில், உடைந்த பாகங்களுக்கு ஏற்ற புதிய பாகம் உற்பத்தி செய்யும் தொழில்நுட்பம். இந்த தொழில்நுட்பம்கொண்டு, தலையில் ஏற்படும் ஓட்டைகளுக்கு ஏற்ற அடைப்பான்களைத் துல்லியமாகச் செய்ய முடிகிறது. இந்தத் தொழில்நுட்பத்தின்படி, குறிப்பிட்ட திரவம், பவுடர் மற்றும் உலோகப் பொருட்கள் ஒன்று சேர்க்கப்பட்டு, வரி வரியாக அதாவது குயவர்கள் பானை உருவாக்குவதுபோல அடிட்டிவ் ஃபேப்ரிகேஷன் டெக்னாலஜி முறையில், நோயாளிக்குத் தேவையான அடைப்பான் அல்லது மாதிரிகள் செய்யப்படுகின்றன.

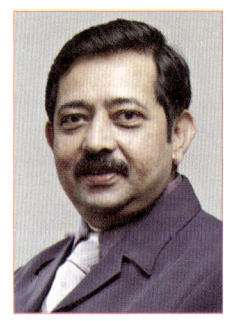

ஜே.கே.பி.சி.பார்த்திபன்

நோயாளியின் குறைபாடுள்ள தலைப் பகுதியை, 1 மி.மீ. அளவுக்கு சி.டி. ஸ்கேன் செய்வோம். அதில் இருந்து கிடைக்கும் தகவல்களைக் கொடுத்து, பிரத்தியேக மென்பொருளைப் பயன்படுத்தி மனிதனின் மண்டை ஓடு போலவே கம்ப்யூட்டரில் வரையப்படும். பின்னர், நோயாளியின் தலையில் உள்ள ஓட்டையைத் தனியாக அளந்து, அதற்கான ஒரு அடைப்பானை வரைவார்கள். அனைத்துத் தகவலும் சரி பார்க்கப்பட்ட பிறகு, அந்தத் தகவல் இயந்திரத்தில் செலுத்தப்படும். நாம் கொடுக்கும் அனைத்துத் தகவல்களையும் பயன்படுத்தி, அடைப்பான் தயாரிக்கப்படும். இப்படித் தயாராகும் அடைப்பான், உயர்ந்த தரத்துடனும், பொருந்தக்கூடியதாகவும் இருக்கும். அறுவை சிகிச்சையின்போது, இதைக்கொண்டு நோயாளியின் தலையில் உள்ள ஓட்டையைக் கச்சிதமாக அடைத்துவிடுகிறார்கள்.

இதனால், மருத்துவர் சரியான முறையில் அறுவை சிகிச்சையைத் திட்டமிட முடிகிறது. நோயாளியைப் பொறுத்தவரை, மூளைக்கு உறுதியான பாதுகாப்புடன், முன்பு இருந்த அதே முக அமைப்பும் கிடைத்துவிடுகிறது. மேலும், அறுவை சிகிச்சை துரிதமாக நடப்பதால், செலவும் குறைவு. இதே தொழில் நுட்பத்தைக் கொண்டு, மூளை நரம்பியல் மருத்துவர்கள் ஒரு நோயாளியின் தலையை மாதிரி செய்து, எல்லாவிதமான அறுவை சிகிச்சைகளையும் செய்ய வாய்ப்புகள் அதிகரித்து வருகின்றன.

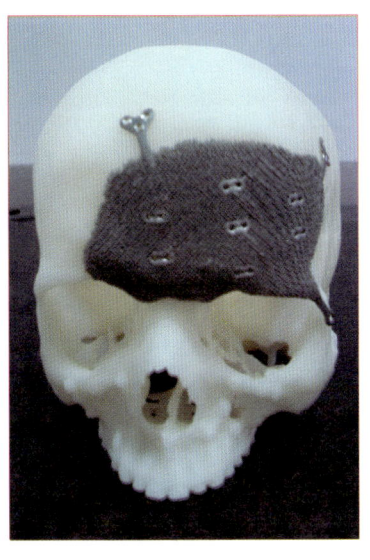

இந்த சிகிச்சையைப் பயன்படுத்தி, பிறக்கும்போதே தலை ஓடுகள் ஒழுங்கற்ற முறையில் இருக்கும் குழந்தையின், தலை ஓட்டை மாற்றி அமைக்கும் அறுவை சிகிச்சையும் எளிதாகிவிட்டது. மேலும், தலை ஒட்டிப் பிறக்கும் குழந்தைகளைப் பிரிக்கவும் இந்தத் தொழில்நுட்பம் பெரிதும் உதவியாக இருக்கிறது. இதயம், சிறுநீரகம் போன்ற உறுப்புகளுக்கான அறுவை சிகிச்சையிலும் இந்தத் தொழில்நுட்பத்தைப் பயன்படுத்த முடியும் என்று உறுதி செய்யப்பட்டு உள்ளது.

இந்தக் கருவி, சென்னை அண்ணா பல்கலைக்கழகம், கோவை பி.எஸ்.ஜி. கல்லூரி எனக் குறிப்பிட்ட சில இடங்களில் மட்டுமே இருக்கின்றன. இந்தப் புதிய தொழில்நுட்பத்தை அனைத்து டாக்டர்களும் புரிந்துகொண்டு, மக்களுக்கு கிடைக்கச் செய்ய வேண்டும். ஆனால், இதுகுறித்த விழிப்பு உணர்வு டாக்டர்களிடமும் மக்களிடமும் இன்னும் வரவில்லை!" என்றார்.

இனி, மக்களுக்குத் தெரிந்துவிடும்!

இதயம்... புதிய சிகிச்சை உதயம்!

மறுவாழ்வளிக்கும் ஸ்டெம் செல்!

25

செர்பிய நாட்டைச் சேர்ந்த 59 வயதுப் பெண்மணி ஒருவருக்கு இதயத்தில் பிரச்னை. ஜெர்மனியில் உள்ள மருத்துவமனையில் ஆஞ்சியோபிளாஸ்டி சிகிச்சையும், பேஸ் மேக்கர் கருவி பொருத்தும் சிகிச்சையும் மேற்கொள்ளப்பட்டது. ஆனாலும், அவரது இதயத்தின் பம்ப் செய்யும் திறன் மேம்படவில்லை. அடுத்தடுத்த சிகிச்சையைத் தாக்குப்பிடிக்க முடியாமல், அவருடைய இதயம் மிகவும் பலவீனம் அடைந்துவிட்டது. இறுதியில் இதயத் துடிப்பின் அளவும் குறைந்து, 'இதயம் செயல் இழப்பு' என்ற நிலை ஏற்பட, தத்தளித்துப்போனார் அந்த செர்பியப் பெண்மணி.

'காப்பாற்ற வழியே இல்லை!' என்கிற அபாயக் கட்டத்தில், மேற்சிகிச்சைக்காக

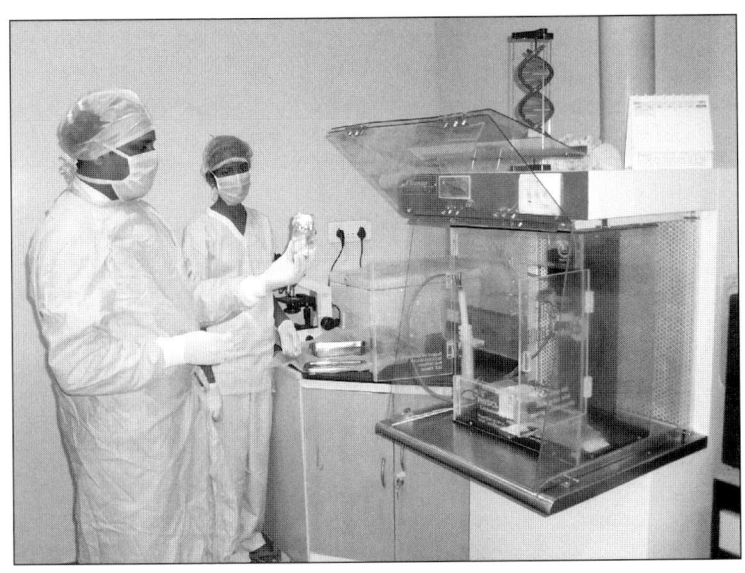

தமிழகம் வந்த அந்தப் பெண்ணுக்கு ஸ்டெம் செல் சிகிச்சை செய்யப்படவே, பிரச்னைகள் தீர்ந்து... இதயம் இயல்பாக இயங்கத் தொடங்கியது!

செர்பியப் பெண்ணுக்கு மேற்கொள்ளப்பட்ட சிகிச்சை குறித்து ஃபிரான்டியர் லைஃப் லைன் மருத்துவமனையின் மூத்த மருத்துவர் ஜி.என்.பிரசாத்திடம் பேசினோம். "பொதுவாக மனித இதயம் (பெரியவர்கள்) ஒரு நிமிடத்துக்கு 60 முதல் 80 முறை துடிக்க வேண்டும். ஆனால், 'இதயம் செயல் இழப்பு' என்கிற பாதிப்புக்கு ஆளான அந்த செர்பியப் பெண்ணுக்கு இதயத் துடிப்பு நிமிடத்துக்கு 30 முதல் 35 எனக் குறைந்து இருந்தது. இதனால், பக்கத்து அறைக்கு நடந்து செல்லக்கூட அவரால் முடியவில்லை. சில அடிகள் எடுத்துவைத்தாலே, அவருக்கு மூச்சுத் திணறல் வரும். அவருடைய இதயத்தின் பம்பிங் திறன் 30 சதவிகிதம்தான் இருந்தது. ரத்த அழுத்தம், சிறுநீரகத்தில் கோளாறு என்று இன்னும் சில பிரச்னைகளும் அவருக்கு இருந்தன. அதனால், எந்த அறுவை சிகிச்சையும் பலன் அளிக்காது என்ற நிலையில், ஸ்டெம் செல் சிகிச்சையைப் பரிந்துரை செய்தோம்.

இந்த சிகிச்சைக்காக அவரது எலும்பு மஜ்ஜையில் இருந்து 150 மி.லி. ரத்தம் எடுக்கப்பட்டது. ஆய்வகத்தில் பல்வேறு செயல்பாடுகளுக்குப் பிறகு அந்த ரத்தத்தில் இருந்து சிடி-34 என்ற

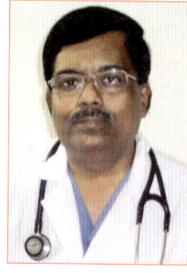

ஜி.என்.பிரசாத்

செல்லைத் தனியாகப் பிரித்து எடுத்தோம். அப்படிப் பிரிக்கும்போது, சிடி-34 ஸ்டெம் செல் வெறும் 12 மி.லி-தான் கிடைத்தது. அந்த ஸ்டெம் செல்லை ஊசி மூலம் அந்தப் பெண்ணின் நெஞ்சுக்கூட்டைத் திறந்து இதயத் தசையில் செலுத்தினோம். அதாவது 12 மி.லி. சிடி-34 செல்லை சமமாகப் பிரித்து வலது மற்றும் இடது கொரோனரியில் 5 முதல் 10 நிமிட இடைவெளியில் கொஞ்சம் கொஞ்சமாகச் செலுத்தினோம்.

பொதுவாக நெஞ்சுக்கூட்டைத் திறக்காமலேயே, இதயத்தில் இந்த ஸ்டெம் செல்லை செலுத்தலாம். இதயத்துக்கு ரத்தம் கொண்டுசெல்லும் குழாய் பகுதிக்கு மட்டும் அனஸ்தீஷியா கொடுத்துவிட்டு, ஸ்டெம் செல்லை இதயத் தசையில் செலுத்துவோம். ஆனால், சில பிரச்னைகள் காரணமாக இவருக்கு நெஞ்சுக்கூட்டைத் திறக்க வேண்டிய நிலை ஏற்பட்டது.

இந்த அனைத்து செயல்பாடுகளும் மூன்று நாட்களில் செய்யப்பட்டன. ஒரே வாரத்தில், அவரது இதயத்தின் செயல்பாட்டில் நல்ல முன்னேற்றம் ஏற்பட்டது. இதயத் துடிப்பிலும் நல்ல முன்னேற்றம் இருந்தது. நிம்மதியாக தன் சொந்த நாட்டுக்குத் திரும்பிவிட்டார்!" என்று சிகிச்சை முறைகளைப் பற்றி விளக்கினார்.

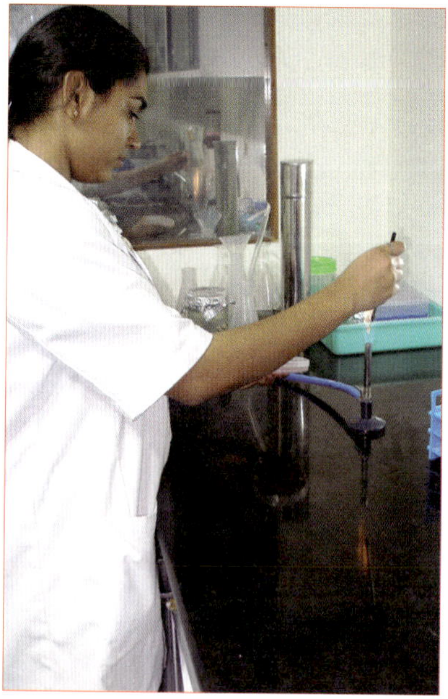

மேலும், "இந்த சிகிச்சை உலக அளவில் ஏற்றுக் கொள்ளப்பட்டாலும், இன்னும் ஆராய்ச்சி அளவில்தான் இருக்கிறது. இதய செயல் இழப்பு, ஆஞ்சியோபிளாஸ்டி, வென்ட்ரிக்குலர் ரீமாடலிங், இதய பைபாஸ் அறுவை சிகிச்சை போன்ற சிகிச்சைகளை மேற்கொண்ட பிறகும், இதயம் ரத்தத்தை பம்ப் செய்யும் திறன் மேம்படாதவர்களுக்கு, இதய மாற்று அறுவை சிகிச்சைதான் தீர்வு. ஆனால்,

அந்த அளவுக்கு இதயங்கள் கிடைப்பது இல்லை. அதற்காக நீண்ட நாட்கள் காத்திருக்க வேண்டிய நிலை இருக்கிறது. இந்தச் சூழ்நிலையில், வேறு சிகிச்சை செய்ய முடியாது என்ற நிலை உள்ளவர்களுக்கு, இந்த ஸ்டெம் செல் சிகிச்சையை நாங்கள் அளிக்கிறோம்.

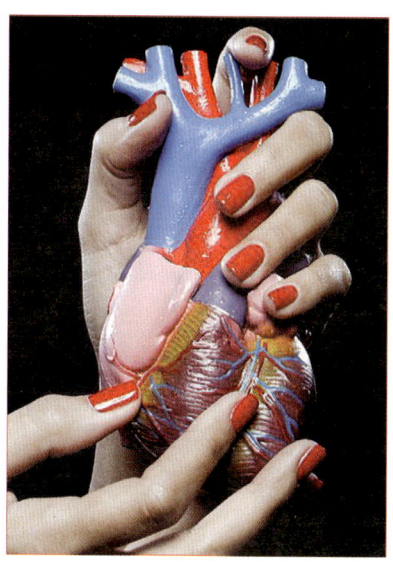

இந்த சிகிச்சைக்குப் பிறகு 10 சதவிகிதம் வரை இதயத்தின் செயல்பாடு மேம்படுகிறது. நோயாளியிடம் இருந்து எடுக்கப்பட்ட ஸ்டெம் செல்லே அவருக்கு செலுத்தப்படுவதால், நிராகரித்தல் என்ற பிரச்னை இதில் இல்லை. எதிர்காலத்தில் இந்த சிகிச்சையின் மூலம் இதயத்தின் செயல்பாட்டுத் திறன் மேலும் அதிகரிக்கும்.

ஸ்டெம் செல்லின் நன்மைகள் நாளுக்கு நாள் அதிகரித்துக் கொண்டே வருகிறது. ஸ்டெம் செல்லை உங்கள் இதயத்தில் செலுத்தினால், இதயத் திசுவாக வளர்ந்துவிடும். சிறுநீரகத்தில் செலுத்தினால், சிறுநீரகத் திசுவாக வளர்ந்துவிடும். கல்லீரலில் செலுத்தினால், கல்லீரல் திசுவாக வளர்ந்துவிடும். அதாவது, எந்த இடத்தில் அது செலுத்தப்படுகிறதோ, அந்த இடத்துக்கு ஏற்ற திசுவாக வளரத் தொடங்கிவிடும். இதைக்கொண்டு நடுக்குவாதம் (Parkinson's Disease), ஞாபக மறதி உள்ளிட்ட நோய்களைக்கூட குணப்படுத்தி இருக்கிறார்கள்!" என்கிறார் வியக்க வைக்கும் விதமாக.

காஸ்மெடிக் சர்ஜரி, சிறுநீரகம் உள்ளிட்ட அறுவை சிகிச்சையிலும்கூட ஸ்டெம் செல்லைப் பயன்படுத்தத் தொடங்கி இருப்பது, இன்னும் நல்ல செய்தி!

இனி பக்கம் வராது, பக்கவாதம்!

நவீன சிகிச்சை அறிமுகம்

26

மனிதர்களின் இயல்பான வாழ்க்கைக்கு முற்றுப்புள்ளி வைக்கும் நோய்களில் முக்கியமானது, பக்கவாதம். இதன் காரணமாக உறுப்புகள் செயல் இழப்பதால், வாழ்நாள் முழுவதும் அப்படியே வாழ வேண்டிய அவலம் ஏற்படுகிறது. பக்கவாதம் வந்த பிறகு குணப்படுத்துவதைவிட, வரும் முன் தடுப்பதே சிறந்தது. உடல் உறுப்புகளைச் செயல்படாமல் முடக்குவதால், இதை முடக்குவாதம் என்றும் சொல்வார்கள்.

இந்தியா போன்ற வளர்ந்து வரும் நாடுகளில் பக்கவாதம் எனப்படும் ஸ்ட்ரோக் நோயின் பாதிப்பு அதிகரிக்கிறது. உலக அளவில் உயிர் இழப்புக்கான இரண்டாவது முக்கியக் காரணமாகவும், உடல் ஊனத்துக்கான முதல் காரணமாகவும் விளங்கும் பக்கவாதம், நம்

நாட்டில் 1 லட்சம் நபர்களில், 203 பேருக்கு இருப்பதாகக் கண்டறியப்பட்டுள்ளது.

மூளைக்குச் செல்லும் ரத்தக் குழாயில் அடைப்பு ஏற்படும்போது, மூளைத் திசுக்களுக்குத் தேவையான ஊட்டச் சத்தும், சுவாசக் காற்றும் கிடைக்காமல் மூளையின் ஒரு பகுதி செயல்படாமல் போவதுதான் பக்கவாதம் ஏற்படுவதற்கு முக்கியமான காரணம். மூளைக்குச் செல்லும் ரத்தக் குழாயில் ஏற்படும் அடைப்பை அகற்றுவதற்கு, புதிய தொழில்நுட்பம் வந்துவிட்டது என்பதுதான் பக்கவாத நோயாளிகளுக்கு இனிப்பான செய்தி.

மதுரை மீனாட்சி மிஷன் மருத்துவமனையின் முதுநிலை இதய நிபுணர் டாக்டர் செல்வமணி இதுபற்றி கூறுகையில், “மதுரையைச் சேர்ந்த 68 வயதான முத்துவீரன் என்பவர் எங்கள் மருத்துவமனைக்கு வந்தார். கடந்த இரண்டு மாதங்களில் மட்டும் வாரத்துக்கு இரண்டு முறை மயங்கி விழுவதாகக் கூறினார். அவரைப் பரிசோதித்தோம். மூளைக்கு ரத்தம் கொண்டுசெல்லும் கெரோடிட் ஆர்டரி ரத்தக் குழாயில் 90 சதவிகித அடைப்பு இருந்ததைக் கண்டுபிடித்தோம். ரத்தக் குழாயின் சுவரில், அதிக அளவில் கொழுப்பு படிந்து, இந்த அடைப்பு ஏற்பட்டு இருந்தது. இது பக்கவாதம் முழுமையாக வருவதற்கான அறிகுறி. இந்தச் சூழ்நிலையில் ஓப்பன் சர்ஜரி அல்லது கெரோடிட் ஸ்டென்டிங் என்ற இரண்டு சிகிச்சை முறைகளில் ஒன்றைத்தான் பயன்படுத்த முடியும்.

நான், முத்துவீரனுக்கு கெரோடிட் ஸ்டென்டிங் முறையில் சிகிச்சை அளிக்க முடிவு செய்தேன். இந்த முறையில் கொழுப்பை அகற்றும்போது, அந்தக் கசடுகள் மூளைக்குச் செல்லாமல் தடுக்க, டிஸ்டல் புரொடக்ஷன் டிவைஸ் பயன்படுத்துவோம். அதைப் பயன்படுத்தினாலும், கசடுகள் மூளைக்குச் செல்வதற்கு, 5 சதவிகித வாய்ப்பு உள்ளது. அதனால், பக்கவாதம் வருவதற்கான அபாயம் முற்றிலும் நீங்குவது இல்லை.

இந்தப் பிரச்னைக்குத் தீர்வு காணும் வகையில், இப்போது புதிய தொழில்நுட்பம் வந்துவிட்டது. இதற்குப் பெயர் ப்ராக்சிமல் புரொடக்ஷன். இந்த சிகிச்சையின்போது கொழுப்பை அகற்றுவதற்கு மோமா அல்ட்ரா ப்ராக்சிமல் செரிபரல் புரொடக்ஷன் டிவைஸ் என்ற அதிநவீனக் கருவி பயன்படுத்தப்படுகிறது. இந்த முறையில், ரத்தக் குழாய் அடைப்பை நீக்கும்போது, கசடுகள் மூளைக்குச் செல்வது முற்றிலும் தடுக்கப்படுகிறது. இதனால், மூளை 100 சதவிகிதம் பாதுகாப்பாக இருக்கும். இந்த நவீன முறையில், ஆஞ்சியோபிளாஸ்டி செய்யப்படுவதுபோல, இரண்டு பலூன்கள் செலுத்தப்படும். ஒன்று, காமன் கெரோடிட் ஆர்டரி ரத்தக்

நம்பிக்கை தரும் நவீன சிகிச்சை முறைகள்

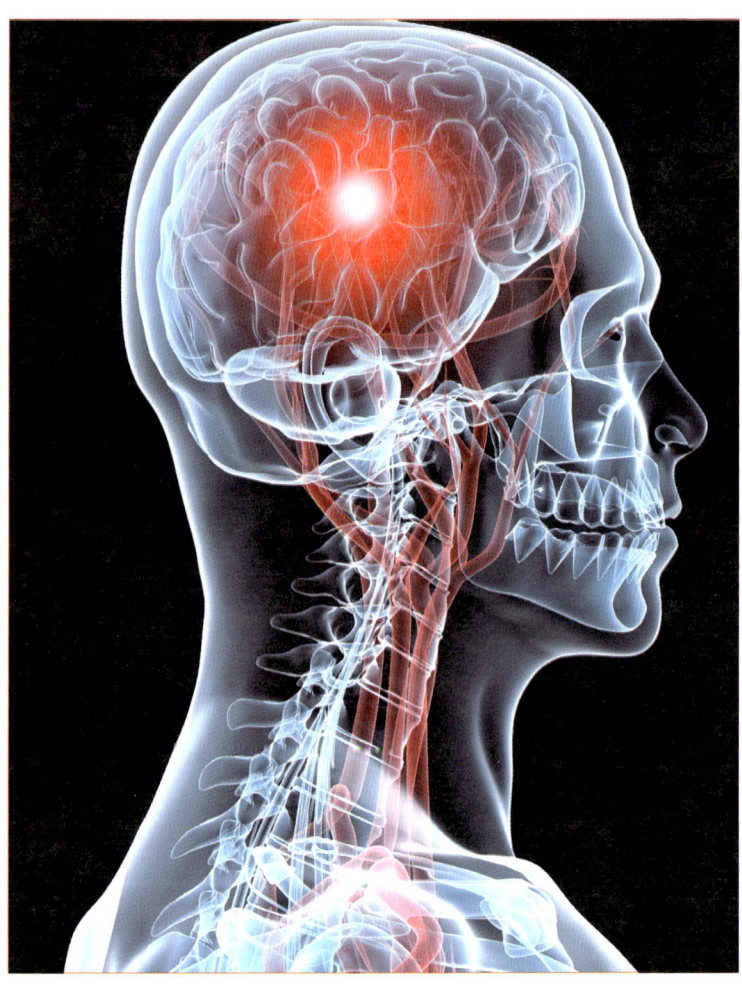

குழாயில் பயன்படுத்தப்படும். மற்றொன்று, வெளி கெரோடிட் ஆர்டரிக்குள், தற்காலிகமாக ரத்த ஓட்டத்தை நிறுத்துவதற்காகப் பயன்படும்.

இந்தக் கருவிகளை நோயாளியின் தொடையில் உள்ள ரத்தநாளம் வழியாகச் செலுத்தி, கழுத்து வரைக்கும் கொண்டுசெல்வோம். மூளைக்கு இடது பகுதி வழியாகச் செல்ல வேண்டிய ரத்தத்தை பலூன் போன்ற அமைப்பு மூலம் தடுத்து நிறுத்திவிடுவோம். இந்த சிகிச்சையின்போது நோயாளி முழு நினைவோடு இருப்பார்.

விகடன் பிரசுரம்

அடைப்புகள் அகற்றப்பட்டதும், கசடு உள்ள ரத்தம் சிரிஞ்ச் மூலம் வெளியே எடுக்கப்படும். பலூன் அகற்றப்பட்டு ரத்தம் தங்கு தடையின்றி மூளைக்குச் செல்லும். இத்தனை செயல்பாடுகளையும் 45 நிமிடங்களில் முடித்துவிடுவோம். இந்த சிகிச்சையின் காரணமாக முத்துவீரனுக்கு, பக்கவாதம் வருவதற்கான வாய்ப்பை முற்றிலும் நீக்கிவிட்டோம்.

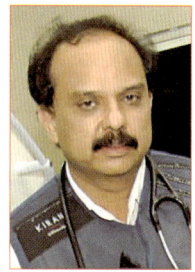

செல்வமணி

பொதுவாக எல்லா வயதினருக்குமே பக்கவாதம் ஏற்படலாம் என்றாலும், 40 வயதைத் தாண்டியவர்களுக்கு, வாய்ப்பு அதிகம். மேலும், நீரிழிவு, உயர் ரத்த அழுத்தம், ஏற்கெனவே மாரடைப்பு வந்தவர்கள், புகை பிடிக்கும் பழக்கம் உள்ளவர்களை எளிதில் பக்கவாதம் தாக்குகிறது..

பக்கவாதப் பாதிப்பு காரணமாக, முகம், கை அல்லது காலில் உணர்விழப்பு, திடீர்க் குழப்பம், பேசுவதில் திணறல், பார்வையில் தடுமாற்றம், நடப்பதில் திடீர்ப் பிரச்னை, தலைசுற்றல், திடீரென ஏற்படும் மோசமான தலைவலி, மயக்கம் போன்ற அறிகுறிகள் ஏற்படும். இதுபோன்ற நிலை இருந்தால், அவர்கள் உடனடியாக மருத்துவர்களிடம் ஆலோசனை பெறவேண்டும். மூளை மீதான தாக்குதல் மிக விரைவாக ஏற்படக்கூடியது என்பதால், உடனடி சிகிச்சை அவசியம். பக்கவாதம் வராமல் தடுக்க வேண்டுமானால், தொடர்ந்து உடற்பயிற்சிகள் செய்ய வேண்டும், ரத்த அழுத்தம் மற்றும் சர்க்கரையைக் கட்டுக்குள் வைத்திருக்க வேண்டும். உணவுப் பழக்கங்களில் கொழுப்பு அதிகம் உள்ள உணவைத் தவிர்க்க வேண்டும். புகை பிடிக்கும் பழக்கத்தை அறவே விட வேண்டும்" என்றார் இதய நிபுணர் டாக்டர் செல்வமணி.

புதிய தொழில்நுட்பத்தால், பக்கவாத நோயின் கொடுமை இனி தணியும் என்று நம்பலாம்!

மூளை ரகசியம் அம்பலம்!

ரியல் டைம் பிரெய்ன் மேப்பிங் அறிமுகம்

27

அது ஒரு காலம். உடலின் உள் உறுப்புகளில் பிரச்னை என்றால், அறுவை சிகிச்சை செய்து உடலைத் திறந்து பார்த்துத்தான் கண்டறிய வேண்டும் என்ற நிலை இருந்தது. எக்ஸ்ரே, சி.டி. ஸ்கேன் போன்றவை அறிமுகம் ஆனதும், உடம்பைத் திறந்து பார்க்க வேண்டிய அவசியம் குறைந்துபோனது. அதனால், நவீனத் தொழில்நுட்பங்கள்கொண்ட கிளினிக்கல் ரேடியோ டயக்னோஸ்டிக் பிரிவு மிகவும் முக்கியத்துவம்கொண்டதாக மாறிவிட்டது. இப்போது மூளையில் இருக்கும் ஒவ்வொரு நரம்பின் செயல்பாடுகளையும் அலசும் தொழில்நுட்பம்தான் மருத்துவத்தில் ஹாட்டஸ்ட் கண்டுபிடிப்பு.

விகடன் பிரசுரம்

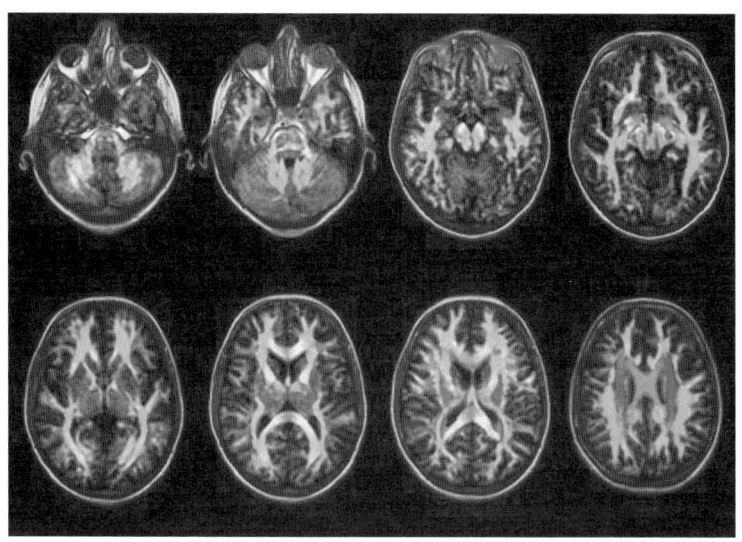

இதுபற்றி சென்னை செட்டி நாடு ஹெல்த் சிட்டியின் கதிரியக்க மருத்துவவியல் மூத்த உதவிப் பேராசிரியர் டாக்டர் அபுபக்கர் சுலைமான் கூறும்போது, "முன்பு, மூளையின் செயல்திறன், உள்கட்டமைப்பு மற்றும் அதில் ஏற்படும் பிரச்னைகள்

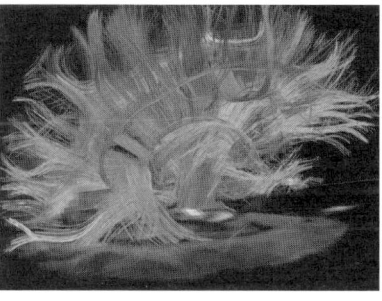

பற்றி ஆராய்வதற்கு, போதிய வசதிகள் கிடையாது. இந்தப் பிரச்னைகளைத் தீர்க்கும் வகையில் வந்ததுதான், எம்.ஆர்.ஐ. எனப்படும் காந்த ஒத்ததிர்வு வரைவு. எம்.ஆர்.ஐ. ஸ்கேன் 1990-களில் அறிமுகமாகி இருந்தாலும், தொடர்ந்து பல சிறப்பு அம்சங்கள் சேர்க்கப்பட்டு வந்தன. இப்போது முழுமையடைந்த, 'ஃபங்ஷனல் எம்.ஆர்.ஐ.' எனப்படும் செயலாக்கக் காந்த ஒத்ததிர்வு வரைவு வந்துவிட்டது.

மனித மூளையின் செயல்பாடுகள் மிகவும் நுட்பமானவை. மூளையின் எந்த பாகம் செயலாற்றுகிறதோ, அந்தக் குறிப்பிட்ட பாகத்துக்கு மட்டும் ரத்த ஓட்டம் அதிகரிக்கும். இதை புதிய தொழில்நுட்பம் மூலம், ஓர் ஒளிர்வாக உணர முடியும். மேலும்,

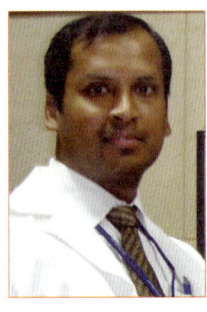

அபுபக்கர் சுலைமான்

நேரடி மூளை வரைவு எனப்படும், ரியல் டைம் பிரெய்ன் மேப்பிங் மூலம், மூளை செயல்படும் விதத்தையும் கண்களால் பார்க்க முடியும்!

இதன்மூலம், மூளையின் எந்தெந்த பாகங்கள் குறிப்பிட்ட வேலைகளைச் செய்கின்றன என்பதை அறிந்துகொள்ள முடிகிறது. அதாவது ஒரு மனிதன் யோசிக்கும்போது, அசையும்போது, பேசும்போது, உணர்ச்சிகளை உணரும்போது செயல்படும் பாகங்களைத் தனியே பிரித்துப் பார்க்க முடியும். அதனால், பக்கவாதத்தால் பாதிக்கப்பட்ட ஒருவரின் மூளை, எந்த அளவுக்கு பாதிக்கப்பட்டு உள்ளது, அவரால் மீண்டும் சகஜ நிலைக்குத் திரும்ப முடியுமா என்பதை எளிதில் கண்டுபிடிக்க முடியும். மேலும், ஒரு விபத்தில் சிக்கியவருக்கு எப்படிப்பட்ட பாதிப்புகள், எங்கெங்கே ஏற்பட்டுள்ளன என்றும் துல்லியமாகக் கணித்துவிட முடியும். இதன்மூலம் சிகிச்சை அளிப்பதும், உயிர் காப்பதும் எளிது.

முதியவர்களை அதிக அளவில் வாட்டும் ஞாபகமறதி நோய் பாதிப்பை அளவிட்டு, சிகிச்சை அளிப்பதற்கும் இந்த ரியல் டைம் பிரெய்ன் மேப்பிங் பேருதவி புரிகிறது. மூளையில் ஏற்படும் கட்டி (பிரெய்ன் டியூமர்) காரணமாக, எந்தெந்தச் செயல்பாடுகள் பாதிப்பு அடைந்து உள்ளன, இந்தக் கட்டி வளரும் பட்சத்தில் வேறு எந்தப் பகுதிகளில் பாதிப்பு ஏற்படும் என்பதையும் இதன்மூலம் கூறிவிட முடியும். இதனால், மூளைக்குக் கதிரியக்கம் கொடுத்துக் கட்டியைக் கரைக்கும் கட்டாயம் இருப்பின், அதற்கு முன்பு எந்த பாகங்களுக்கு மட்டும் கதிரியக்கம் கொடுக்க வேண்டும், எந்த பாகங்களுக்குக் கொடுக்கக் கூடாது என்பதைப் பிரித்துத் திட்டமிடுவதும் எளிது.

மனநிலை பாதிக்கப்பட்டவர்களுக்கு, மூளையின் எந்தப் பகுதியில் பாதிப்பு ஏற்பட்டு உள்ளது என்பதையும் இந்த ஃபங்ஷனல் எம்.ஆர்.ஐ. ஸ்கேன் மூலம் அறியலாம். இதனால் அவர்களைக் குணப்படுத்துவது எளிது. ஒருவர் பொய் சொல்கிறாரா அல்லது உண்மை பேசுகிறாரா என்பதையும் இந்த ஒளிர்வுகள் மூலம் ஆராய்ந்து சொல்லிவிட முடியும். ஆனால், இது இன்னமும் ஆராய்ச்சி அளவில்தான் இருக்கிறது.

இந்த எம்.ஆர்.ஐ. ஸ்கேன் கருவியில், 'டிப்ஃபியுஷன் டென்சார் இமேஜிங்' (Diffusion Tensor Imaging) என்ற தொழில்நுட்பம் வந்துள்ளது. இதன் சிறப்பு என்னவென்றால், இதன்மூலம் மூளையின்

வெண்பகுதி (ஒயிட் மேட்டர் என்று மருத்துவத்தில் சொல்வோம்) மற்றும் நரம்பிழைகளைத் தனியாகப் பிரித்துப் படமாக்க முடியும். இதன் மூலம் நரம்பிழைத் தொடர்ச்சி மற்றும் குறைபாடுகளைக் கண்டறியலாம். பக்கவாதம், வலிப்பு, மனநோய், மூளைச் சிதைவு, வளர்சிதைமாற்ற நோய், கிருமித்தொற்று, மூளைக் கட்டி போன்ற நோய்களால் எந்தெந்த நரம்பிழைகள் பாதிக்கப்பட்டு உள்ளன என்பதைத் துல்லியமாக அறிந்து சிகிச்சை மேற்கொள்ள இது உதவுகிறது.

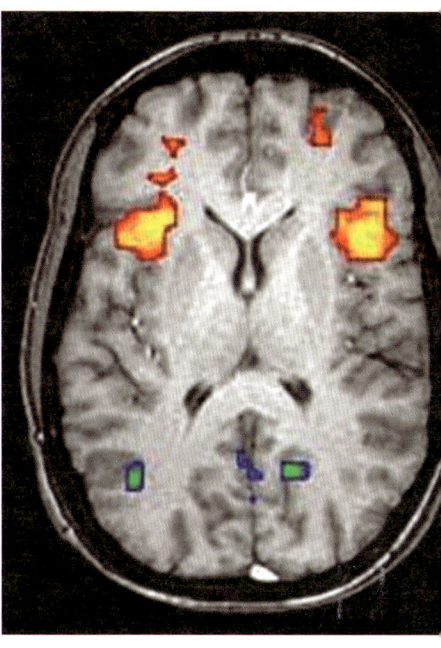

இந்த எம்.ஆர்.ஐ. ஸ்கேன் கருவியில் இன்னொரு அதிநவீன முன்னேற்றமாக, 'ஸ்பெக்ட்ராஸ்கோபி' அறிமுகமாகி உள்ளது. ஸ்கேன் செய்யும்போது கண்டறியப்படுவது சாதாரணக் கட்டியா, வளரக்கூடியதா, புற்றுநோய்க்கான வாய்ப்பு இருக்கிறதா என்பன போன்ற தகவல்களைக் கண்டறியும் தொழில்நுட்பம் இது. எம்.ஆர்.ஐ. என்பது மிக வலிமையான காந்தப் புலம். இந்தப் பரிசோதனையால் மூளைக்கு பாதிப்பு ஏற்படும் என்று பலர் பயப்படுகிறார்கள். உண்மையில் இது கதிர்வீச்சு இல்லாதது. அதனால், எந்த ஆபத்தும் ஏற்பட வாய்ப்பு இல்லை. எளிய பரிசோதனைகள் மூலம், மூளையில் உள்ள எல்லாப் பிரச்னைகளையும் கண்டறிந்துவிட முடியும். இந்தத் தொழில்நுட்பத்தைப் பயன்படுத்தி, உடலின் மற்ற பாகங்களின் செயல்பாடுகளையும் கண்டறிய ஆய்வுகள் நடக்கின்றன..." என்கிறார் அபுபக்கர்.

மூளையில் ஒரு பிரச்னை என்றால், இனி நடுங்க வேண்டியது இல்லை என்பது எத்தனை நல்ல செய்தி!

28

பதிவு செய்... திட்டமிடு... தாக்கு!

புற்றுநோய்க்கு சைபர்நைஃப் தொழில்நுட்பம்

ஜேம்ஸ்பாண்ட் படங்களில் கதாநாயகனை லேசர் கதிர்கொண்டு, எதிரிகள் தாக்குவதைப் பார்த்திருப்போம். நாயகன் வளைந்து, நெளிந்து எங்கு, எப்படிச் செல்கிறாரோ... அப்படியே அந்த லேசர் கதிரும் சென்று தாக்கும். அதே தொழில்நுட்பத்தில் அறிமுகமாகி உள்ளது, சைபர்நைஃப் எனும் அதிநவீன அறுவை சிகிச்சைக் கருவி. நோயாளி மூச்சுவிடும் அசைவைக்கூட கணக்கிட்டு, புற்றுநோய்க் கட்டியைத் தாக்கி அழிக்கும் இந்தக் கருவி.

ஒரு காலத்தில் புற்றுநோய்க்கான அறுவை சிகிச்சை சிக்கலானதாகவும், பக்கவிளைவுகள் நிரம்பியதாகவும், அதிக செலவு வைப்பதாகவும் இருந்தது. ஆனால், இன்றைய நவீனத் தொழில்நுட்பத்தின் காரணமாக, சில மணி நேரங்களில் அறுவை சிகிச்சை முடிந்து நோயாளிகள் வீடு திரும்ப முடிகிறது.

அப்போலோ ஸ்பெஷாலிட்டி கேன்சர் மருத்துவமனையின் மூத்த மருத்துவர் டி.ராஜா இதுபற்றிச் சொல்கிறார். "சில புற்றுநோய்களை மருந்து கொடுத்தே குணப்படுத்த முடியும். அறுவை சிகிச்சையில் சில வகை குணமாகும். ஒரு சில வகை புற்றுநோய்க்கு ரேடியேஷன் சிகிச்சைதான் சிறந்தது. எந்த உறுப்பை புற்றுநோய் தாக்கி உள்ளது, எந்த வகையான புற்றுநோய், எவ்வளவு தூரம் தாக்கி உள்ளது என்பதைப் பொறுத்தே, சிகிச்சை முறையை முடிவு செய்வோம்.

மார்பகப் புற்றுநோய், வாய்ப் புற்றுநோய் என்றால், அறுவை சிகிச்சையே சிறந்த தீர்வு. ஆனால், ரத்தப் புற்றுநோய்க்கு அறுவை சிகிச்சை செய்யாமல், கீமோதெரபி செய்ய வேண்டும். வியாதி அதிகமாகப் பரவி இருந்தால், குறிப்பிட்ட உறுப்பில் புற்றுநோய் காரணமாக வலி அதிகமாக இருந்தால், கதிரியக்கம் கொடுப்பது மட்டுமே உடனடி ஆறுதல்.

ஆனால், கதிரியக்கம் கொடுக்கும்போது, சுற்றிலும் உள்ள நல்ல திசுக்களும் கதிரியக்கம் செல்லும் பாதையில் நிற்பதால் பாதிக்கப்பட்டது. அதனால், குறிப்பிட்ட உறுப்பில் உள்ள புற்றுக் கட்டிக்கு 50-60 கிரே கதிரியக்கம் கொடுக்க வேண்டும் என்றால், மொத்தமாக ஒரே பக்கத்தில் இருந்து கொடுக்காமல்... நான்கு பக்கங்களில் இருந்து, அந்த 50 கிரேவைப் பிரித்துக் கொடுத்தார்கள். இப்படி செய்வதால், சுற்றிலும் உள்ள நல்ல திசுக்களில் ரேடியேஷன் அளவு அதிக பாதிப்பை உண்டாக்காது.

புதிய தொழில்நுட்பத்தின்படி, ஸ்கேன் மற்றும் கம்ப்யூட்டரை இணைத்து, புற்றுக் கட்டியின் முப்பரிமாணத்தைத் துல்லியமாக காண முடிகிறது. நான்கு பக்கம் இருந்து கதிரியக்கம் கொடுத்ததைவிட, தற்போது மொத்த டோஸையும் பல பங்குகளாகப் பிரித்து பல கோணங்களில் இருந்தும் புற்றுக் கட்டி அழிக்கப்படுகிறது. இந்தப் புதிய சிகிச்சை முறையை 'ஸ்டீரியோடாக்டிஸ்' என்பார்கள்.

சமீப காலங்களில் மிக வேகமாக வளர்ச்சி அடையும் இந்தத் துறையில் அடுத்த கட்டமாக ஐ.எம்.ஆர்.டி. மற்றும் ஐ.ஜி.ஆர்.டி. தொழில்நுட்பங்கள் வந்துள்ளன. மேலும், ரேடியோ சர்ஜரி என்ற தொழில்நுட்பமும் புழக்கத்தில் வந்துவிட்டது.

பொதுவாக கத்திவைத்து, அறுத்து செய்வதைத்தான் அறுவை சிகிச்சை என்போம். ஆனால், கத்தி இல்லாமல் உயர் ஆற்றல் பீம் ரேடியேஷனைக்கொண்டு புற்றுநோய்க் கட்டியைப் பொசுக்கும் நுட்பத்தையும் இந்த அறுவை சிகிச்சையில் கொண்டுவந்தனர்.

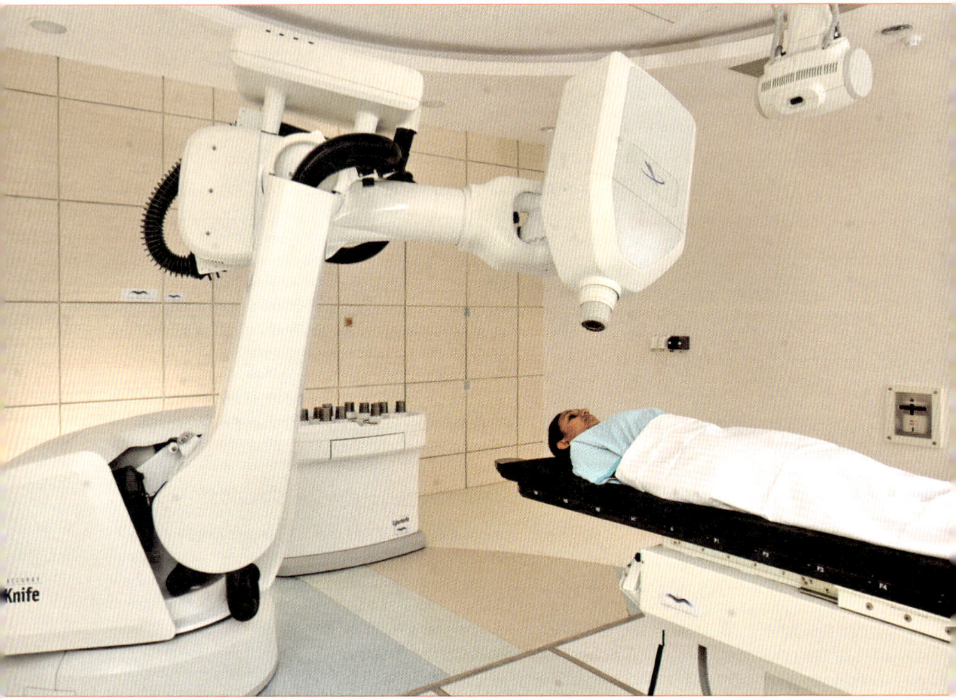

நம்பிக்கை தரும் நவீன சிகிச்சை முறைகள்

சைபர்நைஃப் கருவி

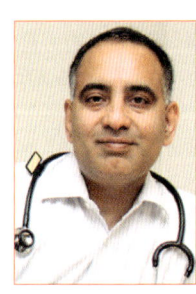

ராஜா

இந்த அனைத்து சிகிச்சைக்கும் உச்சகட்ட வளர்ச்சியாக வந்து இருப்பது, சைபர்நைஃப். இது அதிக எண்ணிக்கையிலான ரேடியேஷன் பீம்களைப் பல்வேறு கோணங்களில் இருந்தும் புற்றுக் கட்டி மீது செலுத்தக்கூடியது. இதனுடன் பொருத்தப்பட்டுள்ள எக்ஸ்ரே கேமரா, நோயாளியைத் துல்லியமாகக் கண்காணிக்கும். சுவாசித்தல், அசைதல் போன்ற சின்னஞ்சிறு அசைவுகளையும் பதிவு செய்து, ரோபோ கருவிக்கு அனுப்பிவைக்கும். உடனே ரோபோ தன்னை அதற்கு ஏற்றமாதிரி சரிப்படுத்திக்கொண்டு, மிகத் துல்லியமாகப் பல்வேறு கோணங்களில் இருந்தும் புற்றுக் கட்டி மீது கதிரியக்கத்தைச் செலுத்தும். தாக்க வேண்டிய பகுதி மில்லி மீட்டரைவிடக் குறைவாக இருந்தாலும், இந்தக் கருவியால் துல்லியமாகச் சென்றடைய முடியும். இந்த சிகிச்சை மூலம் வலி

இல்லாத, ரத்த இழப்பு இல்லாத, தழும்பு இல்லாத அறுவை சிகிச்சை புற்றுநோயாளிகளுக்குக் கிடைக்கிறது.

இந்த சிகிச்சைக்கு, முதலில் நோயாளியை சி.டி. ஸ்கேன் செய்வோம். அதன்மூலம் புற்றுக் கட்டியின் அளவு, வடிவம், இடம் போன்றவை துல்லியமாகக் கண்டறியப்பட்டு, டிஜிட்டல் தகவல்கள் சைபர்நைஃப் கருவிக்கு அளிக்கப்படும். எப்படி சிகிச்சை அளிப்பது என்று திட்டமிடப்பட்டு, அதன்படி சைபர்நைஃப் கருவி நோயாளியைச் சுற்றி பல இடங்களில் இருந்து கதிரியக்கத்தைச் செலுத்தி புற்றுக் கட்டியைத் தாக்கி அழிக்கும். புற்றுக் கட்டியின் தன்மையைப் பொறுத்து, 30 முதல் 90 நிமிடங்கள் வரை சிகிச்சை நீடிக்கும். பல கட்டங்களாக சிகிச்சை அளிக்கப்படுவதாக இருந்தால், ஐந்து நாட்கள் சிகிச்சை அளிக்கப்படும்.

இந்த சிகிச்சையில் மிக மிகக் குறைந்த அளவே பக்கவிளைவுகள் காணப்படுகின்றன. அதுவும் சிகிச்சை முடிந்த சில வாரங்களிலேயே சரியாகிவிடும். இந்த சைபர்நைஃப் கருவி, ப்ராஸ்டேட், நுரையீரல், முதுகுத் தண்டுவடம், மூளை, கல்லீரல், கிட்னி புற்றுநோய்க்கு பயன்படுத்தப்படுகிறது" என்றார்.

புற்றுநோயை பயமின்றி எதிர்கொள்ளும் நிலை சீக்கிரமே வரும் என நம்புவோம்!

ஆஸ்துமா போயே போச்சு!

அலர்ஜியைக் கட்டுப்படுத்த புதிய வழிகள்

29

இன்று குழந்தைகளைப் பாதிக்கும் மிகப் பெரிய பிரச்னையாகக் கருதப்படுவது, ஆஸ்துமா. சுமார் 10 சதவிகிதக் குழந்தைகள் ஆஸ்துமாவால் பாதிக்கப்படுவதாக மருத்துவர்கள் தெரிவிக்கிறார்கள். போதிய விழிப்பு உணர்வு இல்லாதது மட்டுமே, குழந்தைகள் இந்த நோயால் அதிகம் பாதிக்கப்படுவதற்கான காரணம்.

சென்னை ராமச்சந்திரா மருத்துவக் கல்லூரி மருத்துவமனையின் குழந்தைகள் நலப் பிரிவுத் துறைத் தலைவர் டாக்டர் பத்மாசனி வெங்கட்ரமணன் ஆஸ்துமா பற்றி விளக்குகிறார்:

"ஆஸ்துமாவை சரியாக கவனிக்காமல் விட்டு விட்டால்... மற்ற குழந்தைகள் போல

வெளியே சென்று விளையாட முடியாது. அடிக்கடி பள்ளிக்கு விடுப்பு எடுக்க வேண்டிய சூழல் ஏற்படும் என்பதால், பாதிக்கப்பட்ட பிஞ்சுகளின் வாழ்க்கைத் துள்ளலே குறைந்துவிடும்.

பாதிக்கப்பட்ட குழந்தைகளுக்கு, முன்பு சிரப் அல்லது மாத்திரை கொடுப்போம். தொடர்ந்து மருந்துகள் எடுப்பது, குழந்தைக்கு சில வித பக்கவிளைவுகளை ஏற்படுத்தலாம். தவிர, பெரியவர்கள் பயன்படுத்துவதுபோன்று, இன்ஹேலர் மூலம் மருந்துகளை உறிஞ்சுவது குழந்தைகளால் முடியாது. இப்போது, இந்தக் குறையைத் தீர்க்கும் வண்ணம், 'ஸ்பேஸருடன் பேபி மாஸ்க் இன்ஹேலர்' என்ற கருவி உள்ளது. இந்தக் கருவியைக் குழந்தையின் முகத்தில் பொருத்தி, மருந்தை அழுத்தினால் போதும்... மருந்து நேராகக் குழந்தையின் நுரையீரலுக்குச் சென்றுவிடும். மருந்து நேரடியாக நுரையீரலுக்கே செல்வதால், குறைந்த டோஸ் மருந்துகளே குணப்படுத்தப் போதுமானதாக இருக்கிறது. இதனால், பக்கவிளைவுகளும் குறைந்துவிட்டன.

உறிஞ்சும் மருந்திலும் புதிய மாற்றங்கள் வந்துவிட்டன. முதலாவது குரூப், ரிலீவர். ஆஸ்துமா அறிகுறி தோன்றியதும் குழந்தைக்கு இந்த மருந்தைச் செலுத்தினால், உடனடி ஆறுதல் கிடைக்கும். பிரச்னை சரியானதும், இதை நிறுத்திவிடலாம். மீண்டும் பாதிப்பு அடிக்கடி ஏற்படாமல் இருக்க, பிரிவென்டர் எனப்படும் தடுப்பு மருந்தும் உள்ளது. இதைத் தொடர்ந்து இரண்டு அல்லது மூன்று மாதங்களுக்குப் பயன்படுத்த வேண்டும்.

ஆனால், இதுபற்றிய போதிய விழிப்பு உணர்வு பெற்றோர்களிடமே இருப்பது இல்லை. அதனால், நோய் அறிகுறி இருக்கும்போது மட்டுமே பயன்படுத்தி, குணமானதும் நிறுத்திவிடுகிறார்கள். இதனால்தான் மீண்டும் மீண்டும் ஆஸ்துமா பிரச்னை வருகிறது.

பொதுவாக மூச்சை இழுக்கும்போது, அது நுரையீரலின் சின்னச் சின்னக் குழாய்கள் வழியாக உடலின் அனைத்துப் பகுதிகளுக்கும் செல்கிறது. ஆஸ்துமா பாதிப்பில், இந்தக் குழாய்கள் சுருங்கிவிடும். மருந்து செலுத்தியதும் மீண்டும் பழைய வடிவத்துக்குத் திரும்பும். இநதத தடுப்பு மருந்துகளை முறையாக எடுத்துக் கொள்ளவில்லை என்றால், நிரந்தரமாகவே அந்தக் குழாய்கள் சுருங்கிவிடுகின்றன. இதை ஏர்வே ரீ-மாடலிங் என்று சொல்வோம். அப்படி நிரந்தரமாகக் குறுகிவிட்டால், மிகப் பெரிய பிரச்னையாக ஆகிவிடலாம்.

எனவே, தற்காலிக நிவாரணம் கிடைத்துவிட்டது என்பதற்காக மருந்து எடுப்பதை நிறுத்திவிடாமல், குறிப்பிட்ட காலத்துக்குத் தொடர்ந்து மருந்து எடுத்துக்கொள்வது அவசியம்.

நம்பிக்கை தரும் நவீன சிகிச்சை முறைகள்

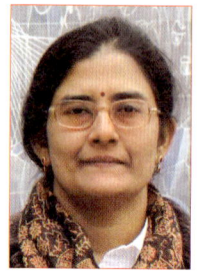

பத்மாசனி

சில குழந்தைகளுக்கு தூசு அலர்ஜி மிகப் பெரிய பிரச்னை. அதற்காக, அந்தக் குழந்தையை வீட்டுக்குள்ளேயே வைத்திருக்க முடியாது. பள்ளிக்குச் சென்றுதான் ஆகவேண்டும், மற்ற குழந்தைகளுடன் விளையாடத்தான் வேண்டும். அப்படிப்பட்ட குழந்தைகளுக்கு அந்த அலர்ஜியைத் தவிர்க்க, 'சப்லிங்குவல் இம்யூனோதெரபி' அறிமுகமாகி உள்ளது. இந்தியாவில் ஒரு சில இடங்களில்தான் இந்த வசதி உள்ளது.

'சப்லிங்குவல் இம்யூனோதெரபி' முறையில், முதலில் குழந்தைகளுக்கு எதனால், என்ன மாதிரியான அலர்ஜி ஏற்படுகிறது என்பதைப் பரிசோதனை செய்து கண்டறிவோம். அதன் அடிப்படையில், அலர்ஜிக்கு எதிரான நோய் எதிர்ப்பை உருவாக்கும் 'அலர்ஜன்'களை அந்தக் குழந்தையின் நாக்கில் வைப்போம். முதலில் சிறிய அளவில் ஆரம்பித்து நாளுக்கு நாள் அலர்ஜனின் அளவை அதிகமாக்குவோம். இதனால், குழந்தையின் உடலில் அலர்ஜிக்கு எதிரான நோய் எதிர்ப்பு சக்தி கூடிக்கொண்டே போகும். சிறிது காலத்தில் அந்தக் குழந்தைக்கு அலர்ஜி என்பதே இல்லாமல் போய்விடும்!

ஆஸ்துமா நோய்க்குப் பயன்படுத்தும் இன்ஹேலர் விஷயத்தில்கூட பெற்றோர் மத்தியில் பயம் இருக்கிறது. அதாவது, போதைப் பழக்கம்போல, தங்கள் குழந்தைகள் இதற்கு அடிக்ட் ஆகிவிடுவார்களோ என்று அஞ்சுவார்கள். இந்த பயம் தேவை இல்லாதது. இதுபோன்ற தவறான எண்ணங்கள் பெற்றோர்களிடம் இருந்து விலகவேண்டும்.

அடிக்கடி இருமல், மூச்சு வாங்குதல், மாடிப்படி ஏறினாலோ, விளையாடினாலோ அதிகம் இளைப்பது, மூச்சு விடும்போது விசில் சத்தம் வருவது, மூச்சுவிட முடியாதபடி நெஞ்சில் அழுத்தம் போன்ற அறிகுறிகள் இருந்தால், உடனடியாக மருத்துவரை அணுகி ஆலோசனை பெற வேண்டும். இந்த அறிகுறிகள் இருந்தாலே ஆஸ்துமாதான் என்றும் முடிவு செய்துவிட முடியாது. வேறு சில நோய்களுக்கும் இதே அறிகுறிகள் உள்ளன. ஆனால், எதுவாக இருந்தாலும் மருத்துவரிடம் காண்பித்து சிகிச்சையைத் தொடர்வதுதான் நல்லது.

பெற்றோரில் ஒருவருக்கு ஆஸ்துமா பிரச்னை இருந்தாலும், குழந்தைக்கும் வர வாய்ப்பு அதிகம். தாய் கருவுற்று இருக்கும்போது புகை பிடித்தாலும், குழந்தைக்கு ஆஸ்துமா வருவதற்கான வாய்ப்பு

விகடன் பிரசுரம்

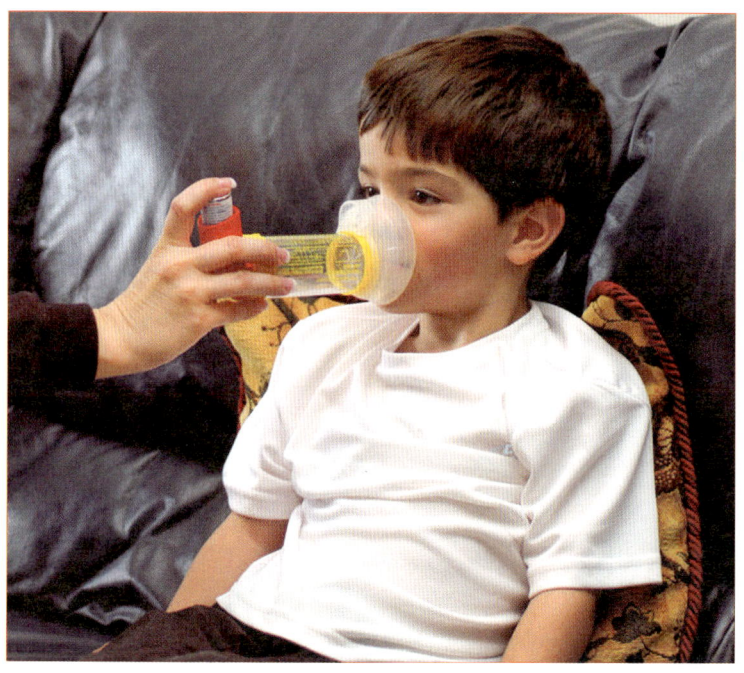

அதிகம். இந்தியாவில் பெண்கள் புகைப்பது இல்லை என்றாலும், மற்றவர்கள் புகைக்கும்போது அதை கர்ப்பிணி சுவாசித்தாலும் அது கருவையும் பாதிக்கும். எனவே, கர்ப்ப காலத்தில் சிகரெட் புகையை சுவாசிக்கும் சூழலைத் தவிர்க்க வேண்டும்.

குழந்தைக்கு ஆறு மாதங்களுக்கு வேறு ஆகாரங்களைத் தவிர்த்து, தாய்ப்பால் மட்டுமே புகட்டினால், அந்தக் குழந்தைக்கு ஆஸ்துமா வருவதற்கான வாய்ப்பு மிகவும் குறைவு!" என்று முன்னெச்சரிக்கைகளோடு முடித்தார் டாக்டர் பத்மாசனி.

அலர்ஜியை அண்டாமல் காக்க முயற்சிப்போம்!

'கணிப்பொறியே துணை!'

வளர்ந்து வரும் அறுவை சிகிச்சை முறை!

30

எல்லா அறுவை சிகிச்சை முறைகளிலும் அடுத்தடுத்து முன்னேற்றம் அதிகரிக்கிறது. உடலின் சிக்கலான பாகங்களில்கூட, துல்லியமாக அறுவை சிகிச்சை செய்யும் தொழில்நுட்பங்கள் வளர்கின்றன. அறுவை சிகிச்சையில் மனிதத் திறன் ஒரு பக்கம் இருந்தாலும், தொழில்நுட்பமும் இன்றைய காலகட்டத்தில் முக்கியமான ஒன்றுதான்!

ஒரே அறுவை சிகிச்சை வல்லுனரால் ஒவ்வொரு நாளும் ஒரே அளவு சீராகவும் துல்லியமாகவும் அறுவை சிகிச்சை மேற்கொள்ள முடியாது.

தொழில்நுட்பம் வளர்ந்த இந்த நேரத்தில், நோயாளிகளின் எதிர்பார்ப்பும் '100 சதவிகிதப் பலன்' என்று ஆகிவிட்டது. இதை நிறைவேற்றத்தான் இப்போது வந்துள்ளது,

விகடன் பிரசுரம்

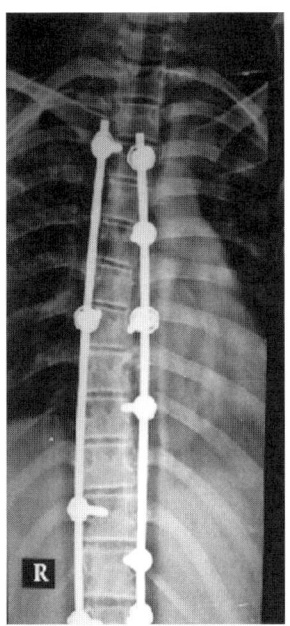 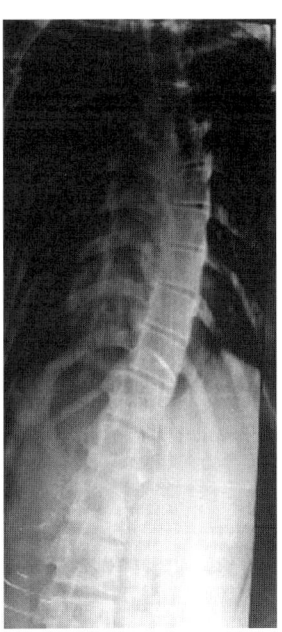

'கணிப்பொறித் துணை அறுவை சிகிச்சை முறை (கம்ப்யூட்டர் நேவிகேஷன்)'.

முதுகுத் தண்டு அறுவை சிகிச்சைக்கு ஒரு சில இடங்களில் மட்டுமே இந்தத் தொழில்நுட்பம் பயன்படுத்தப்படுகிறது. கோயம்புத்தூர் கங்கா மருத்துவமனையில் இந்த 'கம்ப்யூட்டர் நேவிகேஷன் தொழில்நுட்பம்' பயன்படுத்தப்பட்டு, 'ஸ்கோலியாசிஸ்' எனப்படும் முதுகு வளைதல் பிரச்னை சரிசெய்யப்படுகிறது.

இதுகுறித்து கங்கா மருத்துவமனையின் ஆர்த்தோபிடிக்ஸ் துறை இயக்குநரான டாக்டர் ராஜசேகரன் கம்ப்யூட்டர் நேவிகேஷன் பற்றி விளக்கமளித்தபோது, "பிரெய்ன் டியூமர், ஸ்கோலியாசிஸ் எனப்படும் முதுகுத் தண்டு வளைதல், மூட்டு மாற்று அறுவை சிகிச்சை போன்ற சிக்கலான அறுவைகளுக்கு கம்ப்யூட்டர் நேவிகேஷன் என்ற இந்த கணிப்பொறித் துணை அறுவை சிகிச்சை முறை பெரிய வரப்பிரசாதம்.

முதுகுத் தண்டுவடம் வளைதல் என்பது குழந்தைகளுக்கு ஏற்படுவது. பொதுவாக ஒருவரைப் பின்னால் இருந்து பார்க்கும்போது முதுகுத் தண்டுவடம் நேராக இருக்கும். ஆனால், அது சிலருக்கு சற்று வளைந்து காணப்படும். 8 முதல் 10 வயது

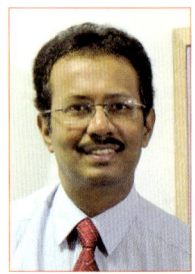

ராஜசேகரன்

வரையிலான குழந்தைகள் நார்மலாக இருப்பார்கள். அதன் பிறகு பார்த்தால், கிடுகிடுவென்று முதுகு ஆங்கில எழுத்து 'எஸ்' போல வளைந்துவிடும்!

தொடக்கத்தில் 5 முதல் 10 டிகிரி வரை வளைய ஆரம்பிக்கும். குழந்தைகளின் வளர்ச்சி முடிவதற்கு முன்னதாக அது 90 டிகிரிக்கு மேல் வளைந்துவிடும். அப்போது முதுகெலும்புக்குள் உள்ள நரம்புகளை அது முறுக்குகிறது. இதனால், ரத்தக் குழாயில் அடைப்பு, கால் வராமல் போவது போன்ற பிரச்னைகள் ஏற்படுகின்றன. ரொம்ப வளையும்போது, நெஞ்சுக்கூடும் வளையும். அது இதயம், நுரையீரலை அழுத்தும். இதனால் இந்த உறுப்புகளின் செயல்பாட்டிலும் பிரச்னைகள் வரும். அப்படியே விட்டுவிட்டால், 25 வயதாகும்போது, இன்னும் பல்வேறு பிரச்னைகள் ஏற்படும்.

ஸ்கோலியாசிஸ் பிரச்னைக்கு அந்தக் காலத்தில் அறுவை சிகிச்சை கிடையாது. முதுகுத் தண்டு சிக்கலான பகுதி என்பதால், அப்படியே விட்டுவிடுவோம். அதன் பிறகு மருத்துவத் துறையின் வளர்ச்சியால் அறுவை சிகிச்சை செய்யப்பட்டது. இதில் நிறைய மெட்டல், ஸ்குரூ போட வேண்டும். இதனால், எங்கு அதைப் போட வேண்டும், வேறு ஏதேனும் உறுப்பை அது பாதிக்குமா, கொஞ்சம் இழுத்தால் நரம்பு துண்டிக்கப்பட்டுவிடுமா என்று மிகவும் பயந்து, கவனத்துடன் செய்து வந்தோம்.

எல்லோருக்கும் ஒரே மாதிரியான உடல் அமைப்பு கிடையாது. இதனால் 100-ல் ஒன்று இரண்டு பேருக்கு பிரச்னை ஆவதும் உண்டு. ஆனால், இந்த சிக்கலான பிரச்னைக்கு ஒரு நல்லத் தீர்வாக, கம்ப்யூட்டர் நேவிகேஷன் சர்ஜரி வந்துள்ளது. இது இங்கு வந்து சில ஆண்டுகள் ஆகிவிட்டன. இதில், மேலும் நாளுக்கு நாள் முன்னேற்றங்கள் வந்தபடி இருக்கின்றன!

உடலில் எந்த இடத்தில் என்ன நரம்பு, ரத்தக் குழாய்கள், உடல் உறுப்புகள் உள்ளன என்பதை எல்லாம் இது துல்லியமாகக் காட்டிவிடும். இதனால் எங்கு ஸ்குரூ இறக்கலாம் என்பது மருத்துவர்களுக்குத் தெரிந்துவிடுவதால் அறுவை சிகிச்சை எளிமையாகிவிட்டது.

இந்த முறை அறுவை சிகிச்சையில், 'விக்டர் விஷன் காம்பேக்ட் ஐசோ-சி ஆர்ம்' என்ற கம்ப்யூட்டர் நேவிகேஷன் கருவி முன்பு நோயாளியைப் படுக்கவைப்போம். அந்தக் கருவியில் இருந்து வரும் சிக்னல், உடலின் உள் அமைப்புத் தோற்றத்தை முப்பரிமாணமாகத்

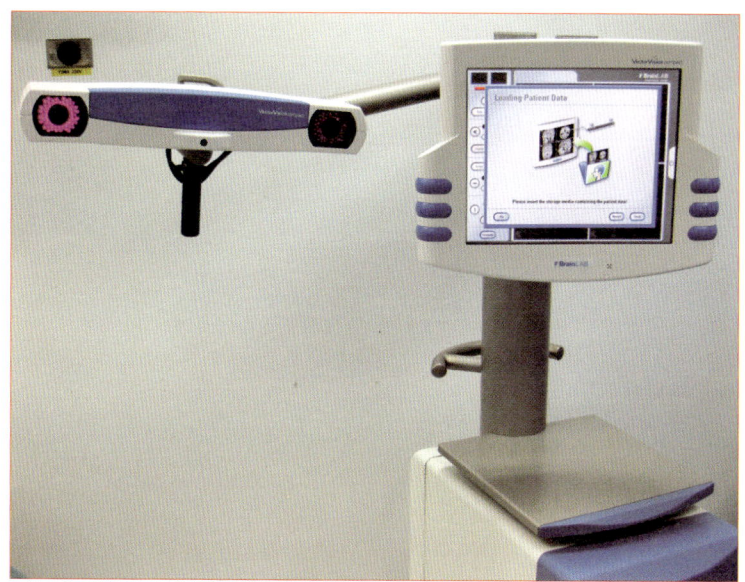

திரையில் காட்டும். அறுவை சிகிச்சைக் கருவி எந்த இடத்தில் உள்ளது, எந்தக் கோணத்தில் உள்ளது, அதற்கும் உறுப்புக்கும் இடைவெளி எவ்வளவு, ஸ்குரூ போடும்போது உறுப்பு, நரம்பு, ஏதேனும் பாதிக்கிறதா என்பதை எல்லாம் துல்லியமாக இது காட்டிவிடும்.

முதுகுத் தண்டில் டியூமர் எடுக்கும் சிகிச்சையிலும் இது பெரிதும் உதவுகிறது. டியூமருக்கும் கருவிக்கும் உள்ள தூரம், எவ்வளவு டியூமரை அகற்றி உள்ளோம், இன்னும் எவ்வளவு இருக்கிறது போன்ற தகவல்களைத் திரையில் காட்டிவிடும். இதைப் பார்த்து, முதுகுத் தண்டுவடத்தை நேராக்கும் அறுவை சிகிச்சையை செய்கிறோம்.

மூட்டு மாற்று அறுவை சிகிச்சை, மூளையில் டியூமர் அகற்றம் உள்ளிட்ட சிக்கலான சிகிச்சைகளுக்கும் இந்த கம்ப்யூட்டர் நேவிகேஷனைப் பயன்படுத்தி செய்கிறோம். சரியான, துல்லியமான அறுவை சிகிச்சை என்பதோடு, செய்வதற்கான நேரமும் குறைந்துவிடுகிறது. இதில் கதிர்வீச்சு பாதிப்பு எதுவும் இல்லை என்பதும் ஒரு ப்ளஸ்!" என்று விளக்கமளித்தார் டாக்டர்.

மேலும் நவீனமாகட்டும் கம்ப்யூட்டர் நேவிகேஷன்!

தழும்பே போ... அழகே வா!

பிளாஸ்டிக் சர்ஜரியில் புதிய டெக்னாலஜி

31

பிளாஸ்டிக் சர்ஜரி எனப்படும் காஸ்மெடிக் சர்ஜரியை எத்தனை முறை செய்து கொண்டாலும், தழும்புகள் முழுமையாக மறைவது இல்லை. ஓரளவு தெரியத்தான் செய்கிறது என்பது பலருக்கும் உள்ள வருத்தம். இந்தக் குறையைத் தீர்க்க புதிய தொழில்நுட்பம் அறிமுகமாகிவிட்டது.

சென்னை குளோபல் மருத்துவமனையின் பிளாஸ்டிக் சர்ஜன் பேராசிரியர் வி.பி.நாராயணமூர்த்தி இதுபற்றி தெளிவு படுத்துகிறார்...

"காஸ்மெடிக் சர்ஜரி எனப்படும் அழகுக்காக செய்யப்படும் அறுவை சிகிச்சைகளில் எண்டோஸ்கோபி பயன்படுத்தப்படுகிறது. இதைப் புதிய தொழில்நுட்பம் என்று

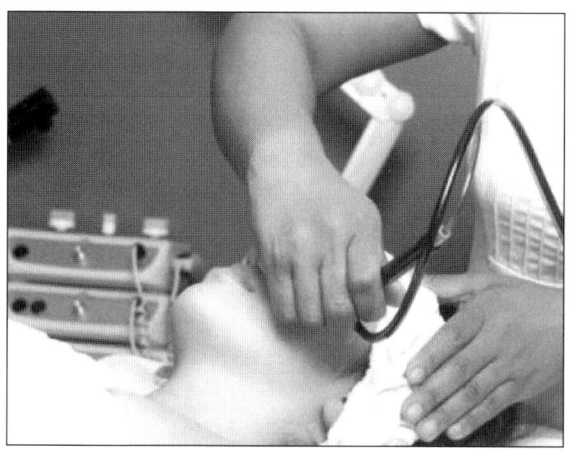 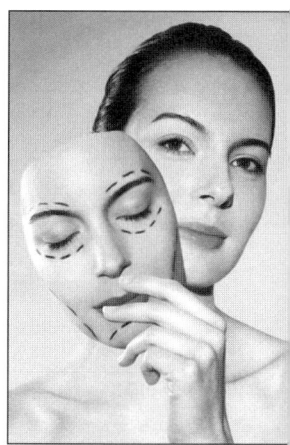

கூறமுடியாது. ஏனென்றால் எண்டோஸ்கோபி அறிமுகமாகி பல ஆண்டுகள் ஆகிவிட்டன. இந்தக் கருவியை பிளாஸ்டிக் சர்ஜரியில் பயன்படுத்துவதை வேண்டுமானால் புதிய டெக்னிக் என்று சொல்லலாம். இந்தியாவில் ஒரு சில இடங்களில்தான் பிளாஸ்டிக் சர்ஜரியில் எண்டோஸ்கோபி பயன்படுத்தப்படுகிறது.

ஏஜிங் எனப்படும் வயதானதை மறைக்கும் அறுவை சிகிச்சைகளில் அது அதிகமாகப் பயன்படுகிறது. முகத்தில் சுருக்கங்களைச் சரி செய்யும் 'ஃபேஸ் லிஃப்டிங்', 'ஐப்ரோ லிஃப்டிங்' எனப்படும் புருவத்தை உயர்த்தும் அறுவை சிகிச்சை மற்றும் மார்பகத்தைப் பெரிதாக்கும் அறுவை சிகிச்சைகளில் எண்டோஸ்கோபி பயன்படுத்தப்படுகிறது.

முகத்தில் வயதான தோற்றத்தைக் குறைப்பதற்காக தலையில் இருந்து காது பகுதி வரை அறுத்து, எலும்பை ஒட்டி உள்ள தோலின் அடிப்பகுதியை இழுத்துவைத்துத் தைப்போம். இதனால் தழும்பு மறைவாக இருக்கும்.

எபிடெர்மிஸ் எனப்படும் மேல்புறத் தோல், சுருக்கத்துக்குக் காரணம் இல்லை. அடிப்பகுதியில் உள்ள டெர்மிஸ்தான் காரணம். அதனால், முன்பு முகத்தில் காதுப் பகுதியில் முழுவதும் அறுக்க வேண்டி இருந்தது. இப்போது எண்டோஸ்கோபியில் 1 செ.மீ-க்கும் குறைவான அளவுக்கே துளையிடப்படுகிறது. அந்தத் துளை வழியாக டியூப் செலுத்தப்படுகிறது. அந்த டியூபுக்குள் அறுவை சிகிச்சை செய்யும் கருவி, கேமரா மற்றும் லைட் போன்றவற்றை உள்ளே செலுத்தி, தோலின் அடிப்பகுதியில் ஏற்பட்டுள்ள

நம்பிக்கை தரும் நவீன சிகிச்சை முறைகள்

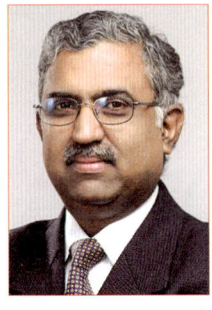

வி.பி.நாராயணமூர்த்தி

மாற்றத்தைப் பார்க்கிறோம். அதன் பிறகு, தோலின் அடிப்பகுதியை இழுத்துத் தையல் போடுகிறோம். இதனால் பெரிய அளவில் தழும்புகள் ஏற்படுவதில்லை. 10 ஆண்டுகள் வரை சுருக்கமும் ஏற்படாது.

புருவம் உயர்த்தும் அறுவை சிகிச்சையில் காதுப் பகுதியில் தொடங்கி தலை, மீண்டும் அடுத்த காது வரை தோல் அறுக்கப்பட வேண்டும். தலைப் பகுதியில் பெரிஸ்டியம் என்ற லேயரை உரித்து மண்டை ஓட்டில் இழுத்துவைத்துத் தைப்போம். இதனால் தலையில் லேசான தழும்பு இருக்கும். இப்போது எண்டோஸ்கோபி மூலம் இந்த அறுவை சிகிச்சை செய்யப்படுகிறது.

நெற்றி பரந்த பகுதி என்பதால், இங்கு மூன்று துளையிடப்பட்டு அதன் உள்ளே கருவிகள் செலுத்தப்பட்டு, பெரிஸ்டியம் லேயர் இழுத்துத் தைக்கப்படுகிறது. இதிலும் தையல் போடுவதற்குப் பதில், ஃபைபரின் க்ளூ எனப்படும் பசைகொண்டு ஒட்டும் முறை வந்துள்ளது.

மார்பகம் பெரிதாக்கும் அறுவை சிகிச்சையிலும் எண்டோஸ்கோபியைப் பயன்படுத்த முடியும். வழக்கமாக மார்பகத்தின் அடிப்பகுதியில் 5 செ.மீ. அளவுக்கு அறுத்து, உள்ளே சிலிகான் பை வைக்கப்படும். இதனால் சிறிய அளவில் தழும்பு தெரியும். இப்போது எண்டோஸ்கோபி மூலம் தொப்புளில் ஒரு துளை போட்டு, அதன் உள்ளே தேவையான கருவிகள் செலுத்தப்படும். தோலின் அடிப்பகுதி வழியாக மார்பகம் வரை கருவியைக் கொண்டுசெல்கிறோம். பின்னர், அங்கு அறுவை சிகிச்சைக்கான இடத்தை உருவாக்கி, உப்பு நீர் கரைசல் அடங்கிய பையை செலுத்தி மார்பகம் பெரிதாக்கப்படும். இதனால் தழும்பு வெளியே தெரியாது.

இதயம் செயல் இழந்துவிட்டால் எப்படி மாற்று இதயம் பொருத்துகிறோமோ, அதுபோல கை, கால் துண்டானால் மாற்று உறுப்புகள் பொருத்தும் சிகிச்சை முறைகளும் பிளாஸ்டிக் சர்ஜரியில் வந்துள்ளன.

உலகில் ஒருசில நாடுகளில் மட்டுமே நடக்கும் இந்த சிகிச்சையை மேற்கொள்ள உரிமம் கேட்டு நாங்கள் விண்ணப்பித்து உள்ளோம். அதேபோல, கருவில் உள்ள குழந்தைக்கு ஏதேனும் குறைபாடு உள்ளதா என்பதைக் கண்டறியும் நவீன கருவிகளும், அப்படி குறை இருந்தால் கருவில் இருக்கும்போதே அறுவை சிகிச்சை செய்யும்

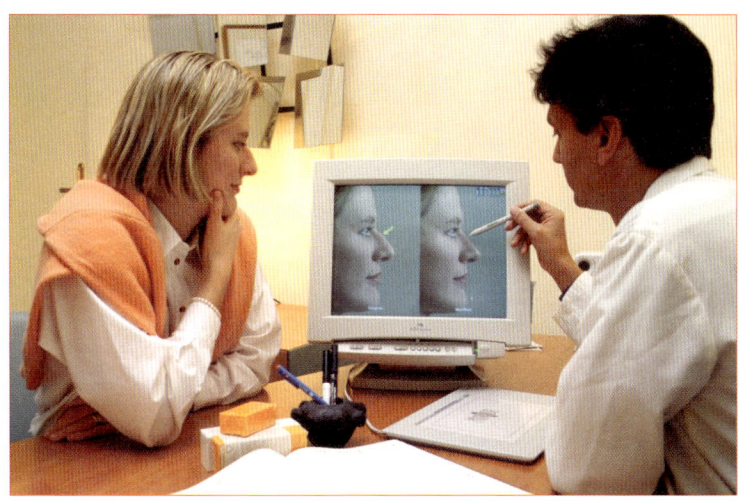

முறையும் வந்துள்ளது. கருவில் இருக்கும்போதே அறுவை சிகிச்சை செய்யும்போது தழும்பு தெரியாமல் போய்விடும். இந்த சிகிச்சை முறைகள் எல்லாம் இங்கு வர சில காலம் ஆகும்.

உடலில் மிக நீளமானது தோல்தான். அதில் தீக்காயம் ஏற்பட்டால் பாதிக்கப்பட்ட பகுதியை உடனடியாக அகற்றிவிட வேண்டும். அப்போதுதான் அதில் சீழ் பிடிக்காது. 80 சதவிகிதம் பாதிக்கப்பட்டு, 20 சதவிகிதம் நன்றாக இருந்தால்கூட இந்த முறையைக் கடைப்பிடிக்கலாம். தோல் எடுத்த இடத்தில் மீண்டும் தானாகவே தோல் வளர்ந்துவிடும்.

முற்றிலும் பாதிக்கப்பட்டவர்களுக்காக, செயற்கைத் தோல் சிகிச்சை இருக்கிறது என்றாலும் இதற்கான செலவு மிக மிக அதிகம். ஒரு சதுர அடிக்கும் குறைவான அளவு செயற்கைத் தோலின் விலை ரூ.1 லட்சம் ஆகும். வரும் காலத்தில் உள்நாட்டிலேயே செயற்கைத் தோல் உற்பத்தி செய்யப்படும்போது, விலை வெகுவாக குறைந்து மக்களுக்குப் பேருதவியாக இருக்கும்" என்று விளக்கம் தருகிறார் பேராசிரியர் நாராயணமூர்த்தி!

இதயத்துக்குள் ஒரு டாக்டர்!

உயிர் காக்கும் புதிய கருவி

32

புற்றுநோய்க்கு அடுத்தபடியாக அதிக அளவில் மரணங்கள் நிகழக் காரணமாக இருப்பது... அதிவேக இதயத் துடிப்பால் ஏற்படக்கூடிய அதிவேக மரணம்!

அதனால், இதயத் துடிப்பு பிரச்னை குறித்த தகவல்களை மக்களிடம் பரப்பும் வகையில், 'உலக இதயத் துடிப்பு வாரம்' ஒவ்வோர் ஆண்டும் ஜூன் 6 முதல் 12 வரை கடைப்பிடிக்கப்படுகிறது. இதயப் பாதுகாப்பு மற்றும் இதயத்தைக் காக்கும் நவீன கருவிகள் குறித்து சென்னை அப்போலோ மருத்துவமனையின் கார்டியாக் எலெக்ட்ரோ ஃபிசியாலஜிஸ்ட் டாக்டர் கார்த்திகேசன் கூறும்போது, "சராசரியாக மனித இதயம் ஒரு நிமிடத்துக்கு 60 முதல் 100 முறை துடிக்க

வேண்டும். மனிதனின் செயல்பாடு, எண்ணத்தைப் பொறுத்து அது வித்தியாசப்படலாம். இதயத் துடிப்பு குறையும்போது அதை சீராக வைத்திருக்க, பேஸ்மேக்கர் கருவி பயன்படுத்தப்படுகிறது. இந்தக் கருவி, சின்ன தீப்பெட்டி அளவுக்கு இருக்கும். இதில் பேட்டரி, சிறிய எலெக்ட்ரானிக் சர்க்யூட், இதயத்தின் அறைகளுக்கு மின்சாரத்தைக் கொண்டுசெல்ல ஒயர்கள் போன்றவை இருக்கும்.

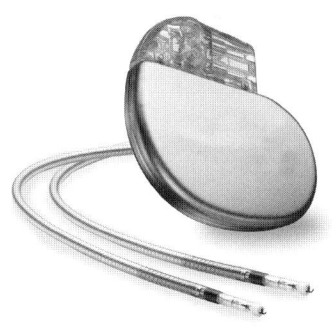

நோயாளிக்கு உணர்வு இழப்பு மருந்து கொடுத்து, சிறிய அறுவை சிகிச்சை செய்து, மார்புப் பகுதியில் ஒரு மணி நேரத்தில் இந்தக் கருவியைப் பொருத்துவோம். இதயத்துக்கு செல்லும் ரத்தக் குழாய் வழியாக, இந்த ஒயரை இதய அறைகளுக்குள் கொண்டுசென்று சிறிய ஸ்க்ரூ போட்டு முடுக்கிவிட்டால்... இதயத் துடிப்பு சீராகிவிடும்.

பேஸ்மேக்கர் கருவி பொருத்தப்பட்டவர்கள், எம்.ஆர்.ஐ. ஸ்கேன் செய்ய முடியாது. ஏனெனில், எம்.ஆர்.ஐ. ஸ்கேனில் இருந்து வரும் காந்த சக்தி பேஸ்மேக்கரில் பிரச்னையை ஏற்படுத்தலாம். இப்போது அந்தப் பிரச்னைக்குத் தீர்வாக, புதிய தொழில்நுட்பத்துடன் பேஸ்மேக்கர் வந்துள்ளது. இது, மனித செயல்பாட்டைக் கண்டறிந்து, அதற்கு ஏற்றாற்போல, இதயத் துடிப்பை சரிசெய்யும்.

சாதாரணமாக, இதயப் பிரச்னையால் பாதிக்கப்பட்ட நோயாளிகளுக்கு அடிக்கடி மூச்சுத் திணறல் ஏற்படும், நெஞ்சில் நீர் கோத்துக் கொள்ளும். உடனே அவசர சிகிச்சை செய்ய வேண்டிய நிலை ஏற்படும்.

இந்த நீர் கொஞ்சம் கொஞ்சமாகவே உடலில் சேரும் என்பதால், இந்தப் புதிய கருவி உடலில் அதிகமாக நீர் சேரும்போதே, எச்சரிக்கை செய்துவிடும். உடனே மருத்துவர்களை சந்தித்து சிகிச்சை எடுத்துக்கொண்டால், அவசர சிகிச்சைப் பிரிவில் சேர்ந்து பணம் செலவழிப்பதைத் தவிர்க்கலாம்.

சில நோயாளிகளுக்கு திடீரென்று எதிர்பாராத நேரத்தில் இதயத் துடிப்பு அதிகமாகி... சில மணி நேரங்களில் மரணம் ஏற்படலாம். இதை கார்டியாக் அரெஸ்ட் என்று கூறுவோம். மரபியல் ரீதியாக பிரச்னை உள்ளவர்களுக்கும், ஏற்கெனவே

நம்பிக்கை தரும் நவீன சிகிச்சை முறைகள்

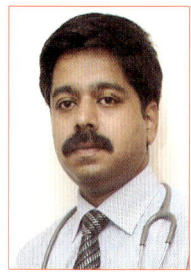

கார்த்திகேசன்

மாரடைப்பு வந்து இதயம் பலவீனம் ஆனவர்களுக்கும் இந்தப் பிரச்னை வர வாய்ப்பு உள்ளது. இவர்கள் முன்கூட்டியே மருத்துவரிடம் ஆலோசனை பெற்று, இம்பிளான்டபிள் கார்டியோவெர்டர் டெஃபிப்ரிலேட்டர் என்ற பிரத்யேகக் கருவியை பொருத்திக்கொள்வது நல்லது.

இந்தக் கருவியில் உயர் அழுத்த பேட்டரி இருக்கும். இதயத் துடிப்பு வழக்கத்துக்கு மாறாக அதிகரித்தால், சில நொடிகளில் அதைக் கண்டறிந்து இதயத்துக்கு ஷாக் கொடுத்து... மீண்டும் சகஜ நிலைக்குக் கொண்டுவரும். ஷாக் கொடுக்கும்போது கொஞ்சம் வலி இருக்கும் என்றாலும், உயிர் காப்பாற்றப்படும்.

தற்போது குறிப்பிட்ட கால இடைவெளியில், பேஸ்மேக்கர் பொருத்தப்பட்ட நோயாளிகள் மருத்துவரை சந்தித்து, பரிசோதித்துக்கொள்வது அவசியம். இப்போதைய புதிய கண்டுபிடிப்புகள் நடைமுறைக்கு வந்துவிட்டால், நோயாளிகள் மருத்துவமனைக்கு வரவேண்டிய அவசியம் இருக்காது. டாக்டர் மருத்துவமனையில் இருந்தபடி, வீட்டில் உள்ள நோயாளியின் பேஸ்மேக்கர் கருவியை, ரிமோட் மானிட்டர் மூலம் பரிசோதனை செய்து கண்காணிக்க முடியும். அரசு அனுமதி வழங்கியதும்... இந்த முறை நடைமுறைக்கு வந்துவிடும். அதேபோன்று ஒயர் ஜெனரேட்டர் எதுவும் இல்லாமல், நேரடியாக இதயத்திலேயே பொருத்தும் வகையில் சிப் போன்ற பேஸ்மேக்கர் கருவியும் நடைமுறைக்கு வர உள்ளது. இந்த சிப் நடைமுறைக்கு வந்துவிட்டால்... அறுவை சிகிச்சைகூட தேவைப்படாது!" என்றார்.

இதயம் இனி எப்போதும் இனிதாகவே துடிக்கட்டும்!

மயக்கத்துக்கு இல்லை, கலக்கம்!

வெற்றி தரும் புதிய நுட்பம்

33

பைபாஸ் சர்ஜரி போன்ற பெரிய அறுவை சிகிச்சை தொடங்கி... அட்மிட் ஆன உடனே செய்யப்படும் 'டே கேர்' அறுவை சிகிச்சை வரையிலும் அனஸ்தீஷியாவின் பங்கு மிக முக்கியமானது. முன்பு துல்லியக் கணக்கீடு இல்லாமல், ஓர் அனுமானமாகவே அனஸ்தீஷியா கொடுக்கப்பட்டது. அதனால் நோயாளிகள் பாதிக்கப்படும் சம்பவங்கள் அடிக்கடி நடந்தன. ஆனால், இப்போது பிரத்யேகமான கருவிகளைப் பயன்படுத்துவதன் மூலம், அசம்பாவிதங்கள் பெரும் அளவு தவிர்க்கப்பட்டுள்ளன.

இது குறித்து, சென்னை செட்டிநாடு சூப்பர் ஸ்பெஷாலிட்டி மருத்துவமனை வலி மற்றும் மயக்க மருந்தியல் நிபுணர் டாக்டர் கார்த்திக் பாபு நடராஜனிடம் பேசினோம்.

“எந்த ஒரு அறுவை சிகிச்சை என்றாலும், அனஸ்தீஷியா கொடுக்காமல் செய்யவே முடியாது. முன்பு மயக்க மருந்தை உடல் முழுவதுக்கும் கொடுப்பார்கள். அதனால் உடல் முழுக்கவே உணர்ச்சி இருக்காது. இதை பொது அனஸ்தீஷியா என்று சொல்வோம். இதை அடுத்து வந்ததுதான் ரீஜனல் அல்லது லோக்கல் அனஸ்தீஷியா. இந்த முறையில், எந்தப் பகுதியில் அறுவை சிகிச்சை செய்ய வேண்டுமோ, அந்தக் குறிப்பிட்ட பகுதியை மட்டும் மரத்துப்போகச் செய்வோம். உதாரணத்துக்கு, கையில் எலும்பு முறிவு ஏற்பட்டு அந்த இடத்தில் மட்டும் அறுவை சிகிச்சை செய்ய வேண்டும் என்றால், அந்தப் பகுதிக்கு உரிய நரம்பைத் தேடிப்பிடித்து அதில் லோக்கல் அனஸ்தடிக் கொடுத்தால் போதும். கைப் பகுதி முழுவதும் மரத்துப்போகும். உடனே அறுவை சிகிச்சை செய்யலாம். இதனால், உடல் முழுமைக்கும் மயக்க மருந்து கொடுப்பது தேவையற்றதாகி, செலவும் குறைந்து போனது.

அறுவை சிகிச்சை முடிந்த பிறகும் தொடர்ந்து குறிப்பிட்ட காலம் வரை, கொஞ்சம் கொஞ்சமாக நோயாளிக்கு உணர்வு நீக்க மருந்தைச் செலுத்த வேண்டும். அப்போதுதான் நோயாளிக்கு வலி உணர்வு இருக்காது. இதய அறுவை சிகிச்சை போன்ற மேஜர் சர்ஜரிகளில் உணர்வு நீக்க மருந்தைத் தொடர்ந்து செலுத்தும்போது, புண் ஆறுவது விரைவாகிறது. அதனால், மருத்துவமனையில் தங்க வேண்டிய நாட்களின் அளவு குறைகிறது.

ஒரு சில வலிகளை நீக்குவதற்காக காலையில் அட்மிட் ஆகி, முற்பகல் அறுவை சிகிச்சை முடிந்து, மாலை வரை ஓய்வெடுத்த பிறகு வீட்டுக்குச் செல்வதை ‘டே கேர்’ என்று சொல்வோம். இந்த சிகிச்சை முறை மேலை நாடுகளில் பல ஆண்டுகளாக இருக்கிறது என்றாலும் நம் நாட்டுக்கு வந்து ஒன்றிரண்டு ஆண்டுகள்தான் ஆகின்றன. மருத்துவமனையில் தங்கும் நேரம் குறைவதால் நோய்த் தொற்று பாதிப்பு குறைந்து, செலவும் குறைகிறது. வேலைக்குச் செல்லாமல் விடுப்பு எடுக்கும் நாட்களின் அளவும் குறைகிறது. பெரும்பாலும் இந்த சிகிச்சைக்கு ரீஜனல் அனஸ்தடிக் முறையே பயன்படுத்தப்படுகிறது.

முன்பு நரம்புகளைக் கண்ணால் காணாமல், அனுமானத்தின் பேரில் நரம்பு இருக்கும் பகுதியில் உணர்வு நீக்க மருந்தைச் செலுத்துவோம். இதை, ‘பிளைண்ட் மெத்தட்’ என்று சொல்வோம். அதாவது, நரம்பு இந்த இடத்தில்தான் இருக்கும் என்ற அனுமானத்தில் மருந்து செலுத்தப்பட்டு வந்தது. மயக்க மருந்தை சரியான நரம்பில் இன்ஜெக்ட் செய்வதற்குப் பதில், அருகே உள்ள வேறு உறுப்புகளில் மாற்றி செலுத்தப்படும் அபாயமும் இருந்தது.

விகடன் பிரசுரம்

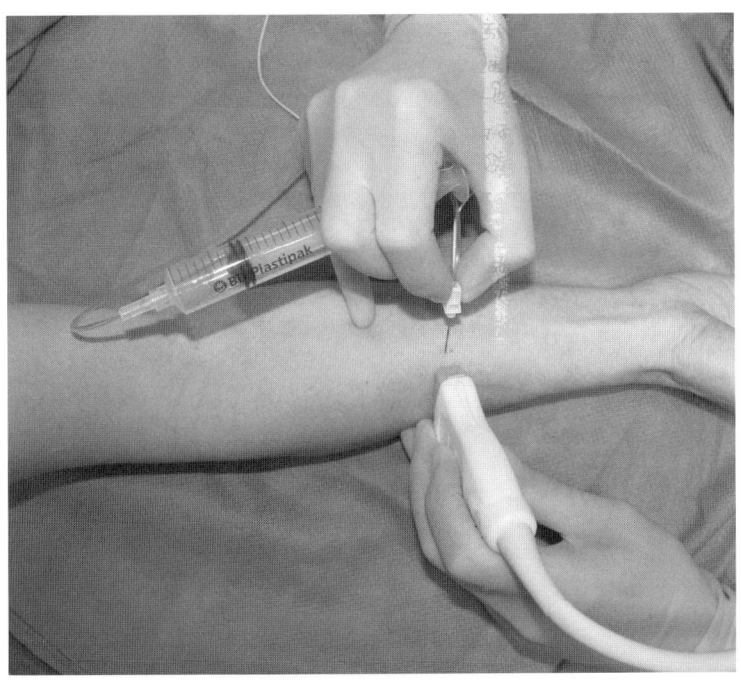

உதாரணத்துக்கு, கை மரத்துப்போக வேண்டும் என்றால் அதற்கான நரம்பு கழுத்துப் பகுதியில் உள்ளது. அது மிக முக்கியமான பகுதி. அங்கே துல்லியமாகப் போடாவிட்டால், அருகே இருக்கும் ரத்தக் குழாய், மூச்சுக் குழாயில் ஊசி போட்டுவிடுவதற்கான வாய்ப்பு அதிகம். தவறுதலாக ஊசி போட்டுவிட்டால், வேறு மாதிரியான பிரச்னை, பாதிப்பு ஏற்படும்.

இந்தச் சிக்கலைத் தீர்க்கும் வகையில், தற்போது இரண்டு புதிய தொழில்நுட்பங்களை மயக்க மருந்தியல் துறையில் பயன்படுத்தத் தொடங்கி இருக்கிறோம். முதலாவது அல்ட்ராசவுண்ட், இரண்டாவது நெர்வ் ஸ்டிமுலேட்டர்.

அல்ட்ராசவுண்ட் இயந்திரத்தை கர்ப்பிணிகள் மற்றும் நோயாளிகளின் உடல் உள் உறுப்புகளின் செயல்பாடுபற்றி அறிந்துகொள்வதற்காக இதுவரை பயன்படுத்தினார்கள். இப்போது அந்தக் கருவியை மயக்க மருந்தியல் துறையிலும் பயன்படுத்துகிறோம். அறுவை சிகிச்சை செய்யப்படும் நோயாளியை அல்ட்ராசவுண்ட் ஸ்கேன் செய்தபடியே, உணர்வு நீக்க மருந்து செலுத்துவதற்காக ஊசியை உள்ளே செலுத்தி, அது குறிப்பிட்ட நரம்பைத்தான்

நம்பிக்கை தரும் நவீன சிகிச்சை முறைகள்

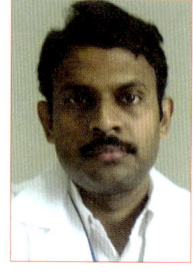

கார்த்திக் பாபு

அடைந்துள்ளதா என்பதை உறுதி செய்த பிறகே, மருந்து செலுத்தப்படும்!

இதே போன்று நெர்வ் ஸ்டிமுலேட்டர் என்ற கருவி மூலம், கைப் பகுதி மட்டும் மரத்துப்போக வேண்டும் என்றால், சம்பந்தப்பட்ட நரம்பு பகுதியில் ஊசியைக் கொண்டுசெல்வோம். அதன் முனையில் மைக்ரோ அளவுக்கு மின்சாரம் செலுத்தப்பட்டு இருக்கும். அதனால் சரியான நரம்பைத் தொட்டதும் கை அசையும். இதன் மூலம் சரியான நரம்பை அடையாளம் கண்டு மருந்தை செலுத்தி அந்தப் பகுதியை மட்டும் மரத்துப்போகச் செய்வோம். இந்த இரண்டு தொழில்நுட்பங்களையும் பயன்படுத்துவதன் மூலம், வெற்றி விகிதம் 98 சதவிகிதமாக அதிகரித்துவிட்டது. மற்ற உறுப்பு மண்டலம் பாதிக்கப்படுவது தவிர்க்கப்பட்டுள்ளது. எதிர்காலத்தில், தொடர்ந்து மருந்து செலுத்தும் அனுபவத்தின் மூலம் வெற்றி விகிதம் 100 சதவிகிதத்தைத் தொட்டுவிடும் என்று உறுதியாகச் சொல்லலாம்..." என்றார்.

மலைக்கவைக்கும் சாதனைதான்!

34

ஆறு மாதக் குழந்தைக்கு அதிரடி சிகிச்சை!

உயிர் பிழைத்த ஸமரா!

இதய அறுவை சிகிச்சை என்றாலே சிக்கல் நிறைந்ததுதான். அதுவே ஒரு கைக் குழந்தைக்கு அறுவை சிகிச்சை செய்வதாக இருந்தால்... அதிலும் அந்தக் குட்டி இதயத்துக்குள் நான்கைந்து பிரச்னைகள் இருந்தால் என்ன ஆகும்? ஈராக் நாட்டைச் சேர்ந்த ஸமரா என்ற குழந்தைக்கு அப்படித்தான் பிரச்னைகள் இருந்தன. அந்தக் குழந்தைக்கு அறுவை சிகிச்சை செய்து, உயிரைக் காப்பாற்றி சாதனை படைத்துள்ளனர் சென்னை மருத்துவர்கள்.

இது குறித்து சென்னை, பெரும்பாக்கம் குளோபல் மருத்துவமனை தலைமை இதய நோய் அறுவை சிகிச்சை நிபுணர் டாக்டர் என்.மதுசங்கர் பேசுகிறார். "கடந்த மாதம் ஈராக் நாட்டைச் சேர்ந்த டாக்ஸி டிரைவர்

நம்பிக்கை தரும் நவீன சிகிச்சை முறைகள்

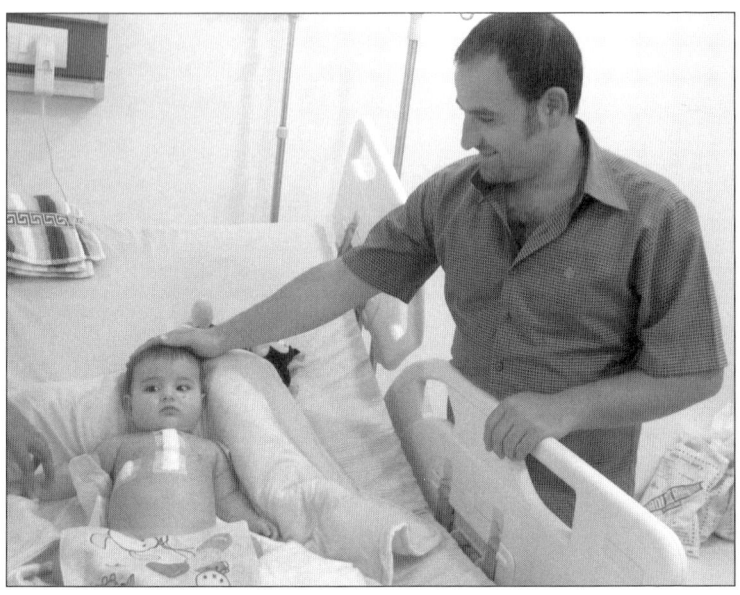

ஒருவர், அவரது பெண் குழந்தை ஸமராவை இங்கே கொண்டுவந்தார். பிறந்ததில் இருந்து அந்தக் குழந்தை நீல நிறத்தில் இருந்துள்ளது. கார்பன் டை ஆக்ஸைட் அதிகம் கலந்த கெட்ட ரத்தம் ஓடிய காரணத்தால்தான், அந்தக் குழந்தை நீல நிறமாக இருப்பது தெரிய வந்தது. குழந்தையின் தாயாருக்கு முதுகுத்தண்டில் பிரச்னை இருந்த காரணத்தால், அவர் ஈராக் மருத்துவமனையில் சேர்க்கப்பட்டு இருந்தார். இந்த இக்கட்டான நிலையில் குழந்தையின் உயிரைக் காப்பாற்றுவதற்காக மனைவியை அங்கே விட்டுவிட்டு, ஸமராவை சென்னைக்குக் கொண்டுவந்தார்.

குழந்தையின் நுரையீரலில் இருந்து இதயத்துக்கு வரும் ரத்தக் குழாயில், அதாவது நல்ல ரத்தம் வரும் குழாய் சுருங்கி இருந்தது. மகாதமனி வெளியே வந்திருக்க வேண்டிய இடத்துக்கு பதில், இதயத்தின் மற்றோர் அறையில் இருந்து வெளியே வந்திருந்தது. இதயத்தில் ஓட்டையும் இருந்தது. வலது பக்க இதய அறை தடிமனாகி மிகவும் விரிவடைந்து இருந்தது. இதை டெட்ராலஜி டிஃபெக்ட் என்று கூறுவோம். இப்படி சிக்கலான இதய நோய்களுடன் குழந்தை பிறப்பது மிகவும் அரிது.

அந்தக் குழந்தைக்கு இதயத்தில் இருந்து அசுத்த ரத்தம் நுரையீரலுக்குப் போகாததால், ரத்தத்தில் உள்ள ஆக்சிஜன் அளவு

விகடன் பிரசுரம்

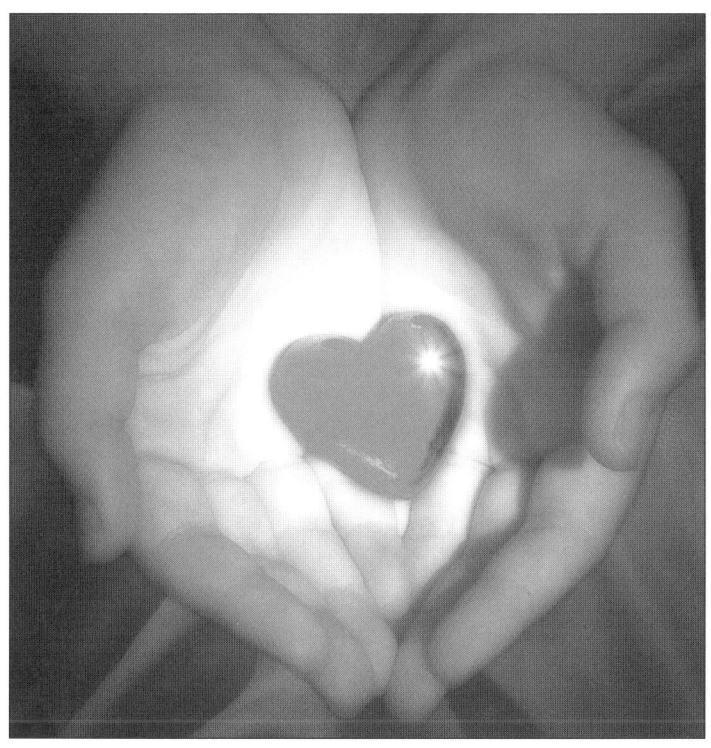

குறைவாக இருந்தது. அதனால், அதிக அளவில் அசுத்த ரத்தம் இருந்தது. ஆக்சிஜன் அளவு குழந்தைக்குச் சாதாரணமாக 100 என்ற அளவில் இருக்க வேண்டும். ஆனால், இந்தக் குழந்தைக்கு 60 - 70 என்ற அளவில்தான் இருந்தது. இதனால் உடல் வளர்ச்சி குறைபடும், மூளையின் வளர்ச்சியும் பாதிக்கப்படும். இந்தப் பிரச்னைக்கு அறுவை சிகிச்சை ஒன்றே தீர்வு என்பதை முடிவு செய்தோம்.

குழந்தை வளர்ச்சிக்கும், உயிர் வாழவும் தேவையான ஆக்சிஜன் உடல் முழுக்கக் கொண்டுசெல்லப்பட வேண்டியதே முதல் தேவை. அதற்கான அறுவை சிகிச்சை மிகவும் சிக்கலானது. எங்கள் மருத்துவமனையின் டாக்டர்கள் மதுசங்கர், கார்த்திக் வைத்தியநாதன், கீர்த்திவாசன், சவுந்தரராஜன், ராஜா சரவணன் மற்றும் கணேஷ் ஆகியோர் அடங்கிய டீம் வெற்றிகரமாக சிகிச்சையில் இறங்கியது. பொதுவாக பெரியவர்களுக்கு அறுவை

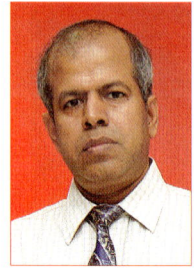

என்.மதுசங்கர்

சிகிச்சை என்றால், இதயத்தின் பரப்பளவு பெரியதாக இருக்கும், இது தவிர இதயத்தின் தாங்கும் வலிமையும் அதிகமாக இருக்கும். ஆனால் ஸமரா, ஆறு மாதக் குழந்தை. அந்தக் குழந்தையின் எடையும் ஆறு கிலோ மட்டுமே என்பதால் மிகமிகக் கவனத்துடன் சிகிச்சை மேற்கொள்ளப்பட்டது.

மார்பு எலும்பை வெட்டி, இதயத்தை அடைந்து அறுவை சிகிச்சை செய்யப்பட்டது. இதில் ஹார்ட் லங் கருவியைப் பயன்படுத்தாமல், குழந்தையின் இதயத் துடிப்பை நிறுத்தாமல் வலது நுரையீரல் தமனிக்கும், மகாதமனிக்கும் இடையே 6 மி.மீ. தடிமன்கொண்ட பைப் போட்டு அறுவை சிகிச்சை செய்தோம். இது வெறும் உயிர் காக்கும் அறுவை சிகிச்சைதான். இதன் மூலம் குழந்தையின் உடலுக்குத் தேவையான ஆக்சிஜன் கிடைக்கச் செய்துள்ளோம். குழந்தை இப்போது நல்ல ஆரோக்கியத்துடன் உள்ளது. அறுவை சிகிச்சை முடிந்த ஏழாவது நாளில் குழந்தையை டிஸ்சார்ஜ் செய்தோம். உயிருக்கு எந்த ஆபத்தும் இன்றி குழந்தை தனது சொந்த நாட்டுக்குத் திரும்பியது. இன்னும் மூன்று அல்லது நான்கு ஆண்டுகள் கழித்துக் குழந்தை கொஞ்சம் வளர்ந்த பிறகு மேலும் ஓர் அறுவை சிகிச்சையை அந்தக் குழந்தைக்குச் செய்தாக வேண்டும். அதன் பிறகு ஸமரா பரிபூரண குணமடைந்துவிடுவார்...” என்றார்.

ஆபத்தான உடல் நலப் பிரச்னை என்றால், வெளிநாட்டுக்கு ஓடோடிச் செல்லும் நிலை மாறி, வெளி நாட்டினரும் இங்கே வந்து சிகிச்சை பெறும் நிலை உருவாகி இருப்பது தமிழகத்துக்கே பெருமை!

35

கணையத்தின் நிறம் கறுப்பா?

அழுகலை நீக்கும் புதிய சிகிச்சை

ஒரு காலத்தில் கணைய அழற்சி நோய் வந்தால், அதோகதிதான்! இதனால் வரும் கணைய அழுகலுக்கு மரணத்தைத் தழுவுவதைத் தவிர வேறு வழி இல்லை என்ற நிலை இருந்தது. அதன் பின்னர், இந்த கணைய அழுகலை சரிசெய்ய வயிற்றை அறுத்து அறுவை சிகிச்சை செய்து குணப்படுத்தும் முறை வந்தது. ஆனால், இந்த அறுவை சிகிச்சை மிக நீண்டதாகவும் சிக்கலானதாகவும் இருந்தது. அதனால் இறப்பு விகிதமும் அதிகமாக இருந்தது. இது தவிர, கணையத்தைச் சுற்றிலும் உள்ள மற்ற உறுப்புகளும் பாதிக்கப்படும் அபாயம் இருந்தது.

தற்போது இந்தப் பெரும் பிரச்னைக்குத் தீர்வாக ஒரு புதிய சிகிச்சை முறை வந்திருக்கிறது. இதை, 'மினிமலி இன்வேஸிவ் பேங்க்ரியாடிக்

நம்பிக்கை தரும் நவீன சிகிச்சை முறைகள்

நெக்ரோசெக்டமி (Minimally invasive pancreatic necrosectomy) என்று சொல்கின்றனர்.

இந்தியாவில் ஒரு சில இடங்களில் மட்டுமே செய்யப்படும் இந்த வகை அறுவை சிகிச்சைகள் குறித்து, செட்டிநாடு சூப்பர் ஸ்பெஷாலிட்டி மருத்துவமனையின் குடல் நோய்கள் அறுவை சிகிச்சை நிபுணர் டாக்டர் இளங்கோ விவரிக்கிறார்:

"பித்த நாளத்தில் கல், அதிகம் மது அருந்துதல் மற்றும் வைரஸ் தொற்று ஆகியவற்றால் கணையம் பாதிக்கப்பட்டு அழுகிப்போய், அதனால் உடலில் மற்ற பாகங்களுக்கு பாதிப்பு ஏற்படும். இந்த அழுகிய பகுதி உடலுக்கு உள்ளேயே இருப்பதால், தொற்று அதிகமாகி... உயிருக்கே ஆபத்து ஏற்படுகிறது. இந்த அபாயத்தில் இருந்து நோயாளியைக் காப்பாற்ற ஒரு புதிய சிகிச்சை முறை வந்துவிட்டது. முன்பு இந்த நோய் பாதிப்பு வந்தால், வயிற்றைக் கிழித்து, கணையத்தை அடைய வேண்டும். அது மேஜர் சர்ஜரி என்பதால், மூன்று மணி நேரம் அறுவை சிகிச்சை நடைபெறும். அதிக அளவில் ரத்த இழப்பும் ஏற்படும். சில நேரங்களில் அறுவை சிகிச்சை முடிந்ததும், வயிற்றை உடனே மூட முடியாமல், திறந்தே வைக்கவேண்டிய நிலையும் ஏற்படும். இதனால், நோயாளிகளுக்கு ஏராளமான பாதிப்புகள் ஏற்பட்டன. இப்போது இந்தப் பிரச்னைகளுக்கு எல்லாம் தீர்வாக நவீன தொழில்நுட்பக் கருவிகள் வந்துவிட்டன. அதனால், முன்பு ஓப்பன் சர்ஜரியாக மேற்கொள்ளப்பட்ட அறுவை சிகிச்சை, இன்று சிம்பிள் சர்ஜரி ஆகிவிட்டது!

கணைய அழற்சி பிரச்னையால் பாதிக்கப்பட்டவர்களுக்கு ஆரம்பத்தில் மேல் வயிறு வலிக்கும். முதுகிலும் வலி ஏற்படும். பின்னர் 'முதுகை வளைத்து உட்கார்ந்தால் நன்றாக இருக்குமே' என்ற அளவுக்கு வலி அதிகமாகும். வாந்தி வரும். ஆனால், அளவு குறைவாக இருக்கும். இப்படிப்பட்ட அறிகுறிகளுடன் வருபவர்களுக்கு, இதற்கென உள்ள சில பிரத்யேக சோதனைகளை நடத்துவோம். நோயாளிக்கு மருந்து கொடுத்து சி.டி. ஸ்கேன் எடுக்கச் செய்வோம். அதில், நல்ல ரத்த ஓட்டம் உள்ள கணையம் என்றால், வெள்ளையாகத் தெரியும். அது அழுகி இருந்தால், அந்தப் பகுதி மட்டும் கறுப்பாக இருக்கும். இதை வைத்தே நோயின் தீவிரம் எந்த அளவுக்கு உள்ளது என்பதைத் தெரிந்துகொள்வோம்.

கணைய நோய்க்கு மருந்து கொடுத்து ஏற்ற நேரத்தில் அறுவை சிகிச்சை மேற்கொள்வோம். இதில் இரண்டு வகையான அறுவை சிகிச்சை முறை உள்ளது. நோயாளிக்கு 'எண்டோஸ்கோபி' மூலமாக இரைப்பையில் சிறு துளை போட்டு கணையத்தில்

விகடன் பிரசுரம்

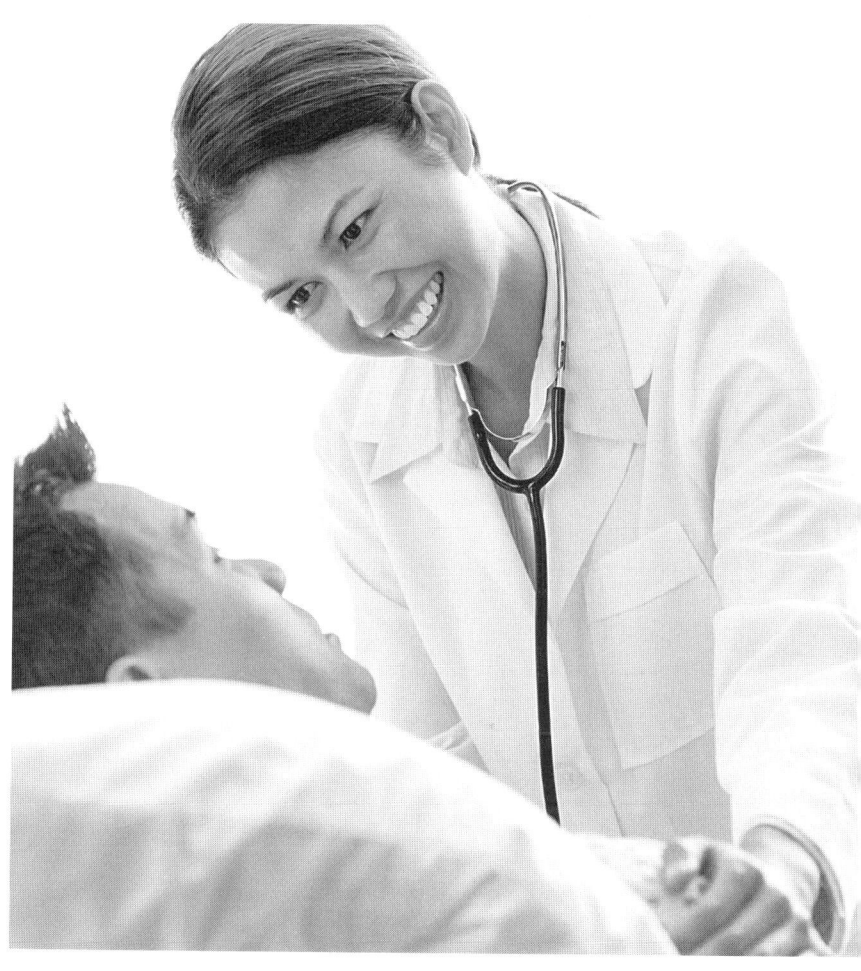

இருக்கும் தொற்றை வெளியேற்ற முடியும். சிலருக்கு லேப்ராஸ்கோபி மூலம் விலா எலும்புகளுக்கு இடைப்பட்ட பகுதியில் சிறிய துளை போட்டு தொற்றுகளை வெளியே எடுப்போம். இதில் புதிதாக லேப்ராஸ்கோபியுடன் நெப்ரோஸ்கோப்பையும் பயன்படுத்தும் புதிய தொழில்நுட்பம் அறிமுகப்படுத்தப்பட்டுள்ளது.

சிறுநீரகத்தில் கல் அகற்றப் பயன்படும் பி.சி.என்.எல். தொழில்நுட்பம் தான் அது. அதாவது சிறுநீரகத்தில் சிறு துளையிட்டு, பின்னர் அதை விரிவுபடுத்தி சிறுநீரகக் கற்களை

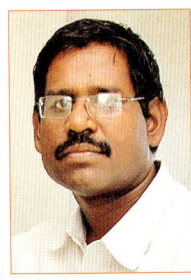

இளங்கோ

வெளியே எடுப்பது போன்று, இடது பக்கம் விலா எலும்புக்கு கீழ் பக்கம் ஸ்கேன் செய்து அதன் அடிப்படையில் கணையத்தின் அழுகிய பகுதியை சிறு துளை அறுவை சிகிச்சை மூலம் வெளியேற்றுவோம். இதனால் ஏற்கெனவே மிக மோசமாக பாதிக்கப்பட்ட நோயாளிக்கு, மிகக் கடுமையான அறுவை சிகிச்சை தவிர்க்கப் படுகிறது. முன்பு ஒவ்வொரு முறையும் வயிறைத் திறந்து சுத்தம் செய்யும்போது குடலில் ஓட்டை விழுவது, மற்ற உறுப்புகளில் பாதிப்பு ஏற்படுவது போன்ற பிரச்னைகள் இருந்தன. இந்தப் புதிய டெக்னிக் மூலமாக நோயாளிக்குப் பாதகம் குறைவு.

முன்பு எல்லாம் அறுவை சிகிச்சை முடிந்தால் 3 மாதங்கள் வரை ஓய்வு எடுக்க வேண்டும். ஆனால், இப்போது 4 வாரத்திலேயே இயல்பான வாழ்க்கைக்குத் திரும்பிவிடலாம். மேலும், விரைவிலேயே வழக்கமான உணவுகளையும் நோயாளிகள் உட்கொள்ள முடியும். இந்தப் புதிய முறை சிகிச்சையால் இறப்பு விகிதம் மிகவும் குறைந்துவிட்டது என்பது குறிப்பிடத்தக்கது!” என்றார் இளங்கோ.

மதுவை விலக்கிவைப்போம்... கணைய அழற்சியைத் தடுப்போம்!

மஞ்சள் காமாலைக்கு பச்சை சிக்னல்!

வந்தாச்சு புதிய அறுவை சிகிச்சை!

36

'**ம**ஞ்சள் காமாலைக்கு ஆங்கில மருத்துவத்தில் சரியான மருந்து கிடையாது...' என்பது பரவலாக மக்களிடம் உள்ள நம்பிக்கை. அதனால், கீழாநெல்லி மீது அக்கறை காட்டுவார்கள். உண்மையில் அனைத்து விதமான மஞ்சள் காமாலை நோய்க்கும் கீழாநெல்லி தீர்வாக அமைந்துவிடுவது இல்லை. இந்த விழிப்பு உணர்வு மக்களிடம் இல்லாத காரணததால, பலரும் நோய் மிகவும் முற்றிய நிலையில்தான் ஆங்கில மருத்துவர்களைத் தேடி வருகிறார்கள். இந்த நிலையில் அறுவை சிகிச்சை மேற்கொள்வது மிகவும் சிக்கலானதாக இருப்பதால், பெரும்பாலான நோயாளிகளைக் காப்பாற்ற முடிவது இல்லை.

இந்த அறுவை சிகிச்சை இப்போது மேம்படுத்தப்பட்டு, எளிமையாகிவிட்டது.

நம்பிக்கை தரும் நவீன சிகிச்சை முறைகள்

உயிர்களைக் காப்பாற்றும் புதிய தொழில்நுட்பங்கள் அறிமுகமாகி உள்ளன என்கிறார் கோயம்புத்தூர் கேட்வே க்ளினிக்ஸ் குடல் நோய்கள் மற்றும் லேப்ராஸ்கோபி சர்ஜன் டாக்டர் கே.செந்தில்குமார்.

"மஞ்சள் காமாலை ஏற்படுவதற்கு, மூன்று முக்கியக் காரணங்கள் உள்ளன. நமது உடலில் உள்ள ரத்த சிவப்பு அணுக்கள் சராசரியாக 120 நாட்கள் உயிருடன் இருக்கும். பின்னர் அவை மண்ணீரலில் அழிக்கப்பட்டு ஹீம் மற்றும் குளோபின் என்று இரண்டு தனித்தனிப் பொருளாகப் பிரிக்கப்படுகின்றன. ஹீம் என்பது கல்லீரலுக்குக் கொண்டுசெல்லப்பட்டு, பிளுருபினாக மாற்றம் அடைந்து பித்த நாளம் வழியாகக் குடலுக்குள் செல்லும். மனிதக் கழிவு மஞ்சள் நிறத்தில் இருக்க, இதுவே காரணம். இந்த செயல்பாட்டில் எங்கு பிரச்னை வந்தாலும், மஞ்சள் காமாலை நோய் ஏற்படலாம்.

ரத்தம் சம்பந்தமான நோய் பாதிப்பின் காரணமாக, உடலில் உள்ள ரத்த சிவப்பணுக்கள் சீக்கிரமாக அழிக்கப்படும். அதாவது, 120 நாட்களுக்கு முன்னதாகவே சிவப்பணு அழிக்கப்படும் நிலையில், அனீமியா ஏற்படும். அதே நேரம் அதிக அளவு ஹீம் கல்லீரலுக்குள் நுழைவதால், அதை சமாளிக்க முடியாத நிலையும் உண்டாகும். இந்த நிலைக்கு ஹெமோலிடிக் ஜாண்டிஸ் என்று பெயர்.

இரண்டாவதாக ஹெபடைடிஸ் வைரஸ் தொற்று காரணமாகவும், மது அருந்துவதாலும் சிலருக்கு மஞ்சள் காமாலை ஏற்படுகிறது. இதில் கல்லீரல் திசுக்கள் 80 சதவிகிதம் பாதிக்கப்படும் வரை காமாலை வராது. அதற்கு மேலும் தொடரும்போது காமாலை மற்றும் கல்லீரல் சுருக்கம் ஏற்படுகிறது.

மூன்றாவதாக, குடலுக்குச் செல்லும் பித்த நாளத்தில் எந்த இடத்தில் அடைப்பு ஏற்பட்டாலும், மஞ்சள் காமாலை வரலாம். பித்தப் பையில் உள்ள கல், பித்தப் பையிலேயே இருந்தால் பிரச்னை இல்லை. ஆனால், அது பித்த நாளத்துக்கு வந்து அடைப்பு ஏற்படுத்தும்போதும் மஞ்சள் காமாலை வரும்.

பித்த நாளத்தில் அடைப்பு உள்ளவர்களுக்கு, வயிற்று வலி, மஞ்சள் காமாலையுடன் சேர்ந்த குளிர் காய்ச்சல் போன்ற அறிகுறிகள் இருக்கும். இதுபோன்ற பாதிப்புகள் இருந்தால், உடனடியாக கல்லீரல் சம்பந்தமான ரத்தப் பரிசோதனை மற்றும் அல்ட்ரா சவுண்ட் ஸ்கேன் செய்ய வேண்டும். அதில், எந்த வகையான மஞ்சள் காமாலை பாதிப்பு உள்ளது என்பதை அறிந்துகொள்ள முடியும். முதல் இரண்டு வகையான மஞ்சள் காமாலை என்றால், மருந்துகள், மாத்திரைகள் கொடுத்து

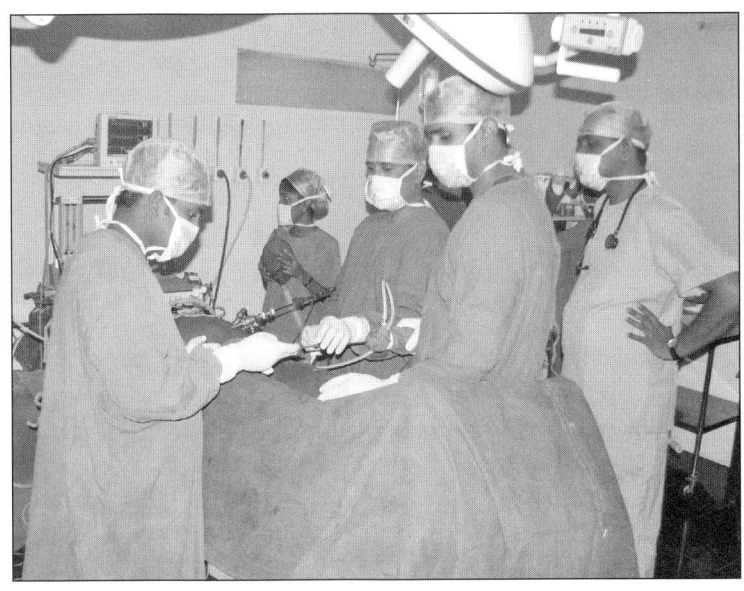

சரிசெய்துவிடலாம். மூன்றாவது வகைக்கு அறுவை சிகிச்சை செய்துதான், அடைப்பை அகற்ற வேண்டும்.

முன்பு, வயிற்றைத் திறந்து பித்தப் பையை அகற்றி, பித்தக் குழாயைத் திறந்து பைபாஸ் செய்ய வேண்டும். நோயாளிக்கு

டி டியூப் பொருத்தப்படும். குறைந்தது மூன்று வாரங்களுக்கு இந்த டியூபோடு நோயாளிகள் இருக்க வேண்டும். அதற்குப் பின் இந்த டியூபை அகற்றிவிட்டு, தையல் போடுவோம்.

இப்போது இந்தப் பிரச்னைக்குத் தீர்வாக, இ.ஆர்.சி.பி. எனப்படும் 'எண்டாஸ்கோபிக் ரெட்ரோகிரேட் கொலஞ்சியோ பாங்க்ரியாடோகிராஃபி' என்ற சிகிச்சை முறை வந்துவிட்டது. இந்த சிகிச்சை முறையில், வாய் வழியாக எண்டாஸ்கோப்பியை செலுத்தி பித்த நாளம் குடலில் சேரும் இடத்தை அடைந்து, கல் எங்கே அடைத்து உள்ளது எனபதைக கணடுபிடித்து, பேஸ்கெட், பலூன் மற்றும் லித்தோட்ரிப்டர் கருவிகளைக்கொண்டு உடைக்கிறோம். உடைக்கப்பட்ட கற்கள் கழிவு மூலம் வெளியே சென்றுவிடுவதால், நோயாளிக்கு முழு நிவாரணம் கிடைத்துவிடும். மஞ்சள் காமாலை, உடனடியாகக் குறையத் தொடங்கிவிடும். இந்த நோயாளிகளுக்கு மீண்டும் பித்தப் பையில் இருந்து கற்கள் வந்து அடைக்க வாய்ப்பு அதிகம் என்பதால், பித்தப் பையை அகற்றிவிடுவதே நல்லது.

நம்பிக்கை தரும் நவீன சிகிச்சை முறைகள்

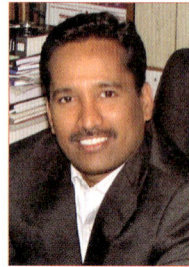

கே.செந்தில்குமார்

அதனால் அடுத்த நாள் லேப்ராஸ்கோபி அறுவை சிகிச்சை செய்யப்படும். இப்போது அறிமுகமாகி உள்ள மேம்படுத்தப்பட்ட கருவிகள் மூலம் மிகத் துல்லியமாக வயிற்றுக்குள் உள்ளதை கம்ப்யூட்டர் திரையில் காணலாம். வெசல்சீலிங் கருவியானது,

5 மி.மீ. அளவு ரத்தக் குழாயைக்கூட சீல் செய்து வெட்டுவதால், ரத்த இழப்பு ஏற்படுவது இல்லை. பித்தப் பை அகற்றிவிடுவதால், மீண்டும் கற்கள் வராமல் தடுக்கப்படுகிறது. சிலருக்கு கேன்சர் காரணமாகவும் அடைப்பு வரலாம். அதற்கும் சரியான சிகிச்சை முறைகள் உள்ளன.

இந்த அறுவை சிகிச்சை முடிந்த மூன்று மணி நேரங்களிலேயே, நோயாளி நடக்க ஆரம்பித்துவிடலாம். அன்று மாலையோ அல்லது அடுத்த நாள் காலையோ, டிஸ்சார்ஜ் ஆகிவிடலாம்!" என்றார்.

மஞ்சள் காமாலை நோய் இப்போது ஓர் உயிர்க் கொல்லி நோய் அல்ல என்பது எத்தனை நல்ல செய்தி!

சிறுவனுக்கு உடல் பருமன் அறுவை சிகிச்சையா?

மருத்துவ சர்ச்சை

37

அகமதாபாத்தில் 12 வயது சிறுவன் ஒருவனுக்கு உடல் பருமன் அறுவை சிகிச்சை செய்யப்பட்டது. இது மருத்துவ உலகில் பெரும் சர்ச்சையைக் கிளப்பி விட்டது. சின்ன வயதில் இப்படிப்பட்ட அறுவை சிகிச்சை மேற்கொள்வதன் காரணமாக, எதிர்பாராத பல பக்கவிளைவுகள் உண்டாகலாம் என்று மருத்துவர்களில் ஒரு பிரிவினர் எதிர்க்க... இன்னொரு பிரிவினரோ ஆதரவு தெரிவித்தனர்!

உடல் பருமனுக்கான பைபாஸ் அறுவை சிகிச்சை மற்றும் ஸ்லீவ் கேஸ்ட்ரக்டமி என இரண்டு வகையான அறுவை சிகிச்சைகளையும் செய்யும் சென்னை அப்போலோ மருத்துவமனையின் குடல் மற்றும் உடல்

நம்பிக்கை தரும் நவீன சிகிச்சை முறைகள்

பருமன் அறுவை சிகிச்சை நிபுணர் டாக்டர் ராஜ்குமார் பழனியப்பனிடம் இதுகுறித்துப் பேசினோம்.

"அந்த சிறுவனுக்கு நடந்த அறுவை சிகிச்சை பற்றி அறியும் முன்பாக, இப்போது நடைமுறையில் உடல் பருமனுக்கு இருக்கும் சிகிச்சைகளைப் பற்றி அறிந்துகொள்ள வேண்டும். முன்பு, அதிக எடைகொண்டவர்களுக்கு பைபாஸ் அறுவை சிகிச்சை மட்டும்தான் சிறந்த தீர்வு. அதனால் 45 - 50 பி.எம்.ஐ. உள்ளவர்கள் அதாவது 150 - 200 கிலோ எடை இருந்தவர்கள் மட்டுமே, இந்த அறுவை சிகிச்சையை செய்து கொண்டனர். இந்த அறுவை சிகிச்சையில் இரைப்பையின் அளவைக் குறைத்துவிட்டு, உணவு செல்லும் குடலின் அளவும் பாதியாகக் குறைக்கப்படும். அதனால், சாப்பிடும் அளவும், உணவில் இருந்து ஊட்டச் சத்து கிரகிக்கும் அளவும் குறைவாக இருக்கும்.

இந்தக் குறைபாட்டை நீக்கிய புதிய ஸ்லீவ் கேஸ்ட்ரக்டமி சிகிச்சையில் இரைப்பை அளவு மட்டுமே குறைக்கப்படும். பொதுவாக இரைப்பையின் கொள்ளளவு 500 மி.லிட்டரில் இருந்து 1 லிட்டராக இருக்கும். இந்த அறுவை சிகிச்சையில் இரைப்பையின் 75 சதவிகிதத்தை வெட்டி எடுத்துவிடுவோம். மேலும், பசியைத் தூண்டும் க்ரெலின் என்ற சுரப்பியையும் அகற்றிவிடுவோம். இதனால் சாப்பிடும் அளவு மட்டுமே குறையும், ஊட்டச் சத்து கிரகிப்பது குறைக்கப்படாது. இந்த அறுவை சிகிச்சை முடித்த ஒரே ஆண்டில், உடல் எடை 70 சதவிகிதம் வரை குறைந்துவிடும்.

சிறுவர்களுக்கு இந்த அறுவை சிகிச்சை தேவையா, இல்லையா என்பதை தகுந்த பரிசோதனை செய்து உறுதிப்படுத்திய பின்னரே முடிவு செய்ய முடியும். பொதுவாக 13 வயதுக்குக் கீழ் உள்ள குழந்தைகளுக்கு பேபிபேட் என்ற கொழுப்பு இருக்கும். இது டீன்-ஏஜ் வயதில் கரைந்துவிடும். எனவே, டீன்-ஏஜ் காலம் வரை இத்தகைய உடல் பருமன் குறைப்பு அறுவை சிகிச்சைகளைத் தவிர்ப்பது நல்லது. சின்ன வயதில் உடல் பருமன் கூடினால், ஹார்மோன் பிரச்னை வர வாய்ப்பு உள்ளது. ஹார்மோன் பிரச்னையால் எலும்பு, தசைகள் வளர்ச்சி பாதிக்கப்படும். இந்த நிலை தொடர்ந்தால், உயிருக்கே ஆபத்து என்ற சூழல் ஏற்பட்டால் மட்டுமே, சிறுவர்களுக்கு இதுபோன்ற அறுவை சிகிச்சையை செய்யலாம்.

ஸ்லீவ் கேஸ்ட்ரக்டமி சிகிச்சை மூலமாக செய்யப்படும் உடல் எடை குறைப்பு என்பது நிரந்தரம் இல்லை. ஏனென்றால், இரைப்பை வளர்வதற்கான வாய்ப்பு உள்ளது. 100 கிலோ இருந்தவர் சிகிச்சைக்குப் பிறகு 60 கிலோ ஆகிவிட்டார் என்று

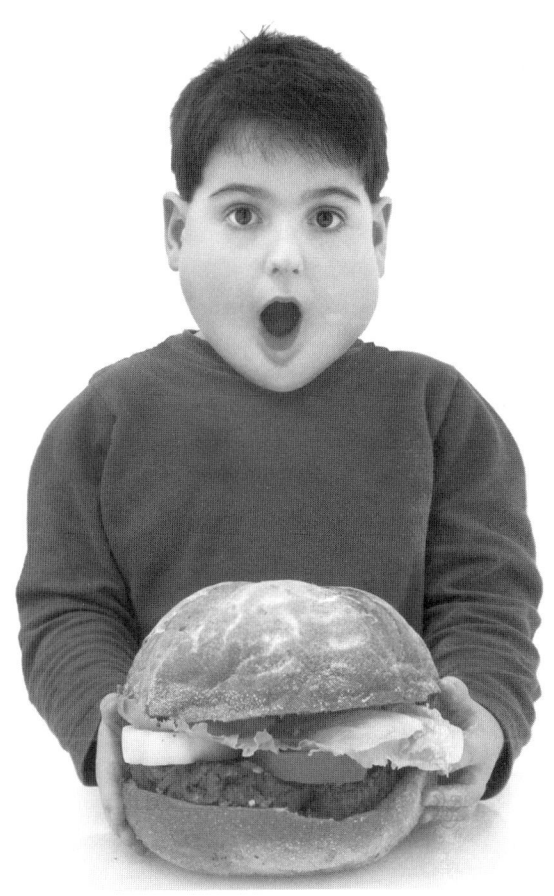

வைத்துக்கொள்ளுங்கள். சில ஆண்டுகள் கழிந்த பிறகு, 70 கிலோ என்று உடல் எடை கூடுவதற்கு வாய்ப்பு உள்ளது. ஆனால், மீண்டும் பழையபடி 100 கிலோவைத் தொட்டுவிடுவார் என்று பயப்படத் தேவை இல்லை.

பைபாஸ் அறுவை சிகிச்சை நிரந்தர எடை குறைப்புக்கு வழிவகுப்பதுடன், சர்க்கரை, ரத்த அழுத்தம், இதயம் சம்பந்தப்பட்ட நோய்களும் குறைகிறது என்பது நிரூபிக்கப்பட்ட உண்மை. மருத்துவத்தில் சர்க்கரை நோய்க்கு நிரந்தரத் தீர்வு இல்லை என்பார்கள். ஆனால், இந்த அறுவை சிகிச்சை மூலம் 85 சதவிகிதம் பேருக்குத் தீர்வு ஏற்பட்டு உள்ளது என்பதும் உண்மை. சர்க்கரை நோய் முழுமையாகக் குணமாகவில்லை என்றாலும்கூட, அதனால்

நம்பிக்கை தரும் நவீன சிகிச்சை முறைகள்

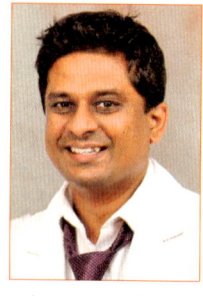

ராஜ்குமார் பழனியப்பன்

ஏற்படும் சிறுநீரகம், கண் பிரச்னைகள் முற்றிலுமாகத் தவிர்க்கப்படுகின்றன. இதனால் வாழ்க்கைமுறை மேம்படுகிறது.

ஒரு நோயாளிக்கு பைபாஸ்தான் செய்ய வேண்டும் அல்லது ஸ்லீவ் முறையில்தான் செய்ய வேண்டும் என்பதை, முழுப் பரிசோதனை செய்த பின்னர், டாக்டர்கள் முடிவு எடுப்பார்கள்.

முன்பு லேப்ராஸ்கோப்பியில் 5-6 துளைகள் போடப்பட்டு அறுவை சிகிச்சை செய்யப்படும். இப்போது, புதிதாக ஒரு துளை லேப்ராஸ்கோபி மூலம் இந்த இரண்டு வகையான அறுவை சிகிச்சைகளையும் செய்ய முடியும். இதற்காக தொப்புளில் துளையிடப்பட்டு, கருவிகளை உள்ளே செலுத்தி அறுவை சிகிச்சை செய்யப்படுவதால், ஆபரேஷன் நடந்ததற்கான அடையாளமே இருக்காது. வலி, ரத்த இழப்பு குறைவு என்பதால், ஓய்வில் இருந்து மீண்டு வருவதும் விரைவாக நடைபெறுகிறது. தழும்பு தெரியாது என்பதால், இள வயதினர் அதிக அளவில் இந்த அறுவை சிகிச்சையை விரும்புகின்றனர். ஆனால், இந்த இரண்டு சிகிச்சைகளையும் செய்யும் அறுவை சிகிச்சை நிபுணர்கள் குறைவாக இருப்பதுதான், இப்போதைய பிரச்னை!" என்றார்.

அளவான உணவு, போதுமான உறக்கம், மிதமான உடற்பயிற்சி போன்றவற்றில் உறுதியாக இருந்தாலே போதும். உடல் பருமன் வராமலே தடுக்க முடியும்.

அப்படியே செய்வோம், ஆரோக்கியமாக வாழ்வோம்!

38

15 நிமிடங்கள் போதுமே!

ஆச்சர்ய அறுவை சிகிச்சை

இன்ஸ்டன்ட் போட்டோ, இன்ஸ்டன்ட் காபி கேள்விப்பட்டு இருக்கிறோம். இன்ஸ்டன்ட் ஆபரேஷன்?

அதுவும் நடைமுறைக்கு வந்தாச்சு. கிளாக்கோமா எனும் கண் அழுத்த நோயால் பாதிக்கப்பட்டு பரிசோதனைக்கு வருபவர்களிடம், 'இப்போதே 15 நிமிடங்கள் ஒதுக்குங்கள், உடனே அறுவை சிகிச்சை செய்து குணப்படுத்திவிடலாம்' என்று சொல்லும் அளவுக்கு நவீன சிகிச்சை வந்துவிட்டது.

இந்த இன்ஸ்டன்ட் அறுவை சிகிச்சை செய்யும் வாசன் கண் மருத்துவமனையின் தலைமை மருத்துவ அதிகாரி டாக்டர் அரவிந்தன் வெங்கட்ராமன் கூறுகிறார்.

நம்பிக்கை தரும் நவீன சிகிச்சை முறைகள்

"கிளாக்கோமா எனப்படுவது கண்ணில் அழுத்தம் அதிகரிப்பதால், ஏற்படும் நோய். கண்ணின் முன் பகுதியில் உற்பத்தியாகும் ஒரு வகையான திரவத்தின் மூலமாகத்தான், ஊட்டச் சத்தைப் பெறுகிறது. இயல்பாகவே இந்தத் திரவம், அதற்கென உள்ள வழி மூலம் வெளியே சென்றுவிடும். அப்படிச் செல்வதில் பிரச்னை ஏற்படும்போது, கண் பந்துக்குள்ளேயே திரவம் தங்கிவிடுவதால் அழுத்தம் ஏற்படுகிறது.

பலூனை ஊதிக்கொண்டே இருந்தால், பலவீனமான பகுதியில் அதிக அழுத்தம் ஏற்பட்டு உடைந்துவிடும். அதேபோன்று கண்ணில் அழுத்தம் ஏற்படும்போது, அது கண்களையும் மூளையையும் இணைக்கும் ஆப்டிக் நரம்பைத் தாக்குகிறது. கொஞ்சம் கொஞ்சமாக அந்த ஆப்டிக் நரம்பு பலவீனம் அடைந்து இறந்துபோவதால், பார்வை பாதிக்கப்படுகிறது. இதை எளிதில் முன்கூட்டியே கண்டறியக்கூடிய அறிகுறிகள் எதுவும் இல்லை. 90 சதவிகிதம் பாதிக்கப்படும் வரை பார்வையில் குறைபாடு இருக்காது. இந்தப் பிரச்னை மக்கள் தொகையில் 5 முதல் 10 சதவிகிதம் பேருக்கு உள்ளது.

கண்ணில் அழுத்தம் ஏற்பட்ட நோயாளிகளுக்கு, முதலில் சொட்டு மருந்து கொடுப்போம். சிலருக்கு இதன் மூலமாகவே கண்ணின் பிரஷர் குறைந்துவிடும். சொட்டு மருந்து விட்டும் பலன் இல்லாதவர்களுக்கு, அறுவை சிகிச்சைதான் தீர்வு. இறந்த ஆப்டிக் நரம்பை இந்த அறுவை சிகிச்சையால் உயிர்ப்பிக்க முடியாது என்றாலும், மேற்கொண்டு பார்வை இழப்பைத் தவிர்க்க முடியும். முன்பு கண்ணின் வெண்திரைப் பகுதியும், கருவிழிப் பகுதியும் இணையும் இடத்தில் துளை இட்டு, கண்ணில் தேங்கி உள்ள நீர் வெளியே போக வழி செய்யப்படும். இந்த அறுவை சிகிச்சைக்குப் பெயர் டிராபக்ளுடாமி. இதில் ஒவ்வோர் அறுவை சிகிச்சை நிபுணரும் தங்களது வசதிக்கு ஏற்றாற்போல துளை இடுவார்கள். அதனால் சில நேரம் திரவம் அதிக அளவில் வெளியேறி, கண் உலர்ந்து எரிச்சல் ஏற்படும். சிலருக்கு வெளியேறாமல் உள்ளேயே இருந்துவிடுவதால், அழுத்தம் அதிகரித்துவிடும். மேலும், நோய்த் தொற்று அதிகமாகி, ரத்தக் கசிவு ஏற்பட்டு, பார்வைத் திறன் முற்றிலும் பறிபோகும் வாய்ப்பும் இருந்தது.

இந்தப் பிரச்னைகளைத் தீர்க்க மினி கிளாக்கோமா ஷன்ட் என்ற புதிய கருவி வந்துவிட்டது. இந்தப் புதிய தொழில்நுட்பம் இந்தியாவில் சமீபத்தில்தான் அறிமுகமாகி உள்ளது.

புதிய அறுவை சிகிச்சையில், நோயாளிக்கு அறுவை சிகிச்சை செய்ய வேண்டிய கண்ணில், மரத்துப்போவதற்கான ஜெல் விடுவார்கள். கண்ணின் ப்ளூ-ஒயிட் என்று சொல்லப்படும் முன்

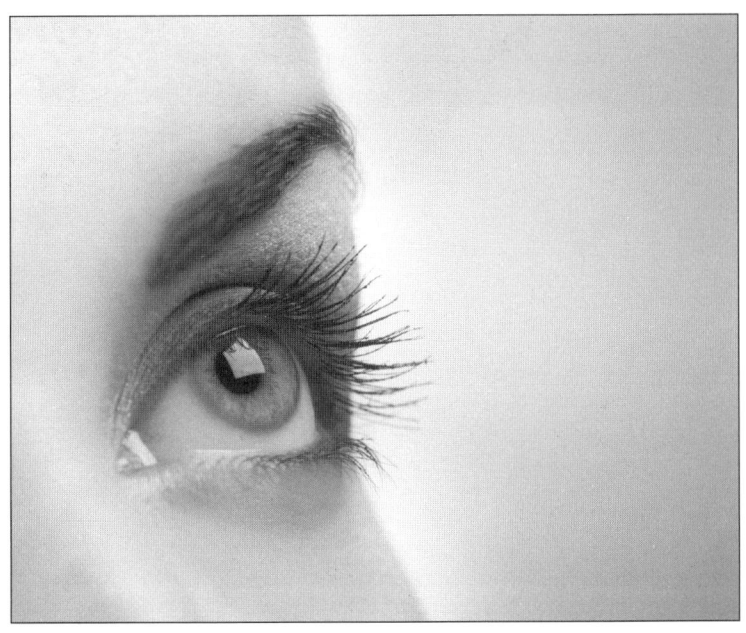

பகுதியில் 400 மைக்ரான் அளவுக்கு வெட்டுவார்கள். இதற்கென உள்ள இன்ஜெக்டரில் இந்த சிறிய ஷன்ட்டை வைப்போம். சரியாக எந்த இடத்தில் துளையிட வேண்டுமோ, அங்கே இந்தக் கருவியை செலுத்துவோம். அது சரியான இடத்தில் பொருந்தியதும், வெண்திரைப் பகுதியில் வெட்டப்பட்டதை மூடிவிடுவோம். இப்போது கண்ணில் உள்ள அந்தத் திரவம் கண்ஜெக்டிவா எனும் பகுதியில் சேகரிக்கப்பட்டு, ரத்த நாளங்களால் கிரகிக்கப்பட்டு, வெளியேறிவிடும். அதை நேரடியாகவே கண்ணுக்கு வெளியேவிடலாமே என்று கேட்கலாம். அப்படிச் செய்தால், அந்தத் துளையின் வழியாகவே கிருமிகள் புகுந்துவிடும். அதனால்தான் கண்ஜெக்டிவா பகுதியில் அந்தத் திரவத்தை சேகரித்து வெளியே அனுப்புகிறோம்.

இந்த அறுவை சிகிச்சை கிட்டத்தட்ட 15 நிமிடங்களில் முடிந்துவிடும். அறுவை சிகிச்சை முடிந்த 24 மணி நேரத்துக்குப் பிறகு வழக்கமான பணிகளை மேற்கொள்ளலாம். இதுவே முந்தைய ஓப்பன் சர்ஜரி முறையில் 30 நிமிடங்களுக்கு மேல் அறுவை சிகிச்சை நடக்கும். வழக்கமான பணிக்குத் திரும்ப ஒரு வாரமாவது தேவைப்படும். புதிய அறுவை சிகிச்சையில் கண்ணுக்கு உள்ளே அறுவை சிகிச்சை தேவை இல்லை என்பதால், வலி தெரியாது.

நம்பிக்கை தரும் நவீன சிகிச்சை முறைகள்

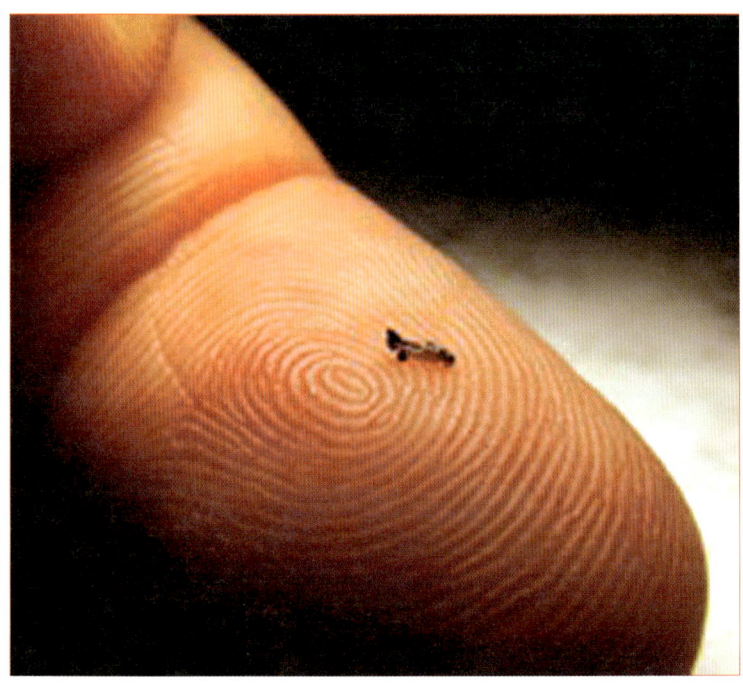

மினி கிளாக்கோமா ஷன்ட் கருவி

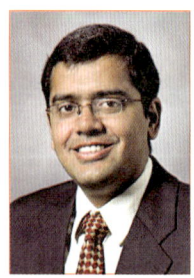

அரவிந்தன் வெங்கட்ராமன்

மரத்துப்போக ஜெல் போட்டு ஷன்ட்டை உள்ளே செலுத்துவதால், நோய்த் தொற்று முற்றிலும் தவிர்க்கப்படுகிறது. நெல்மணி அளவு உள்ள இந்த ஷன்ட்டின் விலை அதிகம் என்பதால், வழக்கமான அறுவை சிகிச்சையைக் காட்டிலும் கட்டணம் கொஞ்சம் அதிகமாகும்!" என்றார்.

15 நிமிடங்களுக்குள் கண் நோய்க்கு முழு நிவாரணம் கிடைக்கிறது என்றால், எத்தனை மகத்தான மருத்துவப் புரட்சி!

39

வலியை விரட்டும் நவீன அறுவை சிகிச்சை!

புற்றுநோயாளிகளுக்கு நல்ல செய்தி!

புற்றுநோய் தாக்கப்பட்டவர்களில் பெரும்பாலோர், தாங்க முடியாத வலியினால் அவஸ்தைப்பட்டு மரணத்தைத் தழுவுகிறார்கள். வலியைக் கட்டுப்படுத்த மாத்திரைகள் கொடுத்தால், தேவையற்ற பக்கவிளைவுகள் ஏற்படுகின்றன.

சென்னை அப்போலோ மருத்துவமனையில் இன்ட்ராதிகல் டிரக் டெலிவரி (Intrathecal drug delivery) சிஸ்டம் என்ற கருவிகொண்டு வலி நிவாரண சிகிச்சை அளிக்கப்பட்டு வருகிறது.

இது குறித்து அப்போலோ மருத்துவமனையின் ஃபங்ஷனல் நியூரோசர்ஜன் டாக்டர் ஆர்.ராமநாராயண் நம்மிடம் பேசினார்.

“வலி மேலாண்மை என்பதை உலக சுகாதார நிறுவனம் நான்கு படிகளாகப் பிரிக்கிறது.

முதலாவது வலியைக் கண்டறிந்து அதற்கு (குரோசின் போன்ற) வலி நிவாரண மாத்திரைகளை அளிப்பது. சில உடற்பயிற்சிகளை பிசியோதெரபிஸ்ட்கள் அளிப்பதும் முதல் வகையே. இரண்டாவது, மனோதத்துவ ரீதியான சிகிச்சை மற்றும் ப்ரூஃபின் போன்ற கொஞ்சம் டோஸ் அதிகமான மாத்திரைகளை அளிப்பது.

இதற்கும் சரியாகவில்லை என்றால் மார்ஃபின் அல்லது பென்டனைல் போன்ற அதிக சக்தி வாய்ந்த மாத்திரைகள் கொடுப்பது மூன்றாவது வகை. இந்த மருந்துகள் நோயாளிகளுக்கு நல்ல வலி நிவாரணத்தை அளிக்கும். ஆனால், சில பக்கவிளைவுகளை ஏற்படுத்தலாம். மரணம்கூட ஏற்படலாம். இந்தியாவில் இந்த மூன்று முறைகள்தான் கையாளப்பட்டு வருகின்றன.

இப்போது முதன் முறையாக வலி மேலாண்மை எனப்படும் நான்காவது வழியைக் கையாள்கிறோம். நமது உடலில் ஓர் உள்ளார்ந்த வலி கட்டுப்பாட்டு அமைப்பானது, மூளை மற்றும் முதுகுத்தண்டைச் சுற்றி அமைந்துள்ளது. எந்த ஒரு வலியும் இதன் மூலமாகப் பயணம் செய்து மூளையை அடையும்போதுதான், வலியை உணர்வோம். வலியை சமாளிக்க மார்ஃபின் என்ற மாத்திரை பரிந்துரைக்கப்படும். இந்த மாத்திரை உடனடியாக வேலை செய்யாது. வயிற்றில் கரைந்து, ரத்தத்தில் கலந்து, நரம்பு மண்டலத்தை அடையச் சிறிது நேரம் எடுத்துக்கொள்ளும். ஒரு மைக்ரோ கிராம் அளவு மார்பின் முதுகுத்தண்டு வடத்தை அடைந்தால் போதும், நோயாளி வலி நிவாரணத்தை உணர்வார். ஆனால், 200 மைக்ரோ கிராம் மருந்து எடுத்தால்தான், அதில் 1 மைக்ரோகிராம் முதுகுத் தண்டுவடத்தில் உள்ள திரவத்தைச் சென்றடையும். ஆனால், ஒருவரால் அதிகபட்சமாக 40 மைக்ரோ கிராம் மார்ஃபின்தான் எடுத்துக்கொள்ள முடியும். இதற்கே பக்கவிளைவுகள் கடுமையாக இருக்கும்.

இப்போது மருந்தை நேரடியாக முதுகுத் தண்டுவடத் திரவத்தில் சேர்ப்பதால், அதிகப்படியான மார்ஃபின் எடுப்பது தேவை இல்லாமல் போய்விடுகிறது. இந்தச் செயல் அத்தனை எளிதானது அல்ல. முதுகுத் தண்டுவடத்துக்குள் எதுவும் அவ்வளவு எளிதில் நுழைந்துவிட முடியாது. அதனால்தான், சிசேரியன் அறுவை சிகிச்சையின்போது, இடுப்புப் பகுதி மரத்துப்போவதற்காக கர்ப்பிணிகளுக்கு முதுகை வளைத்து ஊசி குத்துவார்கள். முதுகுத் தண்டுவடத்தை அடைந்து மருந்தை செலுத்தினாலும், அதன் பலன் குறுகிய காலத்துக்குத்தான் இருக்கும். ஒவ்வொரு முறையும் முதுகை வளைத்து மருந்து செலுத்த முடியாது. இந்தப் பிரச்னைக்குத் தீர்வாக வந்திருப்பதுதான் இன்ட்ராதிகல் டிரக் டெலிவரி சிஸ்டம்.

விகடன் பிரசுரம்

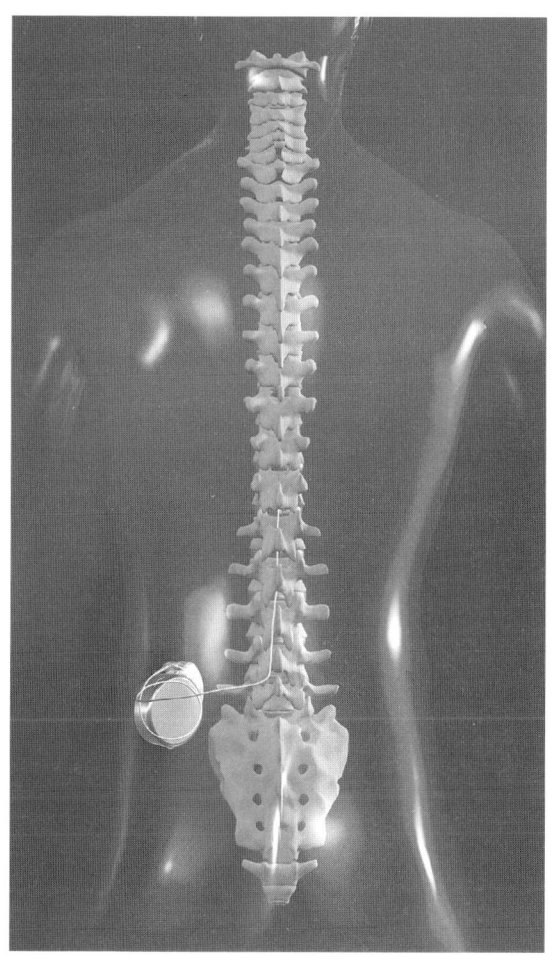

இந்தப் புதிய தொழில்நுட்பத்தின்படி, இதயத்துக்கு பேஸ் மேக்கர் கருவி பொருத்துவது போன்று நோயாளியின் வயிற்றின் தோலுக்கு அடியில் ஒரு சிறிய கருவியைப் பொருத்துவோம். இதில் திரவ நிலையில் மார்ஃபின் இருக்கும். இந்தக் கருவியின் முனை முதுகுத் தண்டுவடத்தில் இணைத்து அறுவை சிகிச்சை செய்யப்படும். இந்தக் கருவி தோலுக்கு அடியில் இருக்கும் என்பதால் வெளியே எதுவும் தெரியாது. குறிப்பிட்ட கால இடைவெளியில் மருந்து தொடர்ந்து செலுத்தப்பட்டுக்கொண்டே

நம்பிக்கை தரும் நவீன சிகிச்சை முறைகள்

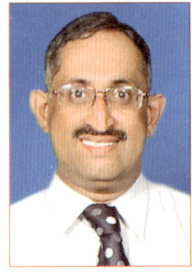

ஆர்.ராமநாராயண்

இருக்கும். இதனால், நோயாளிக்கு வலி உணர்வே இருக்காது. இந்தக் கருவியில் 40 மி.லி. மருந்து நிரப்பப்படும். இதுவே சுமார் மூன்று மாதங்களுக்குப் போதுமானதாக இருக்கும். மருந்து காலியானதும் அந்தக் கருவியை வெளியே எடுக்காமலே, மீண்டும் நிரப்பிக்கொள்ள முடியும். மேலும், தேவைக்கேற்ப டோஸ் அதிகரித்துக்கொள்ளும் வசதியும் உள்ளது.

எல்லா விதப் புற்றுநோயாளிகளுக்கும் இதைப் பயன்படுத்தலாம். இருப்பினும், வலியை உணரவில்லை என்றால், அவர்கள் இன்னும் அதிக காலம் வாழ்வார்கள் என்று பரிந்துரைக்கப்படும் நோயாளிகளுக்கு மட்டுமே இப்போது இதைப் பொருத்துகிறோம். வெளிநாடுகளில் புற்றுநோயாளிகளைக் காட்டிலும் முதுகு வலிப் பிரச்னை அதிகம் உள்ளவர்களே இந்த அறுவை சிகிச்சையைச் செய்து கொள்கின்றனர். இந்தியாவில் இப்போதுதான் இந்தக் கருவி இறக்குமதி ஆகியுள்ளது. இதன் விலை அதிகம் என்பதால், எல்லா நோயாளிகளும் இந்த சிகிச்சையைப் பெற முடியாத நிலை உள்ளது. இதற்கு அரசு வரிவிலக்கு அளித்தால், கொடுமையான வலியால் அவதிப்படும் ஆயிரக்கணக்கான நோயாளிகள் பயன்பெறுவார்கள்..." என்று விளக்கத்தோடு ஆலோசனையையும் கூறினார்.

அரசு மனம் வைக்கட்டும்!

ஒரு மணி நேரத்தில் செயற்கைப் பல்!
வந்துவிட்டது கேட் கேம் தொழில்நுட்பம்!

'**ப**ல் போனால் சொல் போச்சு' எனப் பதறியது அந்தக் காலம். மாற்றுப் பல் கட்டும் மருத்துவம் இன்றைக்கு சர்வ சாதாரணம். சாதாரணமாக புதிதாகப் பல் கட்ட வேண்டும் என்றால், குறைந்தது ஐந்து நாட்கள் ஆகும். இப்போது, கேட் கேம் தொழில்நுட்பத்தில் ஒரு மணி நேரத்தில் புதிய பல் கட்டும் ஆச்சர்யங்கள் அரங்கேறத் தொடங்கி இருக்கின்றன.

செட்டிநாடு அதிநவீன பல் மருத்துவமனையின் இயக்குநர் டாக்டர் பி.ராஜேஷ் கூறும்போது, "பல் உடைந்தாலோ, பல் விழுந்த இடத்தில் புதிய பல்

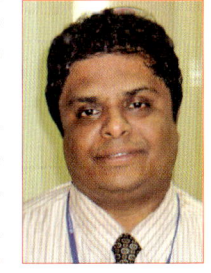

பி.ராஜேஷ்

நம்பிக்கை தரும் நவீன சிகிச்சை முறைகள்

தேவை என்றாலோ, அவர்களுக்குப் புதிய பல் பொருத்துவோம். பல்லின் நிறம் அல்லது ஷேப் பிடிக்காதவர்களும் இப்போது செயற்கை பல் பொருத்திக்கொள்கிறார்கள். செயற்கை பல் தயாரிப்புப் பணியை இது காலம் வரை கைகளால்தான் செய்தனர். பல் மாதிரியை எடுத்து (நெகட்டிவ் ரிப்ளிக்கா) அதை பாசிட்டிவாக மாற்றி, வாக்ஸ் பேட்டன் செய்து, மாடல் உருவாக்கி, செராமிக் லேயர் பூசி தயார் செய்யும் பணி நீண்டுகொண்டே இருக்கும். இதில் ஒவ்வொரு செயல்பாட்டிலும் மனிதத் தவறுகள் நடக்க வாய்ப்புகள் அதிகம். தேவையான கலர் ஷேட் கொண்டுவரவும் பெரிதாகப் போராட வேண்டி வரும். இவற்றை செய்து முடிக்க ஆறு நாட்களாவது தேவைப்படும்.

இப்போது இந்தப் பிரச்னைகளை நீக்கும் விதமாக, கேட் கேம் (Computer Aided Design and Computer Aided Machining CAD CAM) தொழில்நுட்பம் வந்துவிட்டது. கம்ப்யூட்டர் உதவியுடன் செயற்கைப் பல் தயாரிப்பதுதான் கேட் கேம்.

ஒருவருக்குப் பல் பொருத்த வேண்டும் என்றால், அவருடைய பல்லின் அளவு மற்றும் அமைப்பு, பக்கத்து பல்லுக்கும் இதற்கும் உள்ள இடைவெளி போன்றவற்றை ஆப்டிகல் ஸ்கேனர் என்ற கருவியை பல்லின் மேல்வைத்துப் படம் எடுப்போம். அதேபோன்று பல்லின் நிறம், எலெக்ட்ரானிக் ஐ என்ற கருவியின் மூலம் மிகத் துல்லியமாகப் படம் எடுக்கப்படும். இந்தத் தகவல்கள் கம்ப்யூட்டருக்கு அனுப்பப்படும். கம்ப்யூட்டரில் பெறப்பட்ட தகவல்களின் அடிப்படையில், பல் தோற்றம், அமைப்பு உள்ளிட்டவற்றைப் பார்த்து, திருத்தங்கள் செய்வோம். பின்னர் பல்லின் நிறம், தடிமன், எந்த வகையான மெட்டல் என்பதைத் தேர்வு செய்து இணையம் மூலம் பல் தயார் செய்யும் மையத்துக்கு (மில்லிங் யூனிட்) அனுப்புவோம். அவர்கள் பல்லைத் தயார்செய்து எங்களுக்கு அனுப்புவார்கள். இவ்வளவும் 1-2 மணி நேரத்தில் முடிந்துவிடுகிறது. அதன் பிறகு அதை எளிதில் பொருத்தி விடுவோம்.

இதிலும் தற்போது சிர்க்கோனியம் என்ற மெட்டல் அறிமுகம் செய்யப்பட்டு உள்ளது. நிறம், தரத்தில் இந்த மெட்டல் அசல் பல்லைப்போலவே இருக்கும். கேட் கேம் தொழில்நுட்பத்தில் மனிதத் தவறுகளுக்கு வாய்ப்பே இல்லை. இந்தியாவில் ஒரு சில இடங்களில்தான் இந்த முறையில் பல் தயாரிக்கப்படுகிறது. மேலே சொன்னவை எல்லாம் இங்கேயே செய்துவிட முடியும். ஆனாலும், இன்னும் உயர் தரம் விரும்புபவர்களுக்கு, ஜெர்மனியில் உள்ள ஒரு லேபரட்டரிக்குத் தேவையான தகவல்களை அனுப்புவோம். அவர்கள் உயர் தரத்தில் பல் தயார் செய்து கொடுப்பார்கள். ஒரே

பல்லில் இரண்டு மூன்று நிறங்கள் இருந்தாலும், ஜெர்மனியில் தயார் செய்யப்படும் பல்லில் அதே தோற்றத்தைக் கொண்டு வந்துவிடுவார்கள். எங்கள் தகவல்கள் போய்ச்சேர்ந்த இரண்டு மணி நேரத்திலேயே அவர்களும் பல்லைத் தயாரித்துவிடுவார்கள். இந்தியாவுக்கு வருவதற்குத்தான் இரண்டு நாட்கள் ஆகும்.

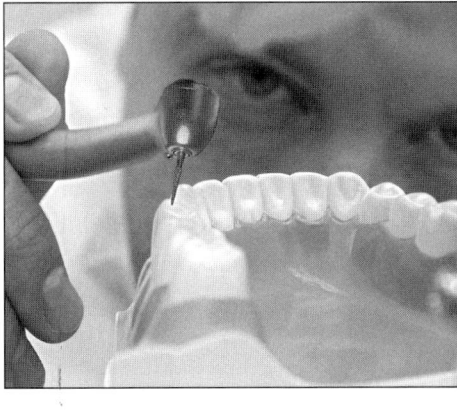

பொதுவாக பல் உடைந்தால், விழுந்தால் அவர்களுக்கு நான்கு அல்லது ஐந்து வகைகளில் இந்த செயற்கைப் பல் கட்டப்படுகிறது. ஒரு பல் விழுந்துவிட்டது என்றால்... அதற்கு வலது, இடது பக்கத்தில் உள்ள நல்ல பல்லை கொஞ்சம் டிரிம் செய்து, மேல் சொன்ன முறைகளில் பல் செய்து பொருத்துவோம். இது பிரிட்ஜ் மாடல். இதில் பக்கத்தில் உள்ள இரண்டு பற்களின் ஆதரவில் இந்த செயற்கை பல் இருப்பதால், அந்தப் பற்களில் ஒன்றில் பாதிப்பு வந்தாலும் இதைப் பொருத்த முடியாது.

பல பற்கள் மாற்ற வேண்டும் என்ற நிலையில் உள்ளவர்களுக்கும் இயற்கையாக எப்படி வேர் போன்ற அமைப்போடு பல் உள்ளதோ அதைப்போன்று செயற்கையாக ஸ்குரூ (இம்பிளான்ட்) போட்டும் செய்யலாம். எப்போதும் ஈரமான பகுதியான வாயில் மெட்டல் கிரவுன் பொருத்தும்போது, ஆக்ஸைட் எனப்படும் துரு பிரச்னை இருந்தது. இப்போது மெட்டல் ஃப்ரீ கிரவுன், எம்.ஆர்.ஐ. ஸ்கேனுக்கு ஏற்ற கிரவுன் முறைகள் வந்துள்ளன.

பல் கட்டுதல் தவிர, பல் ஈறு சிகிச்சையிலும் பல முன்னேற்றங்கள் வந்துள்ளன. சிலருக்கு முன் பற்களை சேரவிடாமல் ஈறு தடுக்கும். இவர்களுக்கு முன்பு அறுவை சிகிச்சை மூலம், அந்த ஈறை அகற்றுவோம். அதில், ரத்தக் கசிவு அதிகமாக இருக்கும். இப்போது லைட் ஆம்ப்ளிபிகேஷன் ஸ்டிமுலேட்டட் எமிஷன் ஆஃப் ரேடியேஷன் என்ற லேசர் (Laser) டிரீட்மென்ட் வந்திருக்கிறது!" என்கிறார் நம்பிக்கை வார்க்கும்விதமாக!

இனி, பல் தெரியும்படி தைரியமாகப் புன்னகைக்கலாம்!

வெரிகோஸிஸ் வியாதிக்கு குட்பை!

வந்தாச்சு துளை மருத்துவம்!

41

பல உண்மைகளை உரக்கச் சொன்ன 'அங்காடித் தெரு' படத்தில் ஒரு காட்சி. சென்னையின் பிரசித்திபெற்ற ஜவுளிக் கடை வாசலில் மயங்கிக்கிடக்கும் ஒருவர் பார்க்கச் சகிக்க முடியாத தன் கால்களைக் காட்டி, "நாள் முழுக்க நின்னுக்கிட்டே வேலை பார்ப்பேன். அதனால்தான் கால் இப்படி ஆயிடிச்சு. ஆஸ்பத்திரிக்குப் போனேன். 'வெரிகோஸிஸ் வெயின்'னு சொன்னாங்க!" என்பார் பரிதாபமாக. வெரிகோஸிஸ் வெயின் மட்டும் அல்ல... கால் வலி, கால் சோர்வு, கால்களின் ரத்தக் குழாய் சுருங்கிப்போதல் உள்ளிட்ட பல பிரச்னைகளால், இந்தியாவில் கிட்டத்தட்ட 15 சதவிகிதம் பேர் இத்தகைய துயரங்களுக்கு ஆளாகிறார்கள்.

விகடன் பிரசுரம்

பார்க்கவே பயமுறுத்தும் 'வெரிகோஸிஸ் வெயின்' நோயைக் குணப்படுத்த இப்போது சுலபமான தொழில்நுட்பம் வந்துவிட்டது.

வீனஸ் அசோசியேஷன் ஆஃப் இந்தியாவின் தலைவரும், மெட்ராஸ் மெடிக்கல் மிஷன் ரத்த நாளம் மற்றும் உறுப்பு மாற்று அறுவை சிகிச்சை நிபுணருமான டாக்டர் எஸ்.சரவணன் இதுகுறித்து கூறியது...

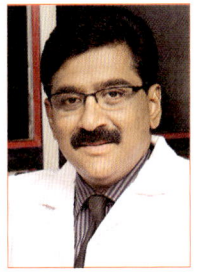
எஸ்.சரவணன்

"நம் உடல் முழுக்க ரத்தக் குழாய்கள் உள்ளன. இவை இதயத்தில் இருந்து வரும் நல்ல ரத்தத்தை உடலின் அனைத்துப் பகுதிகளுக்கும், கெட்ட ரத்தத்தை இதயத்துக்கும் கொண்டுசெல்கின்றன. கெட்ட ரத்தக் குழாயில் சூப்பர்ஃபீஷியல், டீப் வெயின் என இரண்டு வகைகள் உள்ளன. பார்த்தாலே தெரியும் வகையில் இருப்பது சூப்பர்ஃபீஷியல். தசைக்கு அடியில் இருப்பது டீப் வெயின். இந்த சூப்பர்ஃபீஷியல் ரத்தக் குழாய்களுக்கு மூட்டுக்கு கீழ் இரண்டு இடங்களிலும், அடிவயிற்றிலும், மூட்டுக்குப் பின்புறமும் வால்வுகள் உள்ளன. ரத்தம் மேலே செல்லும்போது இந்த வால்வுகள் திறந்து ரத்தம் பாய அனுமதிக்கும். ரத்தம் கீழே இறங்க முற்பட்டால், மூடிக்கொள்ளும். இந்த வால்வுகளின் செயல்பாடு பாதிக்கப்படும்போதுதான், வெரிகோஸிஸ் வெயின் நோய் ஏற்படுகிறது.

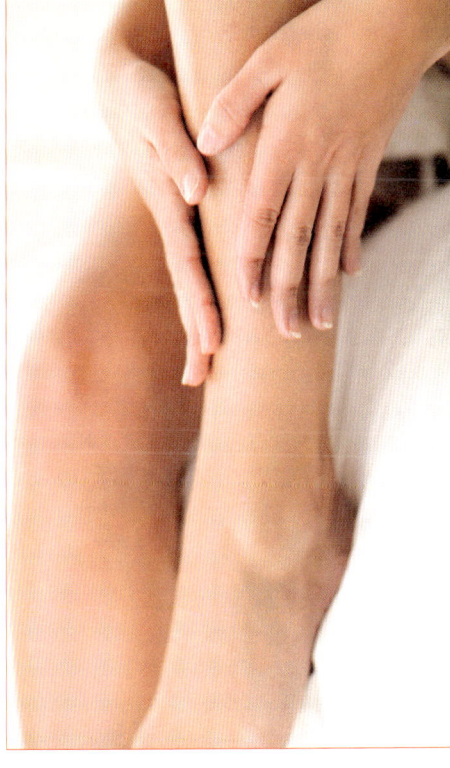

இந்த வால்வு மரபியல் ரீதியாக பாதிக்கப்படலாம். நீண்ட நேரம் நிற்பவர்களுக்கும் இந்த பாதிப்பு வரலாம். முதன் முறையாக கர்ப்பம் தரிக்கும் பெண்களுக்கு இந்த வால்வு வீக் ஆக வாய்ப்பு அதிகம். கர்ப்பமாகும்போது, உடலில் அதிக ஹார்மோன் சுரக்கும். இதனால், வால்வுகள் தளர்வுக்கு உள்ளாகும். டெலிவரிக்குப் பிறகு, அது குறைந்துவிடும். இரண்டாவது,

மூன்றாவது முறை கர்ப்பம் ஆகும்போது, இந்தப் பிரச்னை அதிகம் வருகிறது.

வெரிகோஸிஸ் வந்தால், காலில் அரிப்பு, கால் வலி, வீக்கம் இருக்கும். கணுக்காலின் உள் பகுதியில் புண் வரும். கெட்ட ரத்தம் கீழேயே தங்குவதால், அந்த இடத்தில் ஹீமோகுளோபின் வெளியே வந்து, புண் உள்ள இடத்தின் தோலில் படியும். ஹீமோகுளோபினில் இரும்புச் சத்து உள்ளது. அதனால், இந்த இடம் கறுப்பாக மாறிவிடும். சம்பந்தப்பட்ட இடத்தில் அரிப்பு ஏற்படும். சொறிந்தால், புண் ஏற்படும். அந்தப் புண் ஆறுவது மிகக் கடினம்.

இப்படி உண்டாகும் புண் பெரிதாகி, எலும்பு வரை ஊடுருவி நோய்த் தொற்று உண்டாகும். சில நேரம், காலையே எடுக்கவேண்டிய அளவுக்கு இக்கட்டு உருவாகும். கால் போவது மட்டும் அல்ல, இந்தத் தொற்று, சிறுநீரகம், கல்லீரல் போன்ற மற்ற உறுப்புகளையும் தாக்க வாய்ப்பு உள்ளது.

மேலும், கெட்ட ரத்தம் உறைந்துபோய், உள் ரத்தக் குழாய் வழியாக இதயத்தை அடைந்தால், உயிருக்கேகூட ஆபத்து நிகழலாம்.

நூறு ஆண்டுகளுக்கும் மேலாக இந்தப் பிரச்னைக்கு ஓப்பன் சர்ஜரிதான் தீர்வாக இருந்தது. அதாவது வால்வுகள் உள்ள பகுதியில் ஓப்பன் செய்து வால்வுகளை அகற்றிவிடுவோம். இதனால், பாதிக்கப்பட்ட குழாய் வழியாக ரத்தம் செல்வது தடுக்கப்படும். ஆனால், இந்த அறுவை சிகிச்சையில் இருந்து மீண்டு வரவே பல நாட்கள் ஆகும்.

இப்போது, சாவித் துவார அறுவை சிகிச்சை போன்று லேசர் மற்றும் ரேடியோ ஃப்ரீக்வன்ஸி அபலேஷன், ஸ்க்லிரோதெரபி போன்ற புதிய தொழில்நுட்பங்கள் வந்துவிட்டன. இதன்படி, நோயாளியின் மூட்டுக்கும் கணுக்காலுக்கும் நடுவே ஊசி போடுவதுபோன்று துளையிட்டு, அதன் வழியே ப்ரோபை (கம்பி) உள்ளே செலுத்தி, அடிவயிற்றில் உள்ள பழுதடைந்த வால்வு மற்றும் ரத்தக் குழாயை வெப்பம் செலுத்தி மூடிவிடுவோம். பின்னர், கொஞ்சம் கொஞ்சமாக கணுக்கால் வரை உள்ள ரத்தக் குழாயும் மூடப்படும். இதற்கு லேசர் அல்லது ரேடியோ ஃப்ரீக்வன்ஸியைப் பயன்படுத்துவோம்.

கெட்ட ரத்தம் ஆழ் ரத்தக் குழாய் வழியாக இதயத்துக்குப் பாயும் செயல்பாட்டை, 30 முதல் 40 நிமிடங்களில் முடித்துவிடுவோம். இதில் ரெக்கவரி பீரியட் என்பது 24 மணி நேரம்தான். இரண்டு நாட்களில் வேலைக்குச் செல்ல முடியும். சிலர் தங்கள் காலில் ரத்தக் குழாய் கறுப்பாகப் புடைத்துக்கொண்டு தெரிவதே

அசிங்கமாக இருப்பதாக நினைப்பார்கள். அவர்களுக்கு இன்ஜெக்‌ஷன் மூலம் மருந்து செலுத்தியே, அந்த ரத்தக் குழாயை அடைத்துவிடலாம். இதை ஸ்க்லிரோதெரபி என்போம்.

வெரிகோஸிஸ் வெயின் பிரச்னையை ஆரம்பத்தில் கண்டறிந்தால், மருந்து மாத்திரை கொடுத்தே குணப்படுத்தலாம். இல்லை என்றால், அறுவை சிகிச்சைதான் வழி. கம்ப்ரஷன் ஸ்டாக்கிங் என்று ஒரு சாதனம் வெளிநாட்டில் இருந்து இறக்குமதி செய்யப்படுகிறது. நோயின் ஆரம்ப நிலையில் இருப்பவர்கள், இதைக் காலில் அணிவதன் மூலம் நோய் தீவிரமாவதைத் தடுக்கலாம். ஆனால், டாக்டரின் ஆலோசனை பெற்றே இதை அணிய வேண்டும்!" என்கிறார் டாக்டர் எஸ்.சரவணன்.

வலிகளைப் பொருட்படுத்துவோம். வாழ்வை வளப்படுத்துவோம்!

42

உடலுக்கு உள்ளே... கமாண்டோ தாக்குதல்!

கல்லீரல் புற்று நோய் மருத்துவத்தில் புரட்சி!

நாட்டுக்குள் புகுந்து அட்டகாசம் செய்யும் தீவிரவாதிகளை, கமாண்டோ படையினர் அதிரடித் தாக்குதல் நடத்தி அழிப்பதைப் போன்று, மனிதனின் உயிருக்கு அபாயம் விளைவிக்கும் கல்லீரல் புற்றுநோயை அழிக்கும் புதிய தொழில்நுட்பம் நடைமுறைக்கு வந்துவிட்டது!

இதுகுறித்து விளக்குகிறார், சென்னை அப்போலோ புற்றுநோய் சிறப்பு மருத்துவமனையின் சீனியர் கன்சல்டன்ட் டாக்டர் டி.ராஜா.

“இந்தியா உள்ளிட்ட தென் ஆசியப் பகுதிகளில் கல்லீரலில் நோய்த் தொற்றை ஏற்படுத்தும் ஹைபடைடிஸ் வைரஸ் ‘பி’ மற்றும் ‘சி’ அதிக அளவில் உள்ளன. இதனால்

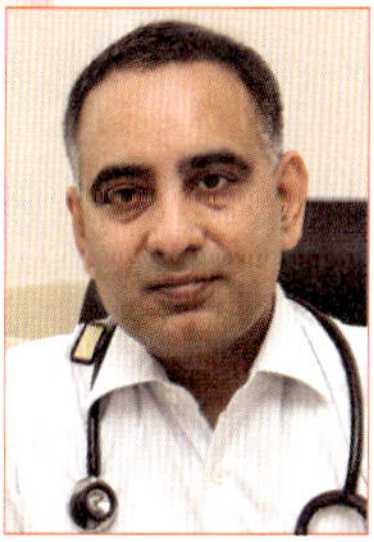

விகடன் பிரசுரம்

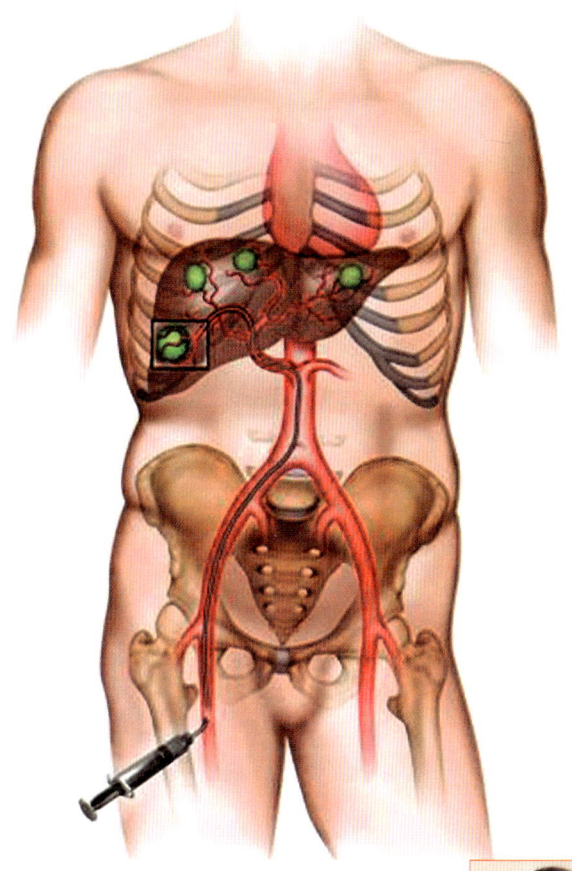

ஏற்படும் கல்லீரல் புற்றுநோயை ஆரம்பத்திலேயே கண்டுபிடித்துவிட்டால், அறுவை சிகிசசை மூலம் அகற்றிவிட முடியும். நோயின் பாதிப்பு அதிகம் என்றால், கல்லீரல் மாற்று அறுவை சிகிச்சை செய்யலாம். ஆனால், இதற்குத் தகுதியான கல்லீரல் கிடைக்க வேண்டும், மாற்று அறுவை சிகிச்சைக்கான செலவும் அதிகம். அத்தகைய சிகிச்சை மூலம் கல்லீரல் புற்றுநோயில் இருந்து பூரண நலம் பெற்றுவிடலாம். ஆனால், நோய் மிகவும் முற்றிய நிலையில், எந்த மருத்துவமும் செய்ய

டி..ராஜா

முடியாது. மருந்து, மாத்திரைகள் கொடுத்து மரணம் ஏற்படுவதை காலம் தாழ்த்த மட்டுமே முடியும்.

கல்லீரல் புற்றுநோயை ஆரம்ப நிலையிலேயே கண்டறிந்து சிகிச்சை பெறுபவர்கள் மிகச் சிலரே. பெரும்பாலும் நோய் மிகவும் முற்றிய நிலையில்தான் மருத்துவமனைக்கு வருகிறார்கள். அதனால் அவர்களுக்கு சிகிச்சை அளிக்க முடியாத நிலையில்தான், மருத்துவர்கள் இருப்பார்கள். முற்றிய நோய் அறிகுறிகளுடன் வருபவர்களுக்கும் நம்பிக்கை அளிக்கும் வகையில், குறிப்பிட்ட பகுதிக்குள் நுழைந்து கதிர்வீச்சை அளிக்கும் செலக்ட்டிவ் இன்டர்னல் ரேடியேஷன் தெரபி என்ற (Selective internal radiation therapy SIRT) புதிய தொழில்நுட்பம் வந்துள்ளது. தீவிரவாதிகளை கமாண்டோக்கள் உள்ளே புகுந்து தாக்கி அழிப்பதுபோன்றது இந்தப் புதிய தொழில்நுட்பம்.

பொதுவாக புற்றுநோய் பாதிக்கப்பட்ட பகுதிக்கு வெளியில் இருந்துதான் கதிர்வீச்சு செலுத்தப்படும். அதனால், கதிர்வீச்சு செல்லும் பாதையில் உள்ள நல்ல திசுக்களும் பாதிக்கப்படும். ஆனால், இந்தப் புதிய தொழில்நுட்பத்தில் அந்தப் பிரச்னை இல்லை.

இந்த சிகிச்சையில், நோயாளியின் தொடையில் உள்ள நல்ல ரத்தக் குழாய் வழியாக மைக்ரோ கதிட்டரைப் போட்டு, அதன் வழியாக மிக மெல்லிய குழாயைச் செலுத்துவோம். இதற்கு லோக்கல் அனஸ்தீஷியா கொடுத்தாலே போதும். அந்தக் குழாய் கல்லீரலுக்கு ரத்தம் செல்லும் முக்கிய ரத்த நாளம் வரை செல்லும். கிட்டத்தட்ட கல்லீரலில் புற்றுநோய் தாக்கிய பகுதி வரை அது செல்லும். பின்னர், லட்சக்கணக்கான எண்ணிக்கையில் எஸ்.ஐ.ஆர். ஸ்பியர்ஸ் (SIRSpheres) செலுத்துவோம். இந்த மைக்ரோ ஸ்பியர்ஸ் ஒவ்வொன்றும் 35 மைக்ரான் அளவுக்கு இருக்கும். இது ஈட்ரியம்-90 என்ற கதிர்வீச்சைக் கொண்டது. இவை நேரடியாகப் புற்றுநோயால் பாதிக்கப்பட்ட பகுதியைச் சென்று தாக்க ஆரம்பிக்கும். இதன்மூலம் கல்லீரலில் புற்றுநோய் பாதித்த பகுதிக்கு ரத்தம் செல்வது தடுக்கப்படுவதுடன், புற்றுநோயின் டி.என்.ஏ-வும் தாக்கி அழிக்கப்படும். இதனால் உடலின் மற்ற பகுதிகளுக்கு எந்தப் பாதிப்பும் ஏற்படாது. சிகிச்சை முடிந்த 24 மணி நேரத்தில் டாக்டர்கள் ஆலோசனைக்குப் பிறகு நோயாளி வீட்டுக்குத் திரும்பிவிடலாம்.

பழைய கதிர்வீச்சு முறைகளைக் காட்டிலும், இந்தப் புதிய தொழில்நுட்பத்தில் 40 மடங்கு அதிகக் கதிர்வீச்சு, புற்றுநோய் செல்கள் மீது செலுத்தப்படுகிறது.

விகடன் பிரசுரம்

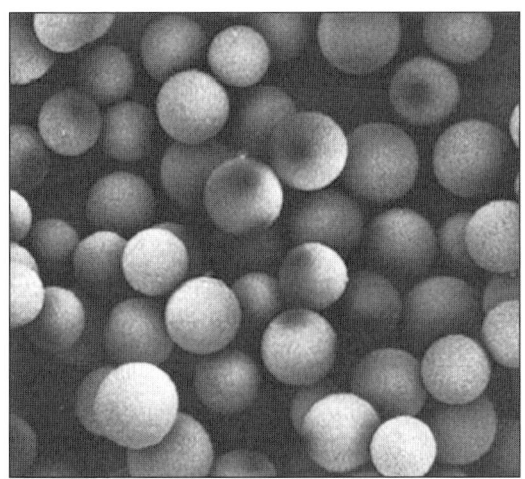

எஸ்.ஐ.ஆர். ஸ்பியர்ஸ்

இந்த சிகிச்சை, இரண்டாம் நிலை கல்லீரல் புற்றுநோயாளிகளுக்கு மட்டுமே பரிந்துரைக்கப்படுகிறது. மேலும், போதுமான அளவுக்கு புற்றுநோய் பாதிக்காத பகுதி இருந்தால், இந்த சிகிச்சையைத் தாங்கிக்கொள்ளக்கூடிய சக்தி இருந்தால் மட்டுமே... இந்த சிகிச்சையை செய்ய முடியும். கல்லீரல், நுரையீரல் போன்ற உறுப்புகளின் செயல்பாடு எப்படி உள்ளன, கல்லீரலுக்கு ரத்த ஓட்டம் நன்றாக உள்ளதா என்பதை எல்லாம் பரிசோதனை செய்து பார்த்த பின்னரே சிகிச்சை அளிக்கப்படும்.

இந்த சிகிச்சையில் பக்கவிளைவுகள் இல்லை என்று கூற முடியாது. பக்கவிளைவுகள் குறைக்கப்பட்டு உள்ளன. அதையும் மருந்து மாத்திரைகள் மூலம் சரிப்படுத்திவிடலாம். கல்லீரல் மாற்று அறுவை சிகிச்சையுடன் ஒப்பிடுகையில், இந்த எஸ்.ஐ.ஆர். ஸ்பியர்ஸ் சிகிச்சைக்கான கட்டணம் குறைவுதான்.

தற்போது கல்லீரல் புற்றுநோய்க்கு மட்டுமே இந்த சிகிச்சை அளிக்கப்படுகிறது. ஆனால், இது ஒரு நல்ல ஆரம்பம். இந்த முறையை மேம்படுத்துவதன் மூலம், பல்வேறு நோய்களைக் குணப்படுத்தவும் ஆராய்ச்சிகள் நடந்து வருகின்றன. ஆராய்ச்சிகள் நல்ல முடிவைத் தரும் பட்சத்தில், மனிதன் அனைத்து வகையிலான நோய்களில் இருந்தும் விடுபட முடியும்!" என்றார்.

கல்லீரல் நோயால் பாதிக்கப்பட்டவர்களுக்கு இது மிக நல்ல செய்தி!

இதயத்தை நிறுத்தாமல்... எலும்பை உடைக்காமல்!

வந்தாச்சு ஹைபிரிட் சிகிச்சை

43

இதயத்தில் ஒரே சமயத்தில் இரண்டு தொழில்நுட்பங்களைப் பயன்படுத்தி அறுவை சிகிச்சை செய்யும் ஹைபிரிட் முறையை, சென்னை ஃபோர்டிஸ் மலர் மருத்துவமனை அறிமுகப்படுத்தி உள்ளது. இந்தப் புதிய தொழில்நுட்பம் மூலம் 50 பேருக்கு வெற்றிகரமாக அறுவை சிகிச்சை செய்து பார்த்த பின்னரே, அறிவிப்பு வெளியிட்டு உள்ளார்கள்.

இது குறித்து, மருத்துவமனையின் இதய அறிவியல் துறைத் தலைவர் டாக்டர் கே.ஆர்.பாலகிருஷ்ணனிடம் பேசினோம்.

"இதய அறுவை சிகிச்சை செய்வது என்றால், மார்பக எலும்பை வெட்டித்தான் செய்ய முடியும். அப்படி உள்ளே சென்றால்தான்

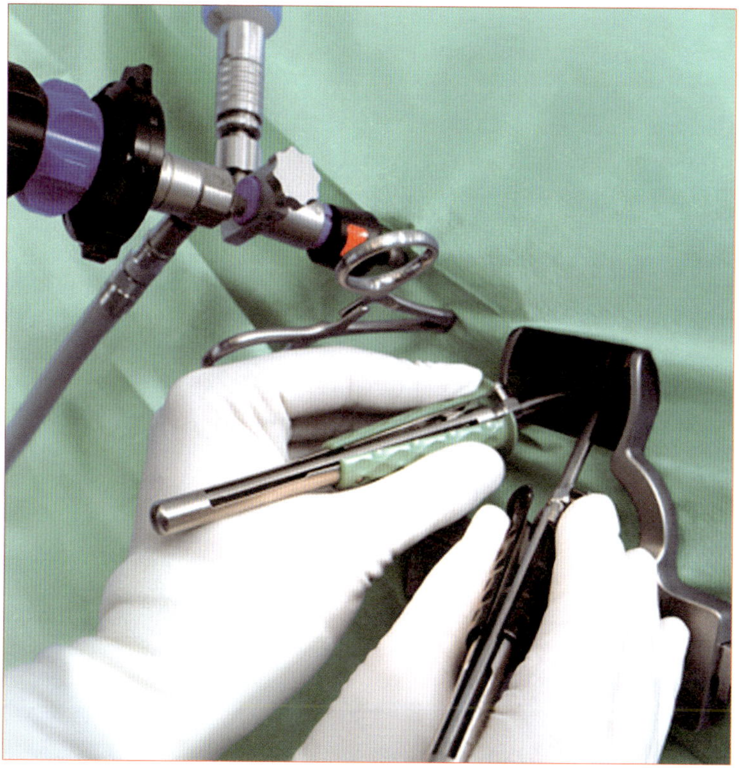

விகடன் பிரசுரம்

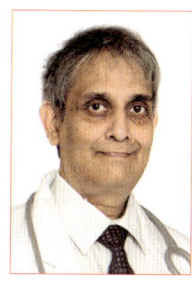

பாலகிருஷ்ணன்

இதயத்தின் எல்லா அறைகளையும் நேரடியாகப் பார்த்து அறுவை சிகிச்சை செய்யலாம். ஆனால், அதிக நாட்கள் மருத்துவமனையில் தங்க வேண்டி இருக்கும்.

வயிற்றுப் பகுதியில் அதாவது பித்தப் பை, சிறுநீரகம் அகற்றம் போன்ற எந்தப் பிரச்னை என்றாலும் வயிற்றைக் கிழித்து ஓப்பன் சர்ஜரிதான் செய்துவந்தனர். பிறகு லேப்ராஸ்கோபி வந்ததும், சிறு துளை மட்டுமே போட்டு அகற்றிவிடுகிறார்கள். 99.9 சதவீதம் இதயத்தில் சரிபார்ப்பு மட்டுமே செய்யமுடியும் என்பதால் நிறையத் தையல்கள் போடவேண்டும். தையல் போடப் பயன்படும் இழையின் அளவு, தலைமுடியின் பருமனில் பாதிதான் இருக்கும். மனித உடல் முப்பரிமாணம் ஆகும். அதை இரு பரிமாண ஸ்கோப்

(கேமரா) மூலம் படம் எடுத்து, மானிட்டரில் பார்த்து அறுவை சிகிச்சை மற்றும் தையல் போடுவது சிக்கலானது.

இப்போது விஞ்ஞான வளர்ச்சி காரணமாக ஹைடெபனிஷன் கேமரா, மானிட்டர் வந்துவிட்டன. இதனால் தெளிவாகப் படம் எடுக்க முடிவதால், மிகச் சிக்கலான அறுவை சிகிச்சைகளையும் சிறு துளை மூலம் செய்யும் அளவுக்கு அதிரடி மாற்றங்கள் வந்துவிட்டன. மார்பு எலும்பை வெட்டாமல் 3 முதல் 4 செ.மீ. அளவுக்கு மட்டுமே துளையிட்டு, கூடுதலாக 2 மி.மீ. அளவுக்கு சிறு துளைகள் போட்டு அறுவை சிகிச்சை செய்வது சாத்தியமாகிவிட்டது. 2.5 மி.மீ. அளவு ரத்தக் குழாயைக்கூடத் திரையில் தேவையான அளவுக்குப் பெரிதாக்கிப் பார்க்கமுடிகிறது. சிறிய அளவு மட்டுமே வெட்டப்படுவதால், வலியும் குறைகிறது. நோயாளிகளும் விரைவில் குணம் அடைகின்றனர். இப்போது இந்த மினிமலி இன்வேஸிவ் தொழில்நுட்பத்துடன், மற்றொரு தொழில்நுட்பத்தையும் சேர்த்து ஹைபிரிட் இதய அறுவை சிகிச்சையை நாங்கள் அறிமுகப்படுத்தி இருக்கிறோம்.

இதயத்தில் ஓட்டை இருந்தால், அதை இழுத்துவைத்துத் தைப்பது கிடையாது. உலோகத் தகட்டை வைத்து மூடுவோம். ஓப்பன் சர்ஜரியாக இருந்தால் பிரச்னை இல்லாமல் தகட்டை எளிதில் உள்ளே கொண்டு போய்விடலாம். ஆனால், சிறிய துளைகள் மட்டுமே இடப்படுவதால் உலோகத் தகட்டை கொண்டுபோவதில் சிக்கல் இருந்தது. இப்போது சுருட்டும் தன்மையிலான உலோகத் தகடு வந்துள்ளது. உள்ளே சென்றதும் அது விரிந்து அந்த இடத்தை மூடிக்கொள்ளும். இந்த சிகிச்சையை நாலைந்து வருடங்களாகவே செய்துவருகின்றனர். ஆனால், நோயாளியின் உடல் எடை 15 கிலோவுக்குக் கீழ் இருந்தால், இந்த அறுவை சிகிச்சை செய்ய முடியாது. இந்தப் பிரச்னைக்குத் தீர்வாக வந்திருப்பதுதான் ஹைபிரிட் தொழில்நுட்பம்.

இந்தப் புதிய தொழில்நுட்பத்தின்படி மினிமலி இன்வேஸிவ் முறையுடன், மார்புப் பகுதியில் சிறிய துளையிட்டு அதன்வழியே ஷேப் மெமரி அலாயை உள்ளே செலுத்தி ஓட்டையை அடைத்துவிடுவோம். இதயம் துடித்துக் கொண்டிருக்கும்போதே, சிறப்பு ஸ்டெப்லைசர் கருவியைப் பயன்படுத்தி இந்த அறுவை சிகிச்சை செய்யப்படுகிறது.

இந்த இதய ஓட்டை அடைக்கும் செயல்பாடு, 20 நிமிடத்தில் முடிந்துவிடும். ரத்த இழப்பு மிகவும் குறைவு. இரண்டே நாட்களில் வீட்டுக்குப் போய்விடலாம். 2.5 கிலோ எடை கொண்ட குழந்தைகளுக்குக்கூட அறுவை சிகிச்சை செய்ய முடிகிறது. அந்த

அளவுக்கு இதய அறுவை சிகிச்சையில் முன்னேற்றம் ஏற்பட்டுள்ளது.

இதய ஓட்டை அடைப்பு மட்டும் அல்ல, ஹைபிரிட் தொழில்நுட்பத்தின் மூலம் பைபாஸ் சர்ஜரி, இதய வால்வு பழுது பார்த்தல் மற்றும் வால்வு மாற்றம், சில பிறவி இதயக் குறைபாடுகளை சரிசெய்தல் போன்ற பல சிக்கல்களைக் களைய முடியும்.

அதற்காக இனி ஓப்பன் சர்ஜரி முறையே தேவை இல்லை என்று நினைக்கவேண்டாம். நோயாளியின் உடல் நிலை, தாங்கும் திறன் போன்றவற்றைப் பொறுத்துத்தான் அவருக்கு என்ன வகையிலான சிகிச்சை செய்யவேண்டும் என்பதை டாக்டர் முடிவு செய்வார். இப்போதுதான் இந்தத் தொழில்நுட்பத்தைப் பயன்படுத்தத் தொடங்கி உள்ளோம். அடுத்த 10 ஆண்டுகளில் ஓப்பன் சர்ஜரிக்கு பதில் சிறுதுளை அறுவை சிகிச்சை முறையை மட்டுமே பயன்படுத்தும் அளவுக்கு நிலைமை வரலாம்" என்றார்.

மருத்துவப் புரட்சி வந்தாச்சு என்றுதான் சொல்லவேண்டும்.

44

ஒரு பலூன்... இரு வலை!

அடடே 'அட்டாக்' சிகிச்சை!

"**நெ**ஞ்சைப் பிடிச்சுட்டு விழுந்தார்... அடுத்த நிமிஷமே மூச்சு நின்னுடுச்சு!" - மாரடைப்பால் மரணம் அடைந்தவர்களின் வீடுகளில், இதுபோன்ற வார்த்தைகளைக் கேட்டு இருப்போம். அக்யூட் ஹார்ட் அட்டாக் எனப்படும் உடனடி மாரடைப்பு, இளைஞர்களையும் இப்போது தாக்கத் தொடங்கிவிட்டது. குறிப்பாக, புகை பிடிப்பவர்களுக்கு இந்தப் பாதிப்பு அதிகம் இருப்பதாகக் கண்டு அறியப்பட்டுள்ளது.

இந்த நோய் பாதிப்பு குறித்து சென்னை அப்போலோ மருத்துவமனையின் இதய நோய்க்கான சீனியர் கன்சல்டன்ட் டாக்டர் ஜி.செங்கோட்டுவேலு விரிவாகப் பேசுகிறார்.

"இதயத் தசைகளுக்குச் செல்லும் ரத்தத்தில் அடைப்பு ஏற்படும்போது, மாரடைப்பு

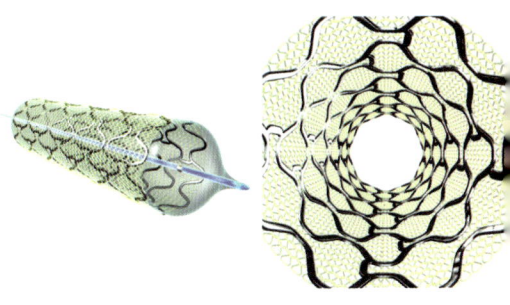

வருகிறது. அதாவது, ரத்தம் பாயவில்லை என்றால், அந்தப் பகுதியில் உள்ள இதயத் தசைகள் செயல் இழக்க ஆரம்பிக்கும். மாரடைப்பால் பாதிக்கப்பட்ட நோயாளியை எவ்வளவு சீக்கிரம் சிகிச்சைக்குக் கொண்டு வருகிறார்களோ... அந்த அளவுக்கு இதயத் தசைகளைக் காப்பாற்ற முடியும். அதனால், மாரடைப்பு ஏற்பட்டவர்களை மருத்துவமனைக்கு அழைத்து வரும் கால அளவை, 'பொன்னான மணித் துளிகள்' என்பார்கள். இப்போது அதே கால அளவை 'பிளாட்டினம் நிமிடங்கள்' என்கிறார்கள். இதயத் தசைகள் ஒரு முறை செயல் இழந்துவிட்டால், அதை மீண்டும் இயங்கவைக்க முடியாது. அதனால்... நேரம்தான் இங்கு மிக முக்கியம்!

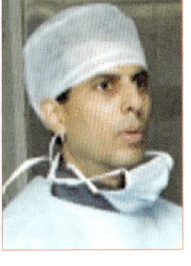

ஜி.செங்கோட்டுவேலு

இதயத் தசைகளுக்கு ரத்தம் தங்குதடை இன்றிப் பாய, ஸ்டென்ட் தொழில்நுட்பத்தில் ரத்தக் குழாய் விரிவுபடுத்தப்படும். அதாவது, கால் அல்லது கையில் உள்ள ரத்தக் குழாயில் சிறிய துளையிட்டு, அதன் வழியாக ஒரு பலூன் போன்ற ஸ்டென்ட்டை அனுப்புவோம். அடைப்பு உள்ள இடத்துக்குச் சென்றவுடன், பலூன் பெரிதாக்கப்படும். அப்போது, செலுத்தப்படும் வலைபோன்ற அமைப்பு இதயக் குழாயை விரிவாக்கி, அடைப்பை சரிசெய்யும். பின்னர் அந்த பலூன் சுருங்கிவிடும், ரத்தம் தங்கு தடை இன்றி இதயத் தசைகளுக்குப் பாயும். ஆனால், இந்த சிகிச்சையின்போது, அடைப்புகள் தூள் தூளாகி, சிறிய ரத்தக் குழாயின் கடை மட்டப் பகுதிகளில் அடைப்பை ஏற்படுத்தும் வாய்ப்பு உண்டு. இதனாலும் சிலருக்கு மரணம் ஏற்படும்.

இந்த அபாயத்தைத் தீர்க்கும் வகையில், எம்கார்ட் ஸ்டென்ட் என்ற புதிய கருவி இப்போது அறிமுகமாகி உள்ளது. இதில் வழக்கமான ஸ்டென்ட்டுக்கு வெளியே, மைக்ரான் அளவு தடிமன்கொண்ட பாலிமர் என்ற பொருளால் செய்யப்பட்ட சிறிய மீன் வலை போன்ற அமைப்பும் பொருத்தப்பட்டு இருக்கும். இந்த வலையும் ஸ்டென்ட்டுடன் இணைந்து ஒன்றாக விரியும் தன்மைகொண்டது. உள்ளே பலூன் மூலம் ஸ்டென்ட் விரிக்கப்

படும்போது, இந்த வலை அமைப்பு, கசடுகளை வெளியே விடாமல் பிடித்துக்கொள்கிறது. இதனால் சிறிய ரத்தக் குழாய்க்கு ஏற்படும் பாதிப்புகள் தவிர்க்கப்படுகிறது.

அதேபோன்று, இதயத்துக்கான லோக்கலைஸ்டு மெடிசின் என்று சொல்லக்கூடிய கிளியர் வே கதீட்டர் என்ற புதிய தொழில் நுட்பமும் வந்துள்ளது. இது நேரடியாக, பாதிக்கப்பட்ட ரத்தக் குழாய் இருக்கும் இடத்துக்குச் சென்று மருந்தை வெளிப்படுத்தும். பழைய முறைகளில், அடைப்பு உள்ள ரத்தக் குழாயின் பிரதான நாளத்தில் மருந்து செலுத்தப்படும். அந்த மருந்து அனைத்து ரத்தக் குழாய்களுக்கும் பயணிக்கும். இதனால் தேவையான இடத்துக்கு, சரியான அளவு மருந்தைக் கொடுப்பது மிகவும் கஷ்டம். ஆனால், இந்த கிளியர் வே கதீட்டரில் எந்த இடத்துக்கு மட்டும் தேவையோ, அங்கு மட்டுமே மருந்து அளிக்கப்படும். அதாவது, கால் அல்லது கையில் சிறிய துளையிட்டு அதன் வழியாக கதீட்டரை செலுத்தி, பலூன் போன்ற அமைப்பை அடைப்பு உள்ள பகுதிக்கு அனுப்புகிறோம். குறிப்பிட்ட இடத்துக்குச் சென்றதும் பலூன் விரியவைக்கப்படும். அந்த பலூனில் இருந்து மருந்து செலுத்தப்படும். இதனால், அடைப்பு சரியாகி, ரத்த ஓட்டம் சீராகும். இதன் மூலம் மருந்து முந்தைய முறைகளைக் காட்டிலும் 500 மடங்கு அதிகம் நேரடியாகச் செல்கிறது. இந்த சிகிச்சையை 30 முதல் 40 நிமிடங்களில் முடித்துவிடலாம்!" என்று ஆச்சர்யப்படுத்தும் டாக்டர் செங்கோட்டுவேலு, திடீர் மாரடைப்பில் இருந்து தற்காத்துக் கொள்ளும் வழிமுறைகளையும் சொல்கிறார்.

"வாழ்க்கை முறை மாற்றத்தால் இன்று இளம் வயதினருக்கும் திடீர் மாரடைப்பு வருகிறது. நீரிழிவு, ரத்தக் கொதிப்பு, உடல் பருமன், புகைப் பழக்கம் உள்ளவர்களுக்கு அதிகப் பாதிப்பு ஏற்படுகிறது. குடும்பத்தில் வேறு யாருக்காவது இதயப் பிரச்னைகள் இருந்தால், மற்றவர்களும் முன்கூட்டியே பரிசோதனைகள் செய்துகொள்வது நல்லது. ரத்தக் குழாயில் கட்டி அடைக்கும்போது மாரடைப்பு ஏற்படுகிறது. மார்பு வலி வந்தால், உடனடியாக மருத்துவமனைக்குச் செல்வது அவசியம். திடீர் மாரடைப்பில் இருந்து உயிரைக் காப்பாற்ற, இப்போது நிறையவே வரப் பிரசாத சிகிச்சைகள் இருக்கின்றன. மாரடைப்பு பிரச்னையில் நேரம்தான் மிகவும் முக்கியம். எவ்வளவு சீக்கிரம் சிகிச்சை பெறுகிறோமோ, அந்த அளவுக்கு இதயத் தசையைக் காப்பாற்றி, உயிரையும் பாதுகாத்துக்கொள்ளலாம்!" என்றார் உறுதியாக.

இதயத்துக்கு இனிப்பான செய்தி!

45

கல்லை அகற்றுவது கஷ்டம் இல்லை!

வந்துவிட்டது புதிய சிகிச்சை!

கொடுமையான, கொடூரமான வலி ஏற்படுத்துபவை சிறுநீரகத்தில் உருவாகும் கற்கள். இதை அகற்றுவதற்கான சிகிச்சை முறைகளும் வலி நிரம்பியவையாக இருந்தன. இப்போது கத்தி இன்றி ரத்தம் இன்றி சிறுநீரகக் கற்களை அகற்றும் தொழில்நுட்பம் அறிமுகமாகி உள்ளது. இது பற்றி செட்டிநாடு சூப்பர் ஸ்பெஷாலிட்டி மருத்துவமனையின் சிறுநீரக அறுவை சிகிச்சை நிபுணர் டாக்டர் எம்.ஜி.சேகர் கூறும்போது, "சிறுநீரகத்தில் சிறிய அளவு கல் உருவாகி இருந்தால், அதை மருந்து, மாத்திரை கொடுத்துக் கரைத்துவிடுவார்கள். ஆனால், அது பெரிய அளவில் இருந்தால், ஓப்பன் சர்ஜரிதான் முன்பு ஒரே தீர்வாக இருந்தது. விலாப் பகுதியில் அறுத்து, விலா எலும்பை வெட்டி, சிறுநீரகத்தை அடைந்து,

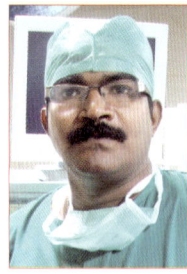

எம்.ஜி.சேகர்

கல்லை வெளியே எடுத்தனர். இதனால் நோயாளிக்கு மிகப் பெரிய அவஸ்தை ஏற்பட்டதுடன், சிறுநீரகத்தின் செயல்பாடும் குறைந்தது. பின்னர் எக்ஸ்ட்ராகார்போரியல் ஷாக் வேவ் லித்தோடிரிப்ஸி எனப்படும் ஈ.எஸ்.டபிள்யூ.எல். முறை அறிமுகமானது. இது, வெளிப்புறத்தில் இருந்து லேசர் செலுத்தி கல் உடைக்கும் முறை ஆகும். இது குறைந்தது 1 முதல் 1 1/2 செ.மீ. அளவுக்கு மேல் கல் இருந்தால் மட்டுமே பயன்படும். மேலும், அந்தக் கல்லை உடைத்துக் கரைக்க, தொடர் சிகிச்சையும் எடுக்கவேண்டி இருந்தது. உடைக்கப்பட்ட கல் சிறுநீரகக் குழாய் அல்லது சிறுநீர்ப் பையில் சிக்கிக்கொள்ளும் ஆபத்தும் இருந்தது.

இதன் பிறகு சிறுநீரகக் கல்லை உடைத்து வெளியே எடுக்க வந்த சிகிச்சை பி.சி.என்.எல். இது 2.5 செ.மீ. அளவு கல்லைக்கூட உடைத்து வெளியே எடுக்கும் தொழில்நுட்பம். இதன்படி விலாப் பகுதியில் சிறிய துளை இட்டு நெப்ராஸ்கோபி கருவியை செலுத்தி கல்லை உடைத்து, உறிஞ்சி வெளியே எடுக்கப்படும். முந்தைய முறைகளைக் காட்டிலும், வெற்றிகரமானது, பாதுகாப்பானது, மேலானது என்றாலும், இந்த முறையில் ரத்தக்கசிவுக்கு வாய்ப்பு உண்டு. மேலும், சிறுநீரகத்தில் சிறிய துளை இடப்படுவதால் சிறுநீரகத் திசு சிறிது பாதிப்புக்கு உள்ளாகலாம். இந்த முறையில் மூன்று முதல் நான்கு நாட்கள் மருத்துவமனையில் தங்கவேண்டி இருந்தது. இந்தத் தொழில்நுட்பம் அறிமுகம் ஆகி பல ஆண்டுகள் ஆகிவிட்டாலும், நமக்கு இது புதிய தொழில்நுட்பம்தான். தமிழ்நாட்டில் ஒரு சில மையங்களில் மட்டும்தான் இத்தகைய சிகிச்சை அளிக்கப்படுகிறது.

சிறுநீரகத்தில் இருந்து சிறுநீரகப் பை வரை உள்ள குழாயில் கல் சிக்கியிருந்தால், அதை எடுக்கும் வகையில் யூரிட்ரோ ரினோஸ்கோபி என்ற கருவி பயன்பாட்டில் உள்ளது. பிறப்பு உறுப்பு வழியே மெல்லிய பைப் போன்ற அமைப்பை செலுத்தி, காற்று மூலம் கல் உடைத்து எடுக்கும் முறை இது. இதில் 1 செ.மீ. அளவுக்கு உள்ள கல்லைக்கூட எடுக்க முடியும். ஆனால், சிறுநீரகத்துக்கு இந்த பைப்பைக் கொண்டுசெல்ல முடியாது. இப்போது இந்த சிகிச்சையில் முன்னேற்றம் ஏற்பட்டு சிறுநீரகம் வரை சென்று கல் எடுக்கும் மற்றும் கல் உடைக்கும் ஆர்.ஐ.ஆர்.எஸ். எனப்படும் லேசர் தொழில்நுட்பம் வந்துள்ளது. இந்த சிகிச்சையின்படி ஓப்பன் சர்ஜரி செய்யத் தேவையில்லை; துளையிடவும் வேண்டாம். துளிகூட ரத்தக் கசிவும் இல்லை.

விகடன் பிரசுரம்

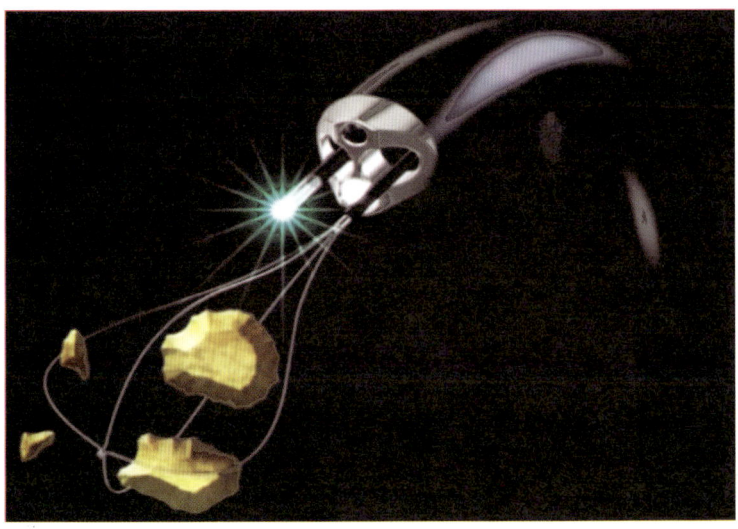

மருந்து மாத்திரைக்குக் கட்டுப்படாத சிறிய கற்கள், எங்கே தங்கி உள்ளன என்பதைக் கண்டறிவது கடினமாக இருக்கும். ஆனால், இந்தப் புதிய தொழில்நுட்பத்தில் மிகச் சிறிய கல்லைக்கூட வெளியில் எடுக்க முடியும். இதற்காக ஃப்ளக்சிபில் யு.ஆர்.எஸ். என்ற பைபரால் ஆன மெல்லிய டெலஸ்கோப் பைப் பிறப்புறுப்பு வழியாக உள்ளே செலுத்தப்படுகிறது. இந்த பைப் சிறுநீர்ப் பையைத் தாண்டி சிறுநீரகம் வரை செல்லும். இதன் உள் முனையில் வெளிச்சத்துக்கு சிறிய லைட் பொருத்தப்பட்டிருக்கும். அதை வெளியே இருந்து இயக்கும்போது உள்ளே சிறுநீரகத்தில் உள்ள காட்சிகள் வெளியே திரையில் தெரியும். அதைக்கொண்டு கல் எங்கே உள்ளது என்று தெரிந்துகொள்ள முடியும். சிறிய கல்லாக இருப்பின் இந்த மெல்லிய குழாயில் ஒரு கூடை இருக்கும். அதில் வைத்து வெளியே எடுத்துவந்துவிடலாம். பெரிய கல்லாக இருந்தால், அதை லேசர் கொண்டுதான் உடைத்து வெளியே எடுக்க வேண்டும். இதற்காக அந்தக் குழாயில் லேசர் கதிரை வெளியிடும் சிறிய கருவி செலுத்தப்படுகிறது. உள்ளே சென்றதும் அந்தக் கல் மீது லேசர் செலுத்தப்பட்டு பொடிப்பொடியாக்கி வெளியே எடுக்கப்படும். ஒன்றிரண்டு நாளில் டிஸ்சார்ஜ் ஆகிவிடலாம்.

இந்த சிகிச்சைக்கான கட்டணம் கொஞ்சம் அதிகம்தான். இந்த லேசர் கொண்டு சிறுநீரகக் கல் மட்டும் அல்ல, பிராஸ்டேட் சிகிச்சையும் செய்ய முடியும்" என்கிறார் நம்பிக்கையாக!

20 நாள் குழந்தைக்கு இதயத்தில் கட்டி!

சாதனை அறுவை சிகிச்சை

46

*'**பி**றந்து 20 நாட்களே ஆன குழந்தைக்கு, இதயத்தில் அறுவை சிகிச்சை செய்து கட்டி அகற்றப்பட்டது. உடலின் ரத்த ஓட்டத்தை நிறுத்தி, இந்த அறுவை சிகிச்சையைச் செய்து சாதனை படைத்துள்ளனர்' என்று ஆச்சர்யத் தகவல் கிடைத்தது. சாதனை படைத்த சென்னை ஃபோர்டிஸ் மலர் மருத்துவ மனையின் கார்டியாக் அனஸ்தீஷியா மற்றும் கார்டியாக் எமர்ஜென்ஸி துறைத் தலைவர் சுரேஷ் ராவை சந்தித்தோம்.*

"சென்னையை அடுத்த தாங்கலைச் சேர்ந்த ஹயாத் பாஷா - அபிபுநிஷா தம்பதிக்கு கடந்த மே 26-ம் தேதி ஆண் குழந்தை பிறந்தது. பிறந்த குழந்தை கறுப்பாக இருக்கலாம், பிங்க் நிறத்தில் இருக்கலாம். ஆனால், பிறந்த இரண்டாவது நாளில் குழந்தை நீல நிறத்துக்கு மாறியது.

மேலும் மூச்சுத் திணறல் பிரச்னையுடன் விடாமல் அழுது கொண்டே இருந்தது. குழந்தைக்கு நாங்கள் எக்கோ கார்டியோகிராம் செய்து பார்த்தபோது, இதயத்தின் ஆட்ரியல் அறையில் கட்டி இருப்பதைக் கண்டுபிடித்தோம். இதனால், உடலுக்குச் செல்லும் ஆக்சிஜன் அளவு குறைவது தெரிய வந்தது. எனவே, உடனடியாக அறுவை சிகிச்சை செய்தால் மட்டுமே, குழந்தையைக் காப்பாற்ற முடியும் என்ற நிலை.

வழக்கமான அறுவை சிகிச்சை செய்வதைப்போன்று, இந்த குழந்தைக்குச் செய்ய முடியாது. ஏனென்றால், பிறந்து சில நாட்களே ஆன குழந்தை, சுமார் மூன்று கிலோ எடைதான் இருந்தது. அறுவை சிகிச்சை செய்யும் பரப்பு மிக மிகச் சிறியது. அறுவை சிகிச்சை செய்ய வேண்டும் என்றால், குழந்தை உடல் தாங்கும் அளவுக்கே அனஸ்தீஷியா கொடுக்க வேண்டும், வென்டிலேட்டர் போட வேண்டும், மார்பைத் திறக்க வேண்டும். இவ்வளவும் அந்த சிறிய பரப்பில் செய்வது கஷ்டம். அதனால் அறுவை சிகிச்சை எப்படி செய்வது என்று தொடர்ந்து விவாதித்து வந்தோம்.

எங்கள் மருத்துவமனையின் டாக்டர் சுரேஷ் ராவ், கார்டியாக் சயின்ஸ் இயக்குநர் டாக்டர் பாலகிருஷ்ணன், மூத்த கார்டியோதெராஸிக் அறுவை சிகிச்சை நிபுணர் டாக்டர் நந்திகிஷோர் கபாடியா அடங்கிய குழுவினர் ஒன்று சேர்ந்து, குழந்தைக்கு அறுவை சிகிச்சை செய்வது என்று முடிவானது. அப்போது குழந்தை பிறந்து 20 நாட்களே ஆகி இருந்தன.

அறுவை சிகிச்சை செய்யப்போகும் நேரத்தில், அந்தக் கட்டி இருந்த இடத்தில் இருந்து சற்று கீழ் இறங்கி இதயத்துக்கு ரத்தம் செல்லும் பாதையில் அடைப்பு ஏற்படுத்தியது. குழந்தை படுத்து இருந்த நிலையை மாற்றி, புவி ஈர்ப்பு விசைக்கு ஆட்பட்டு பழைய நிலைக்குத் திருப்பிவைத்தோம். அதன் பின்னர் அறுவை சிகிச்சையைத் தொடங்கினோம்.

இதயம் துடித்துக்கொண்டே இருந்தால், அறுவை சிகிச்சை செய்ய முடியாது. எனவே, ஹார்ட் லங் கருவிக்கு இதயத்தின் செயல்பாடுகள் மாற்றப்பட்டன. அதாவது இதயம், நுரையீரல் செய்யும் பணிகளை தற்காலிகமாக இந்தக் கருவி செய்யும். அதனால் இதயத்தின் செயல்பாடு தற்காலிகமாக நிறுத்தப்பட்டது. ஆனாலும் இதயம் துடித்துக்கொண்டே இருக்கும். எனவே, மருந்து செலுத்தி, துடிப்பு நிறுத்தப்பட்டது. இதனால் குழந்தைக்குப் பாதிப்பு வந்துவிடக் கூடாது என்பதற்காக குழந்தையின் உடல் 15 டிகிரி செல்ஷியஸுக்குக் கொண்டுசெல்லப்பட்டது. குழந்தையின்

நம்பிக்கை தரும் நவீன சிகிச்சை முறைகள்

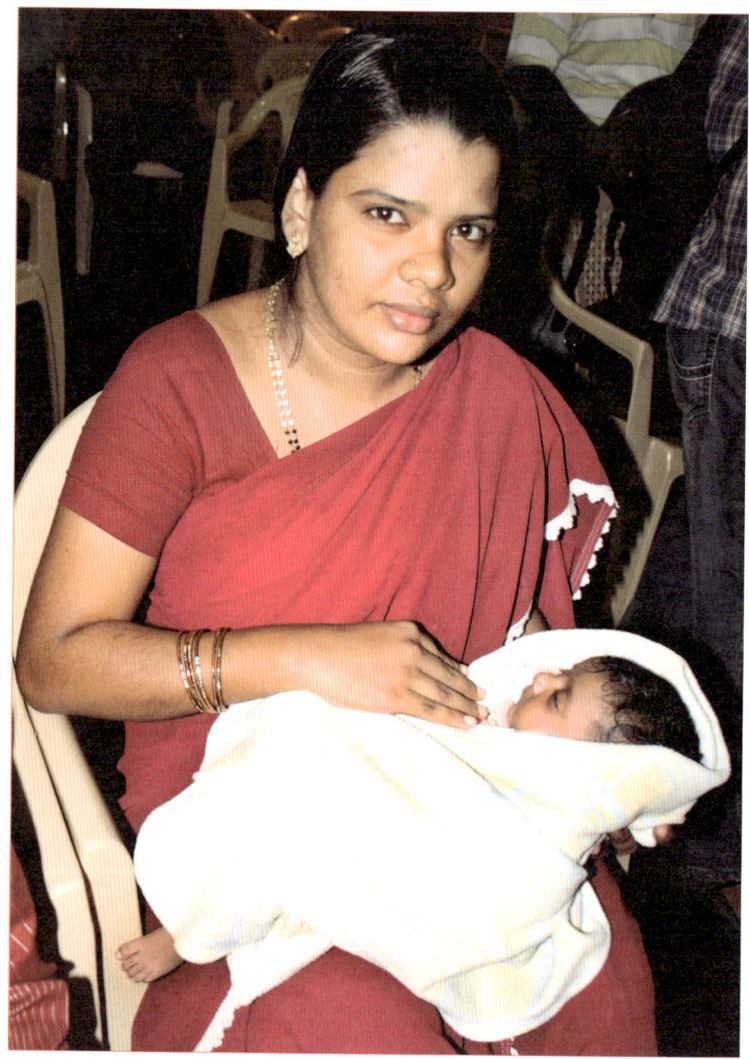

அபிபுநிஷா குழந்தையுடன்

வெப்ப நிலையைக் குறைப்பதற்காக தலையைச் சுற்றி ஐஸ் கட்டிகள் வைக்கப்பட்டன. இதனால் குழந்தையின் உடலின் வளர்சிதை மாற்ற வேகம் (மெட்டபாலிக் ரேட்) குறைக்கப்படும். பின்னர் உடல் முழுவதும் ரத்தம் சப்ளை ஆவதும் நிறுத்தப்பட்டது. இதை டோட்டல் சர்குலேட்டரி அரெஸ்ட் என்போம்.

விகடன் பிரசுரம்

இந்த நிலை 45 நிமிடம் வரை நீடிக்கலாம் என்பதால், அதற்குள் மார்பைத் திறந்து கட்டியை அகற்றினோம். குழந்தையின் இதயத்தில் இருந்து அகற்றப்பட்ட கட்டியின் எடை 30 கிராம் இருந்தது. பின்னர் மருந்துகள் கொடுத்து, இதயத்தை மீண்டும் செயல்படவைத்தோம். குழந்தையின் உடல் வெப்பநிலை படிப்படியாக 37 டிகிரிக்குக் கொண்டுவரப்பட்டது. மொத்த அறுவை சிகிச்சையும் மூன்றரை மணி நேரம் நடந்தது.

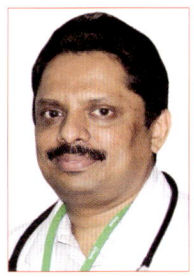

சுரேஷ் ராவ்

இந்தக் கட்டி புற்றுக்கட்டி இல்லை என்பதால், மீண்டும் இந்தப் பிரச்னை வராது. இப்போது குழந்தை, நல்ல ஆரோக்கியத்துடன் உள்ளது.

அகற்றப்பட்ட கட்டியை பயாப்ஸி பரிசோதனைக்கு அனுப்பிவைத்ததில், அது 'லயோமையோமா' என்ற நோய் என்பது தெரியவந்தது. பொதுவாக பெரியவர்களுக்கு மட்டுமே இதயத்தில் இதுபோன்ற கட்டிகள் ஏற்படும். அதுவும் 47 முதல் 52 வயதானவர்களுக்குத்தான் இதுவரை இப்படி ஏற்பட்டு உள்ளதாக மருத்துவ ஆய்வுகள் கூறுகின்றன. குழந்தைக்கும் இந்தப் பிரச்னை வரலாம் என்பதை இந்தக் குழந்தை மூலம் தெரிந்து கொண்டோம்.

பச்சிளம குழநதைககு இந்த நோய் கண்டறியப்பட்டு, உடல் முழுவதும் ரத்த ஓட்டத்தை நிறுத்தி, வெற்றிகரமாக அறுவை சிகிச்சை செய்தது உலகத்திலேயே இதுதான் முதல் முறை. இனி அந்தக் குழந்தை, ஆரோக்கியமாக வாழும்..." என்றார்.

பாராட்டப்பட வேண்டிய சாதனை!

அரை விநாடியில் இதயத்தின் படம்!

புதிய சி.டி. ஸ்கேன் அறிமுகம்

47

இதயத் துடிப்பு பொதுவாக நிமிடத்துக்கு 60 முதல் 100 ஆக இருக்கும். வயது, பாலினத்துக்கு ஏற்ப இது மாறுபடலாம் என்றாலும், விநாடிக்கு ஒன்றுக்கு மேற்பட்ட முறை இதயம் துடிக்கிறது. அப்படித் துடிக்கும் இதயத்தை, துல்லியமாகப் படம் எடுப்பது கொஞ்சம் சிக்கலானது. இப்போது பயன்பாட்டில் இருக்கும் 64 ஸ்லைஸ் சி.டி. ஸ்கேன் மூலம் இந்த விநாடிக்கும் குறைந்த காலத்துக்குள், முழு இதயத்தையும் படம் எடுக்க இயலாது. இந்தப் படத்தைக்கொண்டே இதய ரத்தக் குழாயில் உள்ள பிரச்னைகளை டாக்டர்கள் கண்டறிவார்கள்.

புதிதாக வந்துள்ள 320 ஸ்லைஸ் சி.டி. ஸ்கேன் முழு இதயத்தின் அதி துள்ளியமான படத்தை அரை விநாடியில் கொடுத்துவிடுகிறது. இந்தியாவைப் பொறுத்த வரை, சென்னை

அப்போலோ மருத்துவமனையில் மட்டுமே இந்தக் கருவி உள்ளது. இந்தக் கருவியின் செயல்பாடு குறித்து அப்போலோ ஹார்ட் சென்டரின் மூத்த ரேடியாலஜிஸ்ட் கன்சல்டன்ட் டாக்டர் ரோச்சிதா வெங்கட்ரமணன் சொல்கிறார்...

"இப்போது உபயோகத்தில் இருக்கும், நவீன உடல் உறுப்புகளைப் படம் பிடிக்கும் கருவிகளில், 320 ஸ்லைஸ் சி.டி. ஸ்கேன் என்பது மிகவும் மேம்பட்டது. இதில், உங்களின் தலை முதல் கால் வரை ஒரு நிமிடத்துக்குள் ஸ்கேன் செய்து படம் எடுத்துவிட முடியும். இதன் மூலம், இதயம் மற்றும் மூளையில் உள்ள பிரச்னைகளை மிகத் துல்லியமாகக் கண்டுபிடிக்கலாம். இந்த ஸ்கேன் கருவியில், எக்ஸ்ரே கதிர்வீச்சைப் பயன்படுத்தி படம் எடுக்கப்படுகிறது. இதன் மூலம் குறுக்குவெட்டாக (கிராஸ் செக்ஷனல் இமேஜ்) 3டி படம் எடுக்க முடியும்.

64 ஸ்லைஸ் சி.டி. ஸ்கேன் கருவி மூலம் 3.2 செ.மீ. பரப்புக்குத்தான் படம் எடுக்க முடியும். ஆனால், இதயத்தின் பரப்போ 13 செ.மீ. எனவே துண்டு துண்டாக எடுக்கும் படத்தை கம்ப்யூட்டரில் ஒன்று சேர்த்துப் பார்க்க வேண்டும். இவை எல்லாவற்றையும் அலசி ஆராய்ந்து நிதானமாகப் பார்த்தே, பிரச்னையின் தீவிரத்தை டாக்டர்கள் புரிந்துகொள்ள வேண்டும். இதனால், மிகத் துல்லியமான தகவலைக் கஷ்டப்பட்டு சேகரிக்க வேண்டும்.

ஆனால், 320 ஸ்லைஸ் சி.டி. ஸ்கேனில் அந்தக் குறைபாடு முற்றிலுமாக நீக்கப்பட்டுவிட்டது. இதன் மூலம் 16 செ.மீ. பரப்புக்கு ஸ்கேன் செய்து படம் எடுக்க முடியும். அதுவும் அரை விநாடியில் முழு இதயத்தின் படமும் கம்ப்யூட்டர் திரையில் தெரிந்துவிடும். அரை விநாடியில் படம் எடுத்து முடித்துவிடுவதால், கதிர்வீச்சின் நேரமும் குறைகிறது. இதன் மூலம் இதயத் தசைகளுக்கு ரத்தம் செல்லும் ரத்தக் குழாயில் எவ்வளவு கொழுப்பு உள்ளது? எத்தனை ஆண்டுகளாக நீடித்துள்ளது? என்பதைக்கூடக் கண்டறிந்துவிட முடியும். மேலும், எதிர்காலத்தில் ரத்தக் குழாயில் கொழுப்பு அடைப்பு ஏற்படுமா என்பதையும் துல்லியமாகச் சொல்லிவிட முடியும். அதாவது, ரத்தக் குழாயில் 0.5 மி.மீ. அளவுக்கு கொழுப்பு படிந்திருந்தால்கூட, கண்டுபிடித்துவிட முடியும். மிகவும் எளிமையானது; வலி இல்லாதது; விரைவானது.

ஸ்கேன் செய்வதற்கு இரண்டு மணி நேரத்துக்கு முன், எதுவும் சாப்பிடக் கூடாது. ஆனால், அதிக அளவு தண்ணீர், ஜூஸ் குடிக்கலாம். ஸ்கேன் செய்ய வேண்டிய நபருக்கு இன்ஜெக்ஷன் மூலம் மருந்து செலுத்தப்படும். ரத்த அழுத்தத்துக்கு எடுத்துக்கொள்ளும் மாத்திரைகள் தவிர்த்து, மற்ற மருந்து

நம்பிக்கை தரும் நவீன சிகிச்சை முறைகள்

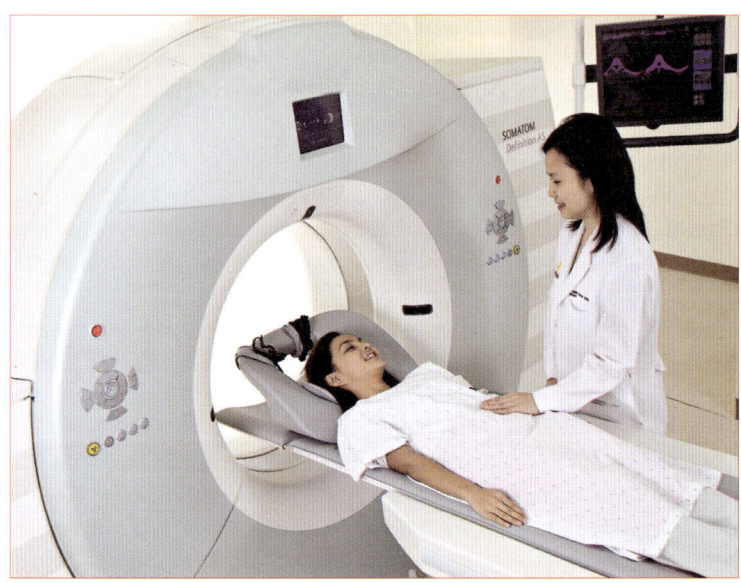

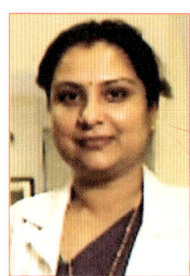

ரோச்சிதா வெங்கட்ரமணன்

மாத்திரைகளை டாக்டரின் பரிந்துரையின் பேரில் எடுத்துக்கொள்ளலாம். ஸ்கேன் செய்ய வேண்டிய நபரை 320 சி.டி. ஸ்கேன் கருவியின் குகைபோன்ற அமைப்புக்குள் படுக்கவைத்து, தேவைப்படும் பகுதியின் வரைபடத்தை எடுத்துவிடுவோம்.

சாதாரணமாக மூச்சுவிடும் நேரத்திலும் படம் பிடிப்பதில் பிரச்னை எதுவும் இல்லை என்பதால், எந்த வயதினரும் ஸ்கேன் செய்துகொள்ளலாம். மார்பில் வலி உள்ளவர்கள் மட்டுமல்ல, பரம்பரையாக மாரடைப்பு நோய் உள்ளவர்கள், ரத்தத்தில் அதிகக் கொழுப்பு, அதிக எடை, புகைபிடிக்கும் பழக்கம், நீரிழிவு, உயர் ரத்த அழுத்தம், அதிக மன அழுத்தம் உள்ளவர்களும் டாக்டர்களின் பரிந்துரைப்படி, இந்த ஸ்கேன் செய்து பார்த்து தங்களுக்கு மாரடைப்பு வர வாய்ப்பு உள்ளதா என்பதைக் கண்டறியலாம். அப்படி ரத்தக் குழாயில் அடைப்பு ஏற்பட்டு, ரத்த ஓட்டம் குறைந்தாலோ... அல்லது முழுவதும் அடைப்பு ஏற்பட்டு இருந்தாலோ... டாக்டரிடம் சிகிச்சை பெற்று எளிதில் குணமடையலாம்!" என்றார்.

வரும் முன் காக்க இது மிகவும் நல்ல செய்தி!

அதிகம் என்பது ஆபத்தா!
'அந்த' விஷய ஆராய்ச்சி

"இந்த நீதிமன்றம் எத்தனையோ விசித்திரமான வழக்குகளை சந்தித்திருக்கிறது!" - 'பராசக்தி' திரைப்படத்தின் இந்த வசனத்தைப்போல விசித்திரமான விவகாரம் ஒன்று உலகையே குலுக்கி இருக்கிறது. 'கட்டுக்கடங்காத செக்ஸ் உணர்வு குற்றமா... இல்லை உணர்வுகளின் தூண்டுதலா?' என்பதுதான் அந்தப் பட்டிமன்றம்.

அமெரிக்காவைச் சேர்ந்த எழுத்தாளரும் முன்னாள் மாடலிங் பயிற்சியாளருமான நீல் மெலின்கோவிச்

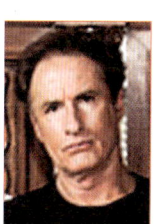

மெலின்கோவிச்

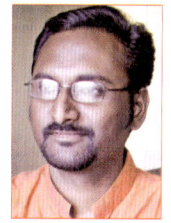

செந்தில்வேலன்

ஐம்பத்தெட்டு வயதிலும் தீராத செக்ஸ் வெறியர். இது குறித்து அவர் மீது குற்றச்சாட்டுகள் கிளம்பியபோது, 'நான் என்ன செய்வேன்... எனக்குள் தூண்டப்படும் உணர்வுகள் என்னை அப்படி இயக்குகின்றன!' என்றார் அதிரடியாக. 'வாரத்துக்கு ஏழு முறை வரை உறவுகொண்டால், அது நார்மல். அதற்கு மேலும் உறவுகளுக்கு உந்தப்பட்டால், அது செக்ஸ் அடிமைத்தனம்!' என அமெரிக்க உளவியல் அமைப்பு ஒன்று அறிவிக்க, இந்தப் பட்டிமன்ற விவகாரம் மேலும் சூடாகி விட்டது.

இது குறித்து மனநல மருத்துவர் செந்தில்வேலன் விளக்கமாகவே பேசினார்... "மது, புகையிலை, கஞ்சா உள்ளிட்டவற்றுக்கு அடிமையாக இருப்பது இயற்கைக்கு சம்பந்தம் இல்லாத, மனிதனுக்குத் தேவை இல்லாத விஷயம். ஆனால், செக்ஸ் அப்படி அல்ல. தினசரி வாழ்க்கை சம்பந்தப்பட்டது. அதற்காக, எத்தனை முறை உறவுகொள்வது நல்லது, எது கெட்டது என்பதை எல்லாம் வரையறுத்துச் சொல்ல முடியாது.

செக்ஸ் என்பது ஒருவிதப் பசி. அது மனிதனுக்கு மனிதன் வேறுபடும். சிலருக்கு இரண்டு இட்லி சாப்பிட்டால், போதும். ஆனால், ஒருசிலருக்கு இட்லி, பூரி, பொங்கல் என்று வயிறுமுட்ட வெட்டினால்தான் போதும் என்கிற உணர்வு பிறக்கும். அடிப்படை உடல்கூறு விஷயங்கள் மனிதனுக்கு மனிதன் வேறுபடும். நாடித்துடிப்பு 72 முறை இருக்க வேண்டும். ஆனால், 72 என்பது எல்லோருக்கும் இருக்காது. அதனால்தான் 60 முதல் 100 வரை இருந்தால் நார்மல் என்று கூறுவோம். 59-ஆக இருந்தாலும், 101-ஆக இருந்தாலும் நார்மல் இல்லை. அதேபோல எத்தனை முறை செக்ஸ் உறவு வைத்துக்கொள்வது நல்லது என்பதை இதுவரை யாரும் வரையறுத்துச் சொல்லவில்லை.

செக்ஸ் மேற்கொண்டே ஆகவேண்டும் என்கிற கட்டாயம் ஏற்படும்போதுதான், அது அடிமைத்தனமாக மாறுகிறது. செக்ஸ் என்பது மனதும் மனதும் இணைந்து மேற்கொள்ளப்படுவது. அதைத் தாண்டிப் போய், 'வாழ்க்கை முழுக்க எப்போதுமே செக்ஸால் நிரம்பி வழியவேண்டும்!' என எண்ணுவதைத்தான் செக்ஸ் அடிமைத்தனம் என்கிறோம். இத்தகைய நிலை தொடர்ந்தால், குடும்பம், மரியாதை, தொழில், பணம், உடல், குணம் என பலவும் அடிபட்டுப் போய்விடும்.

செக்ஸ் அடிக்ஷன் என்பது பிறவியிலேயே வருவது என்று நிரூபிக்க முடியவில்லை. 'வாய்ப்பு'தான் ஒருவனை செக்ஸ் நோக்கித் திருப்புகிறது. அடிப்படையாக, மனித குலத்தின் பொதுவான குணம் இது. 'ஒருவனுக்கு ஒருத்தி' என்பது நாமாக கொண்டுவந்த

விதிமுறைதானே தவிர, பயாலஜிக்கலாகக் கிடையாது. விலங்கு உணர்ச்சி என்பது மனிதனுக்கு உண்டு. சந்தர்ப்பம் இல்லாத வரை மிகவும் நல்லவர்களாக இருக்கும் சிலர்கூட, சந்தர்ப்பம் கிடைத்தால் தப்பு செய்வார்கள்.

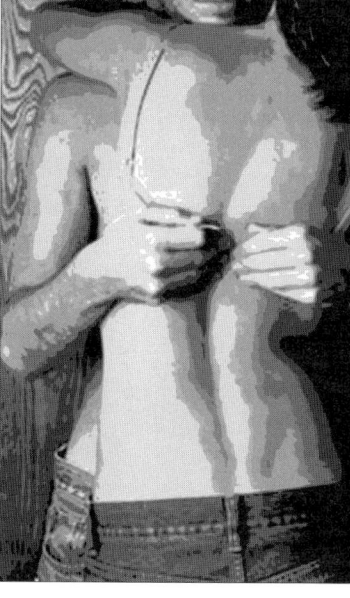

பல பெண்களுடன் உறவு வைத்துக் கொண்டால் மட்டுமே செக்ஸ் அடிக்ட் என்று கூற முடியாது. தன் மனைவியையே பாடாய்படுத்துபவர்கள் நிறையப் பேர் உள்ளனர். என்னிடம் ஆலோசனை பெற வந்த ஒருவர், தன் மனைவி காய்ச்சலில் இருந்தால்கூட தினமும் நான்கு தடவை உறவுக்காகப் பாடாய்ப்படுத்துவாராம். மற்றபடி அவருக்கு எந்தக் கெட்ட பழக்கமும் இல்லை. கன்ட்ரோல் செய்ய முடியாததும் ஒரு அடிக்ஷன்தான். சிலருக்கு மனச்சிதைவு நோய், மன எழுச்சி நோய் போன்றவற்றால், செக்ஸ் மூடு அதிகமாக இருக்கும். அந்த வியாதி சரியானால், அந்த எண்ணமும் போய்விடும். மூளை பாதிப்பு உள்ளவர்களும் 'அந்த' விஷயத்தில் கட்டுப்பாடு அற்ற வெறித்தனத்தோடு இருப்பார்கள்.

செக்ஸ் விஷயத்தில் எதையும் வரையறுத்துச் சொல்ல முடியாது. 'அளவோடு செக்ஸ் வைத்துக்கொள்ளுங்கள்' என என்னதான் வலியுறுத்திச் சொன்னாலும், சூழ்நிலைகள் அதிகப்படியான செக்ஸுக்கு வித்திடுகின்றன.

செக்ஸ் ரீதியான பிரச்னைகள் நம் சமுதாயத்தில் எப்போதுமே இலைமறைக் காயாகத்தான் இருக்கும். ஆனால், சமீப காலமாக மேலை நாடுகளைப்போல அந்த விஷயங்கள் வெளியே தெரிய ஆரம்பித்துவிட்டன. நாகரிகமும் பண்பாட்டு வளர்ச்சியும்தான் நம்மைப் பக்குவப்படுத்துகின்றன. விலங்குகளின் குணங்களில் இருந்து நமமை வித்தியாசப்படுத்துவது நாகரிக வளர்ச்சிதான். தன்னை ஆள்பவனால் உலகை ஆள முடியும்.

பெற்றோர்கள் சிறுவயதில் இருந்தே நல்ல பழக்கவழக்கங்களையும் நெறிமுறைகளையும் சொல்லி வளர்க்கும்போது, இதுபோன்ற தவறுகளைத் தவிர்க்கவும் முடியும்... தடுக்கவும் முடியும்!"

● **கட்டுரைகள்:**

   பா.பிரவீன்குமார்

● **புகைப்படங்கள்:**

   1. சு.குமரேசன்
   2. கே.ராஜசேகரன்
   3. எஸ்.கிருஷ்ணமூர்த்தி
   4. வீ. நாகமணி
   5. ச.இரா.ஸ்ரீதர்
   6. சொ.பாலசுப்ரமணியன்